Ruediger Dahlke

Mein Buch der Selbstheilung

» Versprich mir immer zu erinnern:
Du bist tapferer als du glaubst,
stärker als du scheinst und schlauer
als du denkst. «

CHRISTOPHER ROBIN IN WINNIE THE POOH

RUEDIGER DAHLKE

Mein Buch der Selbstheilung

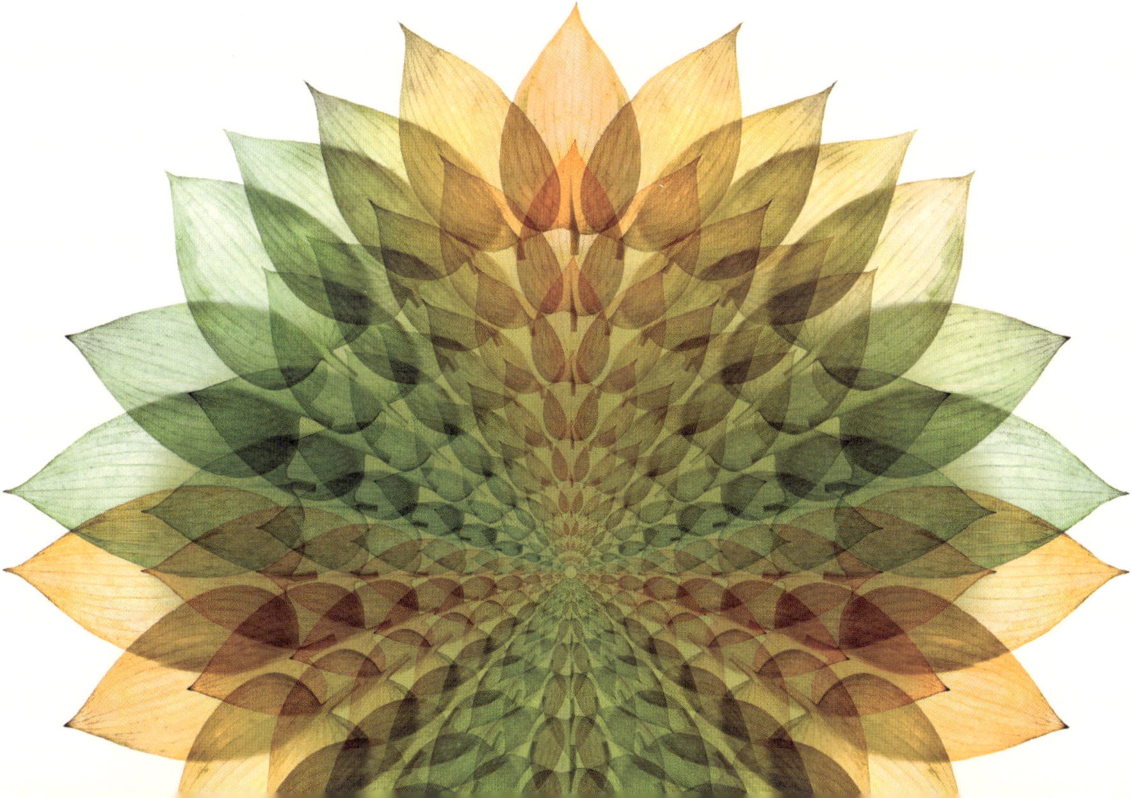

INHALT

TEIL 2

GESETZE UND REGELN DER HEILUNG

TEIL 3

HEILUNG AUS DER EIGENEN NATUR

TEIL 4

SELBST IST DER MENSCH

ZUM GUTEN SCHLUSS

Einleitung

Gesundheits-Status quo

Nach meinen Erfahrungen zeigen und verraten Zahlen weniger als Geschichten und Symbole, aber einiges verdeutlichen sie doch. Die USA etwa, die heute den meisten Ländern als Vorbild dienen, obwohl so vieles dagegenspricht, sind mit dem teuersten Gesundheitssystem der Welt weit abgeschlagen, was die Effizienz angeht. Ärmere PatientInnen sterben, weil sie sich Medikamente nicht leisten können.

In unserer Entwicklungsgeschichte ist es mit uns von den Anfängen in den Höhlen – wie der berühmtesten in Cromagnon – lange bergauf gegangen, aber inzwischen geht es doch deutlich bergab. Das aber müsste nicht sein. Wir können das persönlich für uns und als Gemeinschaft für uns alle wieder ändern. Wollen wir (Selbst)Heilung oder – anspruchsvoller – Salutogenese, die Lehre vom Heilen, im Gegensatz zur Pathogenese der Schulmedizin, der Lehre vom Erkranken, müssen wir erstens durchschauen, was schieflief, um es zweitens zu ändern und drittens in den Sinnzusammenhang des Lebens einzuordnen.

Ernährung im Laufe der Zeiten

Wir geben in allen Industrienationen immer weniger für Lebensmittel aus und immer mehr für sogenannte Gesundheitskosten, die natürlich in Wahrheit Krankheitskosten sind. Das Beispiel der USA mag das wieder verdeutlichen: Der Durchschnitts-US-Bürger gab im Jahr 2020 nur $ 3200 für Essen aus, aber $ 11 600 für Krankheitskosten, also mehr als dreimal so viel. Zu Beginn des zwanzigsten Jahrhunderts, vor 120 Jahren, wendeten US-Familien noch 40 Prozent ihres Einkommens für Lebensmittel auf. 50 Jahre später waren es nur noch 30 Prozent. Nach weiteren 70 Jahren sind es 2020 noch etwa 9 Prozent. Zugleich versechsfachten sich die Krankheitskosten. Könnte da ein Zusammenhang bestehen?

Es ist tatsächlich offensichtlich: Wir essen immer billiger und schlechter, und die Gesundheitsschäden werden immer gravierender und teurer.

Als Medizinstudenten haben wir fast nichts über Nahrung und Lebensmittel gelernt – Mediziner wissen entsprechend wenig darüber, tun aber oft so, als wäre das Gegenteil der Fall. In der Folge verbreiten sie viel Unwahres. Tatsächlich wissen heute viele Menschen mehr über die Bedürfnisse ihres Autos als die ihres Körpers und behandeln es entsprechend besser. Niemals würden sie ungeeigneten Treibstoff tanken, billiges Öl verwenden oder eine Inspektion auslassen. Allerdings können Autos Fehlverhalten auch nicht kompensieren, während unser Organismus lange gute Miene zu bösem Spiel vortäuscht.

Früher wuchsen Lebensmittel auf dem Acker, heute wird Nahrung in Fabriken produziert und enthält raffinierte Stoffe, die den Umsatz steigern, den Produzenten nützen und den Konsumenten schaden: Berge von Zucker, Salz und Chemie, auf Packungen in winziger, oft unlesbarer Schrift angegeben. Warum wohl? Im Ergebnis sind fast drei Viertel der US-Amerikaner übergewichtig und viele leiden an Entzündungen, heute „silent inflammation", früher Entzündungsherde genannt, die nachweislich Herz-Kreislauf-Krankheiten, Krebs, Diabetes, Demenz und neurodegenerative Erkrankungen wie Parkinson fördern. Vor 50 Jahren war Übergewicht noch kein schwerwiegendes Thema und die erwähnten Krankheitsbilder spielten eine vergleichsweise geringe Rolle.

Gigantische Nahrungsmittelkonzerne erwirtschaften heute weltweit zig Milliarden USDollar jährlich. Statt der Gesundheit der Bevölkerung sind sie der Gewinnmaximierung ihrer Aktionäre verantwortlich. Um diese weiter zu steigern, nötigen sie auch noch die letzten Bauern, chemische

Düngemittel, Pesti-, Fungi- und Herbizide – groteskerweise „Pflanzen-Schutz-Mittel“ genannt – zu verwenden, wie es die neuen Agrarfabriken schon längst tun. In Wirklichkeit schädigen sogenannte Pflanzenschutzmittel die Umwelt, gefährden die Biodiversität und sind ungesund bis schädlich für Menschen. Wir bräuchten Menschen-Schutz-Mittel und -Methoden. Die gute Nachricht: Wir haben sie längst. Die schlechte: Sie setzen sich bisher kaum durch und wir sie kaum ein.

Früher waren die Menschen die längste Zeit ihrer Entwicklungsgeschichte ohne Werkzeuge und Waffen – *natür*lich Sammler und deshalb auf pflanzliche Nahrung aus Mutter Natur angewiesen. Nach all dieser Zeit sind sie mehrheitlich zu tierischer und Fabriknahrung gewechselt. Inzwischen erkennen immer mehr Menschen, wie dringend notwendig – jedenfalls bei der Ernährung – eine Rückkehr zu Mutter Natur wäre. Mit Chemienahrung und Bergen von Pharmaka rückt Gesundheit in immer weitere Ferne.

Medizin der Versöhnung und Integration

In der Medizin sieht es leider ganz ähnlich aus. Die neue Medizin begreift: Wir können nur gesund bleiben und werden, wenn die Natur um uns gesund ist und wir erkennen, dass wir Teil von ihr sind. In den letzten Jahrhunderten geriet das in Vergessenheit. Nun wird es höchste Zeit, uns wieder zu erinnern.

In dem Maße, wie wir immer mehr Pflanzen- und Tierarten ausrotten, minimieren wir mit der Biodiversität auch die Bandbreite unserer Heilmittel und Kost. Pessimisten befürchten, dass wir auf dem Weg der Selbstausrottung sind, von dem uns weder neue Medikamente noch Impfstoffe retten, sondern nur die Rückkehr zur Balance zwischen unserer Natur, Mutter Natur und menschlicher Kultur.

Es scheint dringend geboten, Frieden zu schließen zwischen Mikro- und Makrokosmos. Für unsere individuelle wie auch die Gesundheit der Erde sind Frieden und Balance zwischen uns und dem Billiarden-Heer der Mikroorganismen notwendig. Im Körper haben wir unheimlich viele Zellen, aber allein im Darm leben zehnmal mehr Bakterien, die wir in der Moderne konsequent misshandeln, was zu Problemen wie Reizdarm, Verstopfung, Leaky-Gut-Syndrom führt. Und auch das noch ungleich größere Bakterienheer im Humus oder Mutterboden beuten wir seit Jahrhunderten systematisch aus und zerstören es gleichzeitig. Seit Paracelsus, der Ahnherr der modernen Medizin, die Gleichung „Mikrokosmos Mensch = Makrokosmos Erde“ formulierte, könnte uns der Zusammenhang zwischen Mensch und Erde bewusst sein, allein er wird bisher – wie das Analogiedenken überhaupt – sträflich und zu unserem Schaden ignoriert.

Rückblick durch Zeit und Raum

Die drittwichtigste Spielregel des Lebens besagt, alles liegt im Anfang, in jedem befruchteten Ei und Samen schon das ganze Lebewesen, die ganze Pflanze. Deshalb fragen ÄrztInnen: Wie hat alles angefangen? Also schauen wir zurück, um aus unserer Vergangenheit in der Gegenwart für die Zukunft zu lernen.

Am Anfang war eine Weltmedizin. ***Unsere frühesten Vorfahren, die als Sammler umherzogen und auf ihren Wanderungen von karger, aber abwechslungsreicher Pflanzenkost lebten, kannten weder unsere heutigen Zivilisationskrankheiten noch deren Ursachen.***

Seuchen waren schon deswegen unbekannt, weil sie vor allem über Tiere und das unnatürlich nahe Zusammenleben mit ihnen auf uns kamen wie die Pesterreger, die von den Flöhen der Ratten auf unsere Vorfahren übersetzten. Der französische Philosoph Jean-Jacques Rousseau sieht die Geschichte der Seuchen parallel zur Entwicklung der Zivilisation. Tatsächlich kamen heute so vertraute Krankheitsbilder wie die Grippe von Schweinen und höchstwahrscheinlich Enten zu uns. Bezeichnungen wie Vogel- und Schweinegrippe erinnern bis heute daran. Die Coronapandemie soll von Fledermäusen stammen. Masern haben wir jedenfalls von Kühen und Aids wahrscheinlich von Affen. Geschlechtskrankheiten entstanden ursprünglich ebenfalls aus der Viehzucht. In der Entwicklungsgeschichte relativ spät entstandene Religionen verordneten meist strenge Prüderie, die ihrerseits die Sodomie, die Unzucht mit Tieren, begünstigte.

Obendrein lebten unsere frühen Vorfahren noch nicht in Ballungsräumen eng am selben Ort zusammen, sondern ließen wandernd ihre Exkremente nicht nur unter, sondern auch hinter sich. Frisches, sauberes Wasser gab es im Überfluss und mit dem Abwasser in freier Natur kein Problem. Täglich in Bewegung bei knapper, aber selbstverständlich immer vollwertiger Kost und ohne das Übermaß an modernen Giften und Kanzerogenen, ohne Zeitdruck und Hetze, dafür mit viel frischer, sauberer (Wald)Luft und ausreichend Sonne gesegnet, blieben sie von unserer Zivilisation und von den nach ihr benannten Krankheitsbildern verschont – wobei ihre Lebenserwartung gering war, wohl hauptsächlich aufgrund von zu wenig Nahrung und Wärme und wegen gefährlicher Raubtiere und Unfällen.

Ganz zu Beginn war insofern – im Sinne des Hippokrates – ihre Nahrung ihre Medizin und ihre Medizin ihre Nahrung. Sicherlich hat sich allmählich eine Kräuter- als Erfahrungsmedizin entwickelt, mehrheitlich wahrscheinlich in Frauenhand. Unsere frühen Vorfahren lebten im Matriarchat, denn ohne künstliches Licht menstruierten damals, und übrigens bis heute, alle Frauen zu Neumond und damit im selben Rhythmus. Sie lebten so in einem Feld stärkerer Verbundenheit als die Männer.

Das spiegelt sich bis in die ersten archäologischen Funde, die 37 000 Jahre zurückreichen wie die Venus von Willendorf. Diese ausnahmslos weiblichen Darstellungen der großen (Mutter)Göttin liefern ein weiteres Argument fürs Matriarchat. In dieser Frühzeit ohne Kalender und Uhren kamen fehlendes Wissen um den Anteil der Männer an der Zeugung und ihre Unfähigkeit zu stillen hinzu. Persönlich wurde mir das Matriarchat in guten 30 Jahren Schatten- beziehungsweise Reinkarnationstherapie durch Lebensgeschichten aus dieser Zeit zur Gewissheit.

*Natür*lich war im Matriarchat der Bezug zur Großen Mutter Natur und zu Mutter Erde ungleich ausgeprägter als heute. Unsere Vorfahren waren Naturkinder, wie wir bis heute sagen. In *Corona als Weckruf* ist ihre kindlich-freundliche, kooperative Art als entscheidender Entwicklungsvorteil gegenüber Neandertalern durch die Versuche des russischen Genetikers Belajew und Argumente des niederländischen Historikers Rutger Bregman ausführlich belegt. Der enge Naturbezug führte zur Naturheilkunde, wie wir sie bis heute kennen und nutzen. Das Matriarchat förderte obendrein einen auf die Anima, die Seele, bezogenen Umgang untereinander. Kooperation und Zusammenhalt waren überlebenswichtig und gegenseitige Unterstützung wohl eine natürliche alltägliche Seelentherapie. Mehr als Anregung der Selbstheilungskräfte war unseren Vorfahren gar nicht möglich, das heißt, die längste Zeit der Menschheitsgeschichte beruhte die Medizin überall auf der Welt auf Selbstheilung und war Naturheilkunde. Im Anfang liegt alles, besagt das drittwichtigste der *Schicksalsgesetze*.

Schrumpfen wir die Evolution des Lebens – wie Rutger Bregman vorschlägt – gedanklich auf ein einziges Jahr zusammen, wird vieles klarer. Dann erscheint der Mensch überhaupt erst am letzten Tag des Jahres um 23 Uhr auf Erden. Von 8760 Stunden Entwicklung des Lebens entfällt also auf den Menschen gerade eine einzige.

Diese letzte Stunde des Jahres, seine erste auf Erden, erlebt er weit überwiegend als Sammler und folglich Pflanzen(fr)esser. Während 50 von diesen 60 Minuten verfügt er noch nicht über Hilfsmittel. Werkzeuge und Waffen entdeckt er erst in den letzten Minuten. Erst um 23 Uhr 58 wird er sesshaft und beginnt, Landwirtschaft mit Ackerbau und Viehzucht zu betreiben. Was wir rückblickend Geschichte nennen, geschieht in der allerletzten Minute, also ab 23 Uhr 59. Die Religionen werden in dieser Perspektive zu einem Sekunden-Phänomen. In diesen wenigen letzten Minuten verdrängt der Homo sapiens alle anderen Menschenarten, unterwirft sich den größten Teil der Erde und entwickelt sich zum uneingeschränkten Alleinherrscher, dem Sieger der Evolution mit eigener Zivilisation, die die Welt in kürzester Zeit umprägt und dramatisch verändert. Im Schatten handelt er sich damit eine unübersehbare Fülle neuartiger Plagen ein – eben die Zivilisationskrankheiten, indem er sich immer mehr von Mutter Natur und seiner eigenen entfernt.

Unser Spiel mit der Zeit lässt anhand der minimalen Entwicklungszeit im Vergleich zur Evolution des Lebens vieles klarer erkennen und besser verstehen. In den letzten beiden Minuten war es den Menschen noch gar nicht möglich, sich an die Ergebnisse von Ackerbau und Viehzucht zu gewöhnen, braucht die Evolution doch sehr lange. Nur knapp 50 Prozent der heute lebenden Menschen konnten sich bisher an den Milchzucker (Laktose) der Kuhmilch gewöhnen – an ihren für die Entwicklung des Kalbes so wichtigen Wachstumsfaktor IGF-1 passte sich wohl noch niemand an. Er fördert schnelle Zellteilung und verhindert die Apotheose, den Selbstmord geschädigter Zellen. Bei Erwachsenen erklärt sich so das dramatische Krebswachstumsprogramm der Kuhmilch.

An Fraßschutz- und Keimhemmstoffe in modernem, hochgezüchtetem Getreide konnte sich auch noch niemand adaptieren. Dazu reichte die

Zeit einfach nicht. Sowohl Milch als auch Getreide halfen den Vorfahren aber entscheidend gegen Hunger und Unterernährung. Sie ermöglichten unsere immer noch anhaltende, geradezu explosionsartige Vermehrung und Akzeleration, die sexuelle Frühreife und das Längenwachstum. Eine zweite Lebenshälfte mit Krebs, Herz- und Gefäßproblemen, ernährungsbedingten chronischen Entzündungen der *silent inflammation* und Demenz war damals noch außer Sicht. Impfungen und Nahrungsmanipulationen, die Allergien förderten, lagen in weiter Ferne.

Betrachten wir die allerletzte Minute des Entwicklungsjahres, die Minute unserer Geschichte, zeigt sich: Seuchen von Pest und Cholera bis zu modernen Pandemien wie Spanische, Hongkong-Grippe oder Corona, aber auch bedrohliche chronische Krankheitsbilder wie Herzattacken und Krebs beschränken sich auf die letzten 10 Sekunden der Menschheitsgeschichte. Diese gilt es zu verstehen und zu erkennen, was da schiefgelaufen ist, um diesbezüglich Lösungen zu finden. Eine zweite Lebenshälfte, die uns von allen anderen Wesen unterscheidet und nach C.G. Jung der Kultur zu widmen ist, nachdem die erste der Natur gehört, wird überhaupt erst in diesen letzten 10 Sekunden relevant. Vorher war ausschließlich (Mutter) Natur.

Die ärztliche Standardfrage, wann und wie alles begann, findet eine klare Antwort: Alle chronischen Krankheitsbilder, unter denen wir heute leiden und an denen wir mehrheitlich sterben, begannen mit der Sesshaftigkeit, mit Ackerbau und Viehzucht oder der Zivilisation, einem Phänomen der letzten Sekunden der letzten Minute des Jahres.

Im Hinblick auf die Ernährung ist klar: 58 der 60 Minuten menschlicher Entwicklungsgeschichte waren unsere Sammlervorfahren ohne Werkzeuge und Waffen auf natürlich(e), pflanzliche Kost angewiesen. Sobald wir in diesem Zeit-Spiel nur den kleinen Schritt von zwei Minuten zurückgehen, landen wir bei überwiegender Pflanzenkost früher Sammler und Freiheit von modernen chronischen Krankheitsbildern. In dieser Frühzeit hat sich unser Organismus entwickelt, seine Organsysteme sind darauf eingestellt und an diese Zeit mit ihrer Ernährung, Bewegung und Rhythmik angepasst. Deshalb kann jede(r) von uns sofort und spontan fasten, denn das war früher immer wieder notwendig. Wir haben auch alle gleichsam pflanzlich-vollwertige Ernährung in unseren Genen, denn es gab die längste Zeit nichts anderes. Wir können auch entspannen. Das war früher natürlich und normal, wohingegen wir mit Nahrungsüberfluss und moderner Hektik ohne Vorerfahrung sind und damit schlecht umgehen können beziehungsweise zunehmend darunter leiden.

Heute fällt es uns entsprechend leicht, ohne Hunger und Verzicht, Tierprotein, das sicher in der Eiszeit entscheidend zum Überleben beitrug, wieder wegzulassen und auch Fraßschutzgifte und Keimhemmer in den relativ neuen Getreiden zu meiden – dem Leben und unserer persönlichen Gesundheit zu Liebe. Das reduziert – studienbelegt – die Wahrscheinlichkeit der beiden Haupttodesursachen deutlich: Herz-Kreislauf-Krankheiten gehen mit Pflanzenkost – laut US-Chirurg Dr. Caldwell Esselstyn und seiner bahnbrechenden Studie – auf Null, Krebserkrankungen sinken – laut Prof. Dr. Claus Leitzmann – dramatisch.[1] Auch das Infektionsrisiko sinkt extrem und damit die Gefahr von Grippewellen und Pandemien.

Hier liegt der Grund, warum eine Rückkehr zu diesem frühen Lebensstil mit weit überwiegend pflanzlich-vollwertiger Kost, gutem Wasser, viel Bewegung und ausreichend Regeneration zum entscheidenden Schlüssel zur Selbstheilung wird. Erleichternd und fördernd kommen naturnahes Wohnen hinzu, am besten auf dem Land in sauberer Luft und mit gutem Wasser aus reifen Quellen, natürlichen, vom Tageslicht geprägten Rhythmen, Reduzierung von Leistungsdruck und Stress und seelenvollerem Umgang miteinander. Wie erleichternd sich Landleben in bedrohenden pandemischen Zeiten auswirkt, zeigte Corona sehr deutlich. Menschen, die sich so altertümlich pflanzlich-vollwertig und frisch wie ich ernährten, belegten, wie gesund es hält. Sie erkrankten jedenfalls nicht schwer an Covid-19, ich kenne da kein einziges Beispiel.

Seit 50 Jahren habe ich an keiner Grippewelle mehr teilgenommen und bin in gut 40 Arztjahren nicht einen Tag krankheitsbedingt ausgefallen. Die dänischen Erfahrungen mit dieser Kost während der Spanischen Grippe sind da natürlich repräsentativer und viel entscheidender: Dänemark erlebte als einziges Land in Europa – und wahrscheinlich auf der Welt – keine erhöhte Sterblichkeit in dieser Zeit, in der weltweit zwischen 50 und 100 Millionen Menschen dieser mit Abstand brutalsten Grippe aller Zeiten zum Opfer fielen. Hier zeichnet sich eine für alle Zivilisationskrankheiten wundervoll einfache Ernährungstherapie ab, vor allem auch eine Vorbeugung, die köstlich schmeckt und unsere Gesundheit sichert. Daneben lässt sie den Hungernden in den ärmsten Ländern ihre Nahrung, statt sie bei uns an die armen Kreaturen in den Massentierzuchthäusern zu verfüttern und dabei noch 90 Prozent der Kalorien zu vernichten. Sie schont obendrein Tier- und Umwelt wie keine andere Maßnahme. Hier zeigt sich auch der einzig hoffnungsvolle Ausstieg aus der Pandemie. Die Schulmedizin hat sicher ihr Bestes gegeben. Aber das Ergebnis reicht nicht. In Israel sind 90 Prozent der Coronakranken doppelt geimpft. Die CDC (Centers for Disease Control and Prevention – die US-amerikanische Behörde für den Schutz der öffentlichen Gesundheit) spricht in den USA von 74 Prozent Durchbruchinfektionen. Das heißt, so hoch ist der Anteil doppelt Geimpfter unter den Neuerkrankten, und natürlich ist auch bei dieser Infektionskrankheit wie bei bisher allen der Schutz durch die natürliche Wildform ungleich besser als durch Impfung, wie inzwischen auch eine Studie bestätigt.[2]

TEIL 1

MEDICUS CURAT, NATURA SANAT

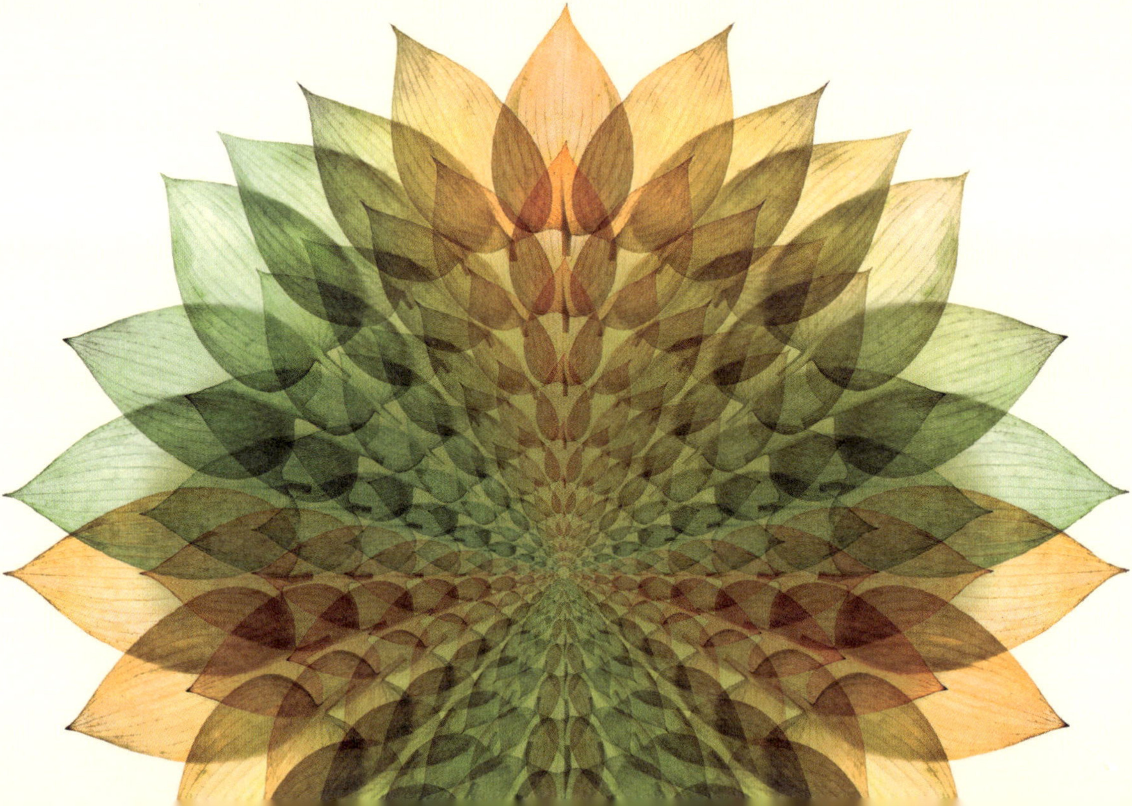

Heilung ist immer Selbstheilung

Bis heute ist jede Heilung letztlich Selbstheilung, ist es doch immer unsere eigene Natur, die heilt, wie die alten Ärzte noch wussten: *„Medicus curat, natura sanat – Der Arzt pflegt, die Natur heilt.“* Alles andere ist Selbstüberschätzung moderner Mediziner. Die Anregung der Selbstheilungskräfte gelingt – nach meinen Erfahrungen – am allerbesten über die geistig-seelische Ebene wie die „Integrale Medizin“ sie empfiehlt. Die gute Nachricht ist, diese Medizin kann jede(r) in Eigenregie und -verantwortung (durchführen). Die dafür hilfreichen Bücher, *Krankheit als Weg* und *Krankheit als Symbol* haben sich auch keineswegs über Mediziner oder Obrigkeiten, sondern über PatientInnen verbreitet. Letztere waren und sind bis heute der Antrieb hinter ihrem Erfolg. Aber es gibt auch für die körperliche Ebene gute Mittel, um sich vor Infektionen zu schützen und die eigene Immunkraft zu stärken, wie in *Schutz vor Infektionen – Immunkraft steigern – natürlich und nachhaltig* belegt.

Medizin und Wissenschaft

Der Physiker Fritjof Capra beschrieb im „Tao der Physik“ (1975) schon in den 1970er-Jahren, wie sehr sich die Erkenntnisse der modernen Physik der zeitlosen Weisheitslehre der Völker annäherten. Tatsächlich war es kein gegenseitiger Annäherungsprozess, bewegte sich doch die Weisheitslehre nicht, sondern die Atom- und Quantenphysik näherte sich ihr verblüffend rasch an.

Etwas Ähnliches durfte ich in Bezug auf das oben geschilderte Medizinverständnis erleben. Die noch relativ neue Wissenschaft der Psychoneuroimmunologie nähert sich mit ihren Studienergebnissen diesem schon seit den frühen 1980er-Jahren in *Krankheit als Weg* in seinen Grundzügen dargelegten Medizinweltbild an. Prof. Dr. Dr. Christian Schubert von der Universität Innsbruck bringt in seinem Buch „Was uns krank macht – was uns heilt“ eine Fülle von Studien, die viele dieser aus Erfahrung beschriebenen Zusammenhänge wissenschaftlich erklären und belegen. Nehmen wir diese neuen Richtungen der Wissenschaft wahr und wichtig, können wir uns viel ersparen. Aus der Psychoneuroimmunologie wissen wir, wie sehr Angst und erst recht Panik unser Immunsystem schwächen. Allein dieses Wissen hätte uns die ausufernde Pandemie erspart.

Anstehende Umdenk-Vorhaben

Die Biologie ging nach Darwin von der Konkurrenz der Arten und Individuen und vom „survival of the fittest“ aus, dem Überleben der am besten Angepassten. Im deutschen Sprachraum kam ein folgenschwerer Übersetzungsfehler hinzu, da es als Überleben der Stärksten missverstanden wurde. Dabei hatten offensichtlich statt der Dinosaurier die Insekten überlebt. Das noch schlimmere Missverständnis des Sozialdarwinismus, wofür nicht Darwin, sondern Politiker verantwortlich zeichneten, übertrug das auch noch auf die menschliche Gemeinschaft mit gnadenlosen Folgen.

Eine neue Biologie als Lehre vom Leben könnte im Gegenteil von der großen, ursprünglichen Menschheitsfamilie ausgehen und den Weg zurück von Konkurrenz über Ko-Existenz bis zur Kooperation weisen und dabei an unsere so überaus erfolgreichen Anfänge anknüpfen. Aus dieser vergleichsweise *wunder*vollen kollektiven Basis könnte sich mittels Selbstorganisation und Potential-Entfaltung der Weg der Individuation – wie ihn uns C. G. Jung nahelegt – entwickeln. Das ist heute immer noch eine im wahrsten Sinne des Wortes *wunder*schöne Vision, die zu verwirklichen so sehr lohnte!

Die alte Schulmedizin konzentrierte sich auf Reparatur, Wegschneiden und Unterdrücken auf körperlichem Niveau. Das ist als Notfallmaßnahme und letzter Ausweg zu erhalten, aber kann keinesfalls das Mittel der Wahl bleiben. Die neue Medizin braucht als zweite Säule die Selbstheilung und -optimierung und wird sich an der neuen Physik orientieren, die auf Energiebasis die Grundlage legt für aus heutiger Sicht noch geradezu als Wunder anmutende Heilungen.

Menschen sind einzigartig

Wir Menschen sind einzigartig – jede(r) Einzelne in jeder Hinsicht. Niemand muss Tieren und noch weniger Pflanzen erklären, wie sie sich gesund (er)halten und was zu tun ist, wenn sie erkrankt sind und wieder gesunden wollen. Wild- und noch viele Haustiere hören dann spontan auf zu fressen. Das ist kein Fasten, weil es wohl nicht bewusst geschieht, aber es hilft. Der Instinkt gebietet es den Tieren. Manche fressen (Heil)Erde, die bei Darm- und vielen anderen Problemen gut hilft. Auch das geschieht instinktiv, und diesen Instinkt hat offensichtlich die Mehrheit eingebüßt. Bezeichnenderweise erkranken von uns hochgezüchtete Haus- und am deutlichsten Nutztiere ungleich häufiger, letztere sind als Insassen der Massentierzuchthäuser fast alle fast durchwegs krank. Sie werden bereits durch sogenannte Qualzuchten krank gezüchtet und erkranken dann obendrein an den fast ausnahmslos unsäglichen Bedingungen. Waren Zuchtpflanzen, deren Wurzeln in der Luft hängen, die unter künstlichem Licht von Nährlösungen „leben", überhaupt je gesund? Jedenfalls nicht für ihre Esser. Unter solchen Bedingungen versagen offenbar auch bei den von uns ge-, ver- und überzüchteten Tieren und Pflanzen die Selbstschutz- und Heilungsmechanismen.

Wir Menschen könnten mit unserem Bewusstsein auf die Zeichen in Gestalt von Symptomen und Problemen achten lernen, die anzeigen, dass etwas mit und in uns nicht stimmt. Aber das müssen wir erst wieder lernen auf dem Lebensweg, der für so viele gesundheitlich zum Um- oder gar Irrweg wurde. ***Auf Zeichen und Signale aus unserem Körperinnern zu hören, zu horchen und ihnen auch wieder zu gehorchen, haben wir mehrheitlich verlernt, ganz zu schweigen von denen aus der Seele.*** Im Gegenteil haben trotz oder wegen allen Fortschritts moderne Menschen gelernt, in unsäglichen Situationen durchzuhalten, was umfassende, viel zu spät angegangene (Gesundheits)Probleme erheblich verschärft. Die vielbesungene Suche nach einem erfüllten, gesunden, glücklichen Leben ist zu einer Art Irrweg in einem Irrgarten verkommen, und viele finden sich in Teufelskreisen wieder, aus denen es kein Entkommen zu geben scheint.

Statt von verlässlichen Instinkten wie Tiere lassen wir unseren Lebensweg von Vorstellungen bestimmen, die wir von LehrerInnen, Vorgesetzten und PolitikerInnen übernommen haben, die möglicherweise längst statt unserer oder wenigstens denen der Gemeinschaft die Interessen von Sponsoren vertreten. Hinzu kommt, dass sich die moderne Welt ständig verändert, weil wir sie in einem fort verändern und irgendwelchen Wirtschaftstheorien anpassen und das immer schneller, effektiver und ergebnisorientierter. Der Zweck heiligt längst die Mittel. Die Mitte und das Heilige gerieten dabei vielfach in Vergessenheit.

Während sich Pflanzen und Tiere nur einmal zu Beginn ihres Lebens an die Welt und ihre Lebensbedingungen anpassen müssen, ist es bei uns zu einem Dauerzwang geworden. Selbst uralte Menschen müssen sich noch digital nachrüsten lassen, um Kontakt zu ihren Enkeln zu wahren. Wir sollten uns ständig in atemberaubendem Tempo an jene Veränderungen anpassen, die wir selbst heraufbeschworen haben in einer Geschwindigkeit, die uns überfordert und für die unsere Körper und Seelen nicht geschaffen sind. Der Geist, der sie heraufbeschwört, kommt wohl noch am ehesten damit klar, wird aber von wehen Bäuchen und blockierten Herzen ebenfalls behindert.

Immerhin haben wir ein Gehirn, das in der Lage ist, mit raschen Entwicklungen, die es selbst anstößt, Schritt zu halten. Wir müssten es nur entsprechend nutzen, statt es weiterhin zu schonen. Das haben unsere Vorfahren in langen Zeiten der Evolution sinnvollerweise gelernt, weil Energie äußerst knapp und das Gehirn immer ein ausgesprochener Energiefresser war und bis heute ist. Aber heutzutage ist das gar kein Problem mehr, weil wir, in einem Überfluss von Nahrungsenergie schwelgend, im Gegenteil angefangen haben, darunter zu leiden. Wir können uns heute erstmalig in der Evolution leisten, ständig selbstständig zu denken und dabei beliebig Energie zur verbrauchen, ja, sie nur so zu verpulvern. Das bewahrt uns sogar vor Fettsucht und Typ-2-Diabetes, laut WHO den beiden großen Seuchen der Zukunft.

Einige, wenn auch noch zu wenige für die enormen Herausforderungen der Zukunft, tun das bereits. Sie denken nach Herzens- und Gehirn-Lust, und fordern und fördern dabei beide Gehirnhälften und obendrein die Selbstheilungskräfte, indem sie auf die Zeichen aus den Tiefen ihres Organismus achten und sich bis ins hohe Alter eigenverantwortlich und gesund erhalten. Auf beständige Entwicklung und Verwandlung setzend, auf Anpassung an die wechselnden Gegebenheiten, holen sie sich ab, wo sie gerade sind. Ent- statt Ver-wicklung ist das Motto, um in diesen bewegten und oft genug hektischen Zeiten Schritt zu halten und bei sich und für sich gesund zu bleiben.

Wer sich, wie die große Mehrheit, ständig in neu auftauchende Verpflichtungen und Verwicklungen einwickeln lässt, wird eher krank. Denn er findet gar nicht mehr die Zeit, nach innen zu horchen auf die eigenen vier Rhythmen und den großen gemeinsamen Lebensrhythmus. Auch auf die Zeichen des Körpers, das Gewissen, die innere Stimme, den inneren Arzt oder die innere Heilerin zu achten, gelingt dann oft nicht. Wer in diesen vorsätzlich inszenierten Verwicklungen zappelt, kann kaum seinen Rhythmus finden und ist außerstande, mit den heute notwendigen, dauernden Anpassungen Schritt zu halten, und zu Neuanfängen fehlen oft Energie und Kraft.

Was erschwert Neuanfänge so sehr?

Alles Lebendige, jeder Organismus bis zur kleinsten Zelle, egal ob Pflanze, Tier, Mensch oder soziale Gemeinschaft – hat Reaktionsmuster entwickelt, um allfällige Gefahren und Störungen oder gar Bedrohungen der inneren Ordnung zu kompensieren, um wieder möglichst rasch zur alten Balance zurückzukehren. Die Wissenschaft spricht von Kohärenz, deren Erhalt um fast jeden Preis angestrebt wird. Gegen äußere und innere Störungen oder Inkohärenz verteidigen sich alle Organismen, um im ursprünglichen kohärenteren, Energie sparenden Zustand zu bleiben. Diese

Fähigkeit, sich selbst zu stabilisieren oder zu „heilen", lässt sich auch als Selbstheilungskraft bezeichnen. Jeder Organismus verfügt über sie. Dadurch werden wir ausgesprochen konservativ im Sinne der Bestrebung, Bewährtes zu erhalten, zu verteidigen und nichts Neues zu wagen. Die Fähigkeit der Selbstheilung ist also durchaus ambivalent und jedenfalls tief in uns wie in jedem Lebewesen verwurzelt, wie Überlebens- und Fortpflanzungstrieb und der zu Wachstum und Entwicklung. Selbstregulierung oder -heilung braucht jedes lebende System. Sie ist von Anfang an vorhanden, ohne sie wären wir nicht überlebensfähig. Das heißt, wir haben tief in uns ein System, das sich trotz allem notwendigen Anpassungsdruck an sich ständig verändernde äußere und innere Verhältnisse gegen starke Veränderungen und Neuerungen wehrt, sperrt und sie erschwert.

Der Weg aus der ursprünglichen engen Höhlengemeinschaft, die nur durch Zusammenhalt überleben konnte und alle anderen Menschenarten dadurch überflügelte, dass sie alles Wissen allen zur Verfügung stellte, hat uns allmählich in den Schatten geführt. Auf dem Weg vom Kollektiv zur Individualisierung ist aus der Kooperation zuerst Koexistenz und dann Konkurrenz geworden. Schließlich nahmen es sich einzelne Anführer heraus, andere zu Objekten ihrer Interessen und Absichten zu degradieren. Dieser Trend hat das Rennen gemacht und ist heute eines unserer Kernprobleme: Die meisten von uns sehen in ihren Mitmenschen Objekte, die sie danach beurteilen, inwieweit sie ihnen nützen und wie sie sie benutzen können.

Diese Entwicklung ist heute, wenn wir kollektiv wieder gesunden wollen, zu durchschauen, anschließend zu wandeln und umzukehren. Wir müssten uns auf alte Stärken der Gemeinschaft zurückbesinnen, sie neuerlich für uns entdecken und mit der Tendenz zu Individualisierung bis zu Individuation in ihrer konstruktiv-erlösten Form versöhnen. Dazu bleibt nur der Weg der Selbstheilung im Kollektiven wie Individuellen. Von außen ist kein Heiler in Sicht, der das für uns übernehmen könnte. Auf der Ebene von Besitz wird das sehr deutlich. Für unsere nomadisierenden Vorfahren war aller Besitz schwer zu (er)tragen und letztlich beschwerlich. Heute dreht sich alles um ihn, und alle streben vor allem danach.

Wir müssen in so vieler Hinsicht wieder zurück vom Gegeneinander zum Miteinander, von der Konkurrenz zur Kooperation. So müssten wir den in der Pandemie weltweit ausgerufenen Krieg gegen Viren und Bakterien – nach dem Motto „wir oder die" – wieder in Koexistenz und sogar Kooperation wandeln wie früher, als diese uns nicht nur genutzt, sondern sogar geschaffen hat. Wir haben nämlich nicht nur im Darm zehnmal so viele Bakterien, die für uns als Symbionten arbeiten, als Zellen im Körper, unsere ganze Energieversorgung läuft über gleichsam *„eingestellte"* ursprüngliche Bakterien – denn nichts anderes sind die Mitochondrien, unsere menschlichen Zellkraftwerke. Die DNS, unser Erbgut, ist zur Hälfte viralen Ursprungs. Konstruktive Zusammenarbeit mit Bakterien empfiehlt erfolgreich der Japaner Prof. Teruo Higa mit den sogenannten effektiven Mikroorganismen (EM). Alle Bauern und Gärtner sind auf die Zusammenarbeit mit Mikroorganismen angewiesen, denn nur darüber entsteht Humus, also guter, fruchtbarer Mutterboden.

Natürlich gibt es schädliche und sogar gefährliche Mikroorganismen. Diese sind durch das enge Zusammenleben in Ballungsräumen und zu große Nähe zu Haustieren entstanden und entweichen heute zunehmend aus Massentierzuchthäusern, wo man sie – wenn auch unbewusst – durch ebenso maßlose wie unverantwortliche Antibiotikagaben geradezu heran- und herauszüchtet. Selbstverständlich können uns Antibiotika als Gegen- und Antimittel gegen die Kleinstlebewesen phasenweise sehr nutzen, aber wir haben ihren Gebrauch so übertrieben, dass das nun auf uns zurückschlägt. Allein in Deutschland sterben jedes Jahr zwischen 25 000 und 30 000 Menschen an resistenten Keimen. Die Entwicklung solcher Resistenzen ist eine Reaktion der Bakterien auf unsere Kriegsführung gegen sie. Vermehrtes Auftreten von Mutationen ist die Gegenwehr von Viren gegen unsere Impfkampagnen. Alles Leben will leben vom kleinsten bis zum größten.

Unser Weg – Gemeinschaft und Individuation

Die Ambivalenz zwischen beiden Tendenzen, Gruppenzugehörigkeit und Individualisierung, begleitet uns, seit wir die Höhlen gegen Häuser tauschten und wartet auf beider Versöhnung. Wir haben sie kollektiv wie individuell erlebt. Schon Neugeborene kommen mit diesen beiden Grundbedürfnissen auf die Welt, dem nach Zugehörigkeit zur Familie und dem nach Freiheit zur Entfaltung eigener Möglichkeiten. Wird eine von beiden Tendenzen behindert, ergibt sich die erwähnte Inkohärenz, ein Zustand, in dem viel Energie im Widerstand verpufft, was sich Organismen auf Dauer nicht leisten konnten. Heute können wir es, aber die meisten wissen und wagen es nicht. Beides zusammen ergibt buchstäblich reibungsverlustfreies Funktionieren oder eben Kohärenz. Noch einfacher gesagt: Wenn all unsere Systeme energiesparend und ohne Widerstand laufen, fühlen wir uns wohl. Das hat sich über Jahrhunderttausende unserer Evolution so entwickelt und uns viele Vorteile gebracht. Jetzt allerdings sind wir an einem Punkt angelangt, wo uns Um- und Neudenken bezüglich (Selbst)Heilung viel weiterbringen würden.

Energiesparen ist auf Gehirnebene inzwischen sogar kontraproduktiv bis gefährlich, weil es dringend notwendige neue Lösungen verhindert und obendrein immer mehr Gewichtszunahme auf der körperlichen Ebene provoziert. Gewicht zulegen war die längste Zeit ein großer Vorteil, aber heute ist es zum kollektiven Elend geworden und hat uns eine wahre Fettsuchtseuche beschert. Die ursprüngliche Entwicklung zum Energiesparmodell ist nach den Hauptsätzen der Thermodynamik bestens nachvollziehbar. Deren erster besagt, dass sich Energie nie vernichten, sondern nur umwandeln lässt. Außer der Schulmedizin, die allen Ernstes glaubt, durch Unterdrücken und Wegschneiden Probleme aus der Welt zu schaffen, akzeptieren das alle Wissenschaften. Eine neue Medizin der Selbstheilung wird diesen Grundirrtum aufgeben (müssen). Der zweite Hauptsatz der Thermodynamik besagt: Alles entwickelt sich Richtung Energieausgleich, oder einfacher: Wasser fließt stets bergab, dem Weg des geringsten Widerstandes folgend.

Unser Organismus hat ebenfalls diese Tendenz, mit minimalem Energieverbrauch auszukommen. Wir können ihn zum Beispiel trainieren, wie die russische Forscherin Galina Schatalova belegte, mit minimalen Kalorienmengen von 300 kcal auszukommen. Das aber ist in heutigen Überflusszeiten schon mehr Nach- als Vorteil. Jedwede Störung kostet den Organismus Energie, und er wird versuchen, sie so rasch wie möglich zu beheben, weshalb er über erwähnte Selbstheilungsmechanismen verfügt, um energieraubende Störungen schnellstmöglich zu reparieren.

Gerald Hüther hat uns die Folgen für Kinder ausgemalt. Müssen sie, um die Akzeptanz ihrer Eltern zu erreichen, ihr anderes Bedürfnis nach freier Entfaltung unterdrücken, weil dem eine Latte von Verboten im Wege steht, gerät ihr Organismus in Inkohärenz, also in eine energetisch auf Dauer unerträgliche Situation. Um damit überhaupt leben zu können, lernen sie ihr zweites Grundbedürfnis nach Selbstentfaltung anfangs zu ignorieren und es mit der Zeit schon auf Gehirnebene zu unterbinden. Das gelingt ihnen durch Zudecken mit entsprechenden Programmen. Schließlich nehmen sie ihre Lust auf freie Entdeckung ihres Potentials gar nicht mehr wahr, geben ihre Neugierde und Entdeckungslust auf, lassen ihre Begabungen und Gaben, ihr Potential und ihre Berufung verkommen. Sie lernen so schon früh, auch die Warnsignale ihres Körpers, dass etwas nicht stimmt, zu ignorieren und schließlich abzuschalten. Das aber ist der direkte Weg in Krankheit.

Leben ist tatsächlich weniger Zustand als Prozess und Fluss in beständiger Bewegung, wie es Heraklit in seinem „panta rhei – alles fließt" anklingen lässt. Überleben wird zu einem behinderten Prozess mit Abstrichen am Optimum des freien Flusses oder Flow, um in schwierigen Situationen nicht unterzugehen. Der Organismus hat keine Wahl, sondern muss solche Kompromisse erlauben, die ihm zwar langfristig schaden, aber kurzfristig sein Überleben sichern und gerät so in einen suboptimalen, behinderten Zustand. Zuerst sichert er sein Überleben, aber Leben ist so viel mehr als Überleben.

Wer im späteren Leben nicht verstehen kann, was mit ihm geschieht, fällt aus dem Flow, dem Gefühl des Fließens. Ist dieser erste Schritt der Heilung oder Salutogenese nicht möglich, sinken auch sofort unsere Chancen, die Situation, zweitens, zu wandeln und, drittens, insgesamt den Sinn darin zu erkennen. Das moderne Leben beschert solche Situationen in einem fort, ein fauler Kompromiss folgt dem nächsten. Oft sind wir müde und unsere Regeneration ist nicht abgeschlossen, aber der Wecker klingelt und wir müssen raus zur Arbeit, Schule oder was der Zwänge mehr sind. Eigentlich hätten wir längst genug gegessen, aber wir können den Mangel an Fülle und Erfüllung nur ertragen, indem wir uns weiter vollstopfen und so den Körper statt unser Leben abrunden. Eigentlich sind wir schon müde, aber der Arbeitstag war so frustrierend, dass wir den Abend verlängern und Nachtleben erfinden, um wenigstens noch etwas vom Tag als kleinster Einheit des Lebens zu haben. Statt den Feierabend aber zu feiern, wie es das Wort nahelegt, erhöhen wir mit jeder Stunde regelmäßigen Fernsehkonsums unsere Alzheimer-Wahrscheinlichkeit – wissenschaftlich belegt – um sage und schreibe 34 Prozent. Morgens, wenn der Wecker klingelt, sind wir noch müde, stehen aber trotzdem auf und wandeln unser Leben in einen oder sogar eine Kette von Teufelskreisen. Der Teufel, der uns in diese reitet oder der innere Schweinehund, der uns da hineinlenkt – beide tun alles, damit wir auch noch Gefallen an diesen Abwärtsspiralen finden, obwohl sie uns nicht guttun und nicht wirklich gefallen können. Entsprechende Beispiele sind ungezählt und das Ergebnis ist die Galerie von Zivilisationskrankheiten. Unsere moderne Zivilisation ist keineswegs gesund, sondern fördert vom Aufstehen bis zum Schlafengehen Krankheit. Der Ausdruck Zivilisationskrankheiten spricht für sich und Bände.

Eintrittspforten in diese Teufelskreise gibt es viele. Befragt, was er für die krankmachendste Kost überhaupt halte, antwortete Prof. Richard Bélieveau, der Autor von „Krebszellen mögen keine Himbeeren“ spontan: die normale Mischkost.

Infektionskrankheiten und erst recht Seuchen waren für unsere frühen Ahnen, die als Nomaden ihre Nahrung im Herumziehen sammelten, kein Thema. Ihr Leben war *natürlich* hygienisch, ließen sie doch ihre Exkremente und allen Dreck weit hinter sich. Sie kannten noch keine Tierzucht, die erst die entsprechenden Keime für die typischen Infektionskrankheiten hervorbrachte. Ballungsräume mit ihren anfänglichen Hygienedesastern waren ihnen noch fremd. Die weit überwiegende Zeit unserer Entwicklungsgeschichte lebten sie sehr karg, aber dafür wohl unbeschwert, gab es doch weder Religionen noch Schulmediziner, die ihnen ständig Schuldgefühle einredeten und ein permanent schlechtes Gewissen bescherten. Natürliche Gefahren durch Raubtiere dürften das nicht aufgewogen haben. In dieser mit weitem Abstand längsten Periode der Evolution entstand unser Organismus und prägten sich seine Muster.

Das erklärt: ***Wann immer wir uns wieder an (ur)alten Mustern der Entwicklungsgeschichte orientieren, etwa was Ernährung oder Bewegung angeht, tut uns das gesundheitlich gut.*** Pilze suchen ist gesund, sofern wir nur gute wählen: In Bewegung sind wir zugleich engagiert und aufmerksam und Waldbaden stabilisiert nebenbei unser Abwehrsystem. Stellen wir uns vor, wir würden täglich stundenlang nicht nur Pilze, sondern all unsere Nahrung selbst suchen, uns stetig barfuß im Wald bewegen, auf dem Weg frisches Quell- oder Regenwasser trinken, säßen uns nicht auf der Pelle, sondern hätten genug Platz und dafür keine Hektik und kuschelten jede Nacht, um uns gegenseitig zu wärmen …

Neue Programme für neue Menschen

Fallen und Stolpersteine

Die erwähnten uralten, in der Entwicklungsgeschichte entstandenen und durchaus bewährten Programme erweisen sich in der neuen Zeit und speziell heute als ambivalent. Viele sind weiterhin gesund, einige aber eben auch kontraproduktiv. Wie lassen sich neue an ihre Stelle setzen?

Diesbezüglich bietet die spirituelle Szene eine Reihe von Tricks und Abkürzungen wie Positives Denken, Affirmationen und Bestellungen beim Universum. Aber sie erweisen sich letztlich nicht als gute Auswege, sondern neue Sackgassen. Über vier Jahrzehnte habe ich die Schattenseiten dieser auf den ersten Blick verlockenden, weil bestechend einfach erscheinenden Methoden an ungezählten Schiffbrüchen von PatientInnen miterlebt. Langfristig haben auch die schönsten, überzeugendsten neuen Programme im Sinne von Affirmationen keine Chance gegen die alteingesessenen, die sich von Anfang an, also seit Jahrtausenden, im Kollektiv und seit frühester Kindheit in der persönlichen Entwicklung im Gehirn festsetzen konnten. Der entscheidende Punkt dürfte sein, dass sie sich jeweils in Verbindung mit Emotionen etablierten, während die Gegenprogramme zur Selbstoptimierung intellektuell auf Großhirnebene bleiben. In den Tiefen des limbischen Systems verankerte Programme, die unser Leben bestimmen, lassen sich so nicht ersetzen. Im Gegenteil spricht vieles dafür, dass die uralten, unter Emotionen verankerten Programme geradezu durch Versuche, sie von der oberen intellektuellen Ebene zu attackieren, eher aktiviert werden und den Ersetzungs-Versuchen nicht nur widerstehen, sondern, davon provoziert, sich eher noch verstärken.

Langer Rede kurzer Sinn: Diese Versuche sind durch die Bank zu oberflächlich und rufen eher das Gegenteil der guten Absicht hervor. Da gilt Bert Brechts Erkenntnis: Das Gegenteil von gut ist nicht böse, sondern gut gemeint. Sie waren immer gut gemeint, aber gingen eher böse aus, bestenfalls blieben sie unwirksam, was wiederum mit den *Schicksalsgesetzen* und dem *Schattenprinzip* zusammenhängt. Mit diesen im Hinterkopf und entsprechendem emotionalen Einsatz und regelrechter Begeisterung ergeben sich dann allerdings auch wieder faszinierende Möglichkeiten, jenseits von Zeit und Raum für neue Verhältnisse zu sorgen und sie schon einmal zu (er)leben.

Aufruf zur Energie-Verschwendung auf Gehirnebene

Wir wissen heute durch den belgischen Nobelpreisträger Prof. Ilya Prigogine, dass es unter Energie-Verbrauch durchaus möglich ist, auch für längere Zeit komplexe Systeme wie unsere Organismen aufzubauen. Sie zu erhalten gelingt aber langfristig nur, wenn die Organismen energieeffizient arbeiten, das heißt, auf Dauer nicht mehr Energie verbrauchen, als sich aus der Umgebung gewinnen lässt.

Was heißt das für uns heute? Wir können es uns spielend leisten, bei selbstständigem Denken Energie geradezu zu verprassen. Es ist die schönste, beglückendste und am intensivsten belohnte Methode, Übergewicht zu reduzieren und in Form zu kommen – auf körperlicher und geistiger Ebene. Unser Gehirn verbrennt mehr Energie als Muskeln auf eine Art und Weise, die obendrein viele positive Ergebnisse zu Tage fördert. Und Denken bringt Freude mit sich! Wenn wir eingefahrene Bahnen verlassen und aus Routinen aussteigen, intensivieren wir diesen Weg in körperlich-geistig-seelische Fitness. Unser Gehirn wird es uns durch Bildung neuer Nerven und ihrer Verbindungen, der Synapsen, quittieren und so unsere Intelligenz steigern und obendrein die Lust zu denken. Es tut uns körperlich gut und ist geistig begeisternd und beflügelnd. Seine bezaubernden Nebenwirkungen sind gute Ideen, neue Lösungen und Erfolge auf allen Ebenen, hilft es uns doch, den Spielregeln des Lebens zu folgen – mit Lebensfreude.

Meine Medizin

Bei allen Forderungen an Medizin und Gesellschaft hat die hier vorgestellte Sichtweise der Medizin den Vorteil für jede(n), sofort für sich mit der Umsetzung beginnen zu können, sowohl im theoretischen wie praktischen Bereich. Es sind erprobte Konzepte, entstanden in gut 40 Arztjahren – die ersten 20 davon in der Praxis, mit dem besonderen Vorzug jeweils zweistündiger Erstgespräche und damit der Chance, beim Zuhören und Hinschauen beides in seiner Wichtigkeit zu begreifen. Das war rückwirkend entscheidend, um einerseits allgemeingültige Muster zu erkennen, und andererseits die Einzigartigkeit aller PatientInnen zu erfassen. Die beiden nur scheinbar gegensätzlichen Strömungen, das Mustergültige, das mit vielen Geteilte und das Individuelle, wörtlich das Unteilbare, gilt es in der Medizin zu vereinigen, das heißt, zu integrieren – auch von daher der Name „Integrale Medizin". Das Zusammenspiel des Kollektiven und Individuellen schafft das Spannungsfeld erfolgreicher Therapie und (Selbst)Heilung. Es ist auch die große Chance für die Heilung unseres Heimatplaneten. Aus der Kombination ausführlicher Anamnese, Beratung, (Schatten-)Psychotherapie und naturheilkundlicher wie auch homöopathischer Behandlung ergab und ergibt sich ein Erfahrungsschatz, der sich auf vielen Reisen mit ethnomedizinischem Interesse noch erweiterte. Die große Verbreitung über Bücher, Vorträge und Seminare bewirkte wiederum viel mehr Feedback als die Praxis allein. Dafür mein Dank an alle, die dazu beitrugen. In gut vier Jahrzehnten gesammelte Erfahrungen finden nun zunehmend auch Bestätigung durch wissenschaftliche Studien, was mich freut und ebenfalls mit Dank erfüllt.

Der Blick zurück

Ein Blick zurück in die Geschichte und an deren Anfang hilft, denn im Anfang liegt alles nach dem dritten der *Schicksalsgesetze*, wie inzwischen auch Wissenschaftler erkennen. Überall auf der Erde haben die Völker

Heiltraditionen entwickelt. Medizinfrauen und später auch -männer bedienten sich – wohl vor allem aus Erfahrung – der Heilkraft der Elemente, Pflanzen, Mineralien aus Mutter Naturs überreicher Apotheke. Sie begründeten weltweit naturheilkundliche und spirituelle Traditionen der (Selbst)Heilung. Ursprünglich gab es wohl nur Erfahrungsheilkunde, ergänzt durch spirituelle Elemente wie Heilungsrituale, die wir heute noch bei den wenigen verbliebenen indigenen Völkern erleben, deren Naturreligionen im Schamanismus fortleben. Ihre (Heilungs)Erfolge beruhten auf der Heilkraft der Pflanzen und Elemente, aber vor allem auch der Seele, die *wunder*volle Heilungen und Heilungswunder hervorbrachte und bis in die Gegenwart immer noch vollbringt. Diese Entwicklung hat sich ähnlich in vielen Völkern ergeben und für Zufriedenheit und Vertrauen gesorgt.

In frühester Zeit der Menschheit gab es dabei wohl gar keine Trennung zwischen Medizin und Spiritualität, sondern nur PriesterInnen, die heilten und HeilerInnen, die auch spirituelle Aufgaben wahrnahmen. In Zeiten des Matriarchats dürften diese PriesterInnen unseren Ahnen auf den Weg und auf dem Weg geholfen haben. Der deutsche Film „Die Nebel von Avalon“ gibt Einblicke, wie wir uns den Übergang vom Matriarchat zum Patriarchat vorstellen dürfen. Für ein Matriarchat hatten wir schon eingangs viele Argumente gefunden. Allein schon die überwältigende Kraft dieses, die halbe Menschheit umfassenden, im selben Menstruationsrhythmus schwingenden Feldes der Frauen sicherte ihren bestimmenden Einfluss. Noch im heraufdämmernden Patriarchat haben anfangs sogenannte Hierophanten das Heilige mit dem Heilsamen verbunden. Sie stützten sich im Wesentlichen auf Heilungsrituale, und ihre (Heil)Mittel waren mit Sicherheit ebenfalls die Geschenke aus der beinahe unendlichen Apotheke der Großen Mutter (Natur), der großen Schatztruhe der ursprünglichen Medizin. Mit beidem bewirkten sie Heilungswunder, die ihre Position über lange Zeit festigten und heraushoben.

Der (Um)Weg in die Spaltung

In dem Maße, wie später große Religionen entstanden und sich zu Staatsreligionen entwickelten – wie das Christentum unter Konstantin, inspiriert durch dessen Mutter –, ergaben sich Probleme auf beiden Ebenen: bei der Heilssuche wie auch bei der Heilung von Krankheitsbildern. Die christliche Kultur etwa versank immer tiefer im Schatten ihrer ursprünglichen Heilslehre durch politische Machtambitionen, aber auch Unsäglichkeiten wie Ablasshandel und Anbiederung an weltliche Machthaber. Durch die Gräueltaten der Inquisition und den sich durch die Jahrhunderte ziehenden sexuellen Missbrauch Gläubiger, der bis in unsere Zeit reicht, geriet sie vollends in Misskredit. Die traditionelle Verbindung von Heilen und Heilssuche verfiel und verkam schließlich zur Farce. Heutzutage ist es vor allem die völlige Unfähigkeit, den eigenen Schatten zu konfrontieren und sich zu erneuern, der dieser Religion die Heilkraft nimmt. John Lennon sang, träumte und imaginierte in „Imagine" eine bessere Welt ohne Religion. Selbst seine Heiligkeit, Dalai Lama, befürwortet heute eine weltumspannende Ethik statt Religionen, die so rasch so drastisch dem Hunger nach Geld und Macht erliegen.

Im Laufe der Zeiten vor und während dieses Verfalls kam es zu einem gravierenden Schisma, einer Abspaltung des Körpers von Geist und Seele. In dem Maße, wie sich das offizielle politische Christentum im Schatten verhedderte, wurde der Körper zur Projektionsfläche. Die unbewältigte, verdrängte Sexualität wurde gleichsam dem Körper angelastet, der immer mehr zum Sündenbock verkam und bald als unrein und gefährlich (lüstern) galt. Die Kirche zog sich allmählich ganz von ihm zurück, spezialisierte sich auf den vermeintlich saubereren Geist und überließ den „schmutzigen“ Leib aufstrebenden Ärzten. Die förderte sie in den Jahrhunderten der Inquisition nach Kräften, indem sie ihnen die Konkurrenz der weisen Kräuterfrauen vom Halse schaffte, wohl vor allem, weil diese über Kenntnisse in Empfängnisverhütung und Abtreibung verfügten. Die Methode war so einfach wie brutal, sie wurden als sogenannte Hexen eines Bündnisses mit dem Teufel beschuldigt und anschließend verbrannt, in Mooren ertränkt und zu Tode gefoltert. Geist und Körper gerieten somit in verschiedene Hände und auf getrennte Wege. Wobei diese Aufspaltung lediglich ein Bewusstseinsakt war, die Wirklichkeit blieb davon natürlich gänzlich unberührt.

Die letzten Priester-Ärzte unserer Zeit, die die Notwendigkeit der Verbindung von Körper, Seele und Geist erkannten, hatten es schwer mit den entstandenen Institutionen, sowohl der Religion wie der Medizin. Sebastian Kneipp mit seiner weit über die Wasserkur hinausreichenden ganzheitlichen Ordnungstherapie, die er mit priesterlicher Seelsorge verband, bekam großen Ärger seitens der Ärzteschaft, die sich derlei Einmischung in ihre Angelegenheiten verbat. Seine eigene katholische Kirche fiel Kneipp zusätzlich in den Rücken. Mehrfach musste er seinen naturheilkundlichen Ambitionen abschwören und geloben, sich aus der (körperlichen) Medizin herauszuhalten. Sein Glück war das damalige Fehlen von Psychologenverbänden, die ihn gewiss auch attackiert hätten.

In unserer Zeit ging es Fernsehpfarrer Jürgen Fliege evangelischerseits nicht besser. In seinen Sendungen zunehmend für spirituelle und naturheilkundliche Heilweisen engagiert, holte er diese zurück ins Bewusstsein und bewirkte Offenheit für Geist(liche)Heilungen. Als er anfing, sich mit Heilwasser anzufreunden, es zu weihen und darüber zu beten, war das Fass voll und seine eigene Kirche zeigte nicht nur massives Unverständnis, sondern ging auch öffentlich auf Distanz.

Beide modernen Priesterärzte ließen trotz massiver Anfeindungen nicht ab von ihrer Erkenntnis der Verbundenheit von Heilung und Heil. Statt sie in den Mittelpunkt der Kirchen zu holen und die alte *wunder*volle Tradition des Heil(en)s im umfassenden Sinn wiederzubeleben, fielen sie religions-politisch den christlichen Heil(ungs)-Tradition fernen Kirchenkräften zum Opfer.

Auch persönlich erlebte ich in dem Maße, wie ich mich für Psychosomatik und Naturheilkunde einsetzte und mich mit Pharma- und Nahrungsmittelindustrie anlegte, dass ich von bestimmten Medienvertretern nicht mehr eingeladen oder mit einer Phalanx von Gegnern überfahren wurde. In einer ORF-Sendung über Wunder in der Medizin hatte ich nicht zufällig alle anderen Talkgäste inklusive der Talkmaster gegen mich, und Wunder wurden nicht erwähnt oder nur als reiner Schwindel abgetan.

Aber mein ganz persönliches Wunder wurde der damals noch kleine Schweizer Fernsehsender QS24, ein Familienunternehmen, wo man mich ermunterte, meine Integrale und Komplementärmedizin mutig und visionär zu verbreiten und das gilt bis heute, wo der Sender mit diesem Programm erheblich gewachsen ist.

Weiterhin bemühen sich nicht nur die Kirchen, sondern eine viel breitere Allianz im engen Schulterschluss mit der Schulmedizin, die sich in ihrer Geschichte ebenfalls entsetzlicher Scheußlichkeiten gegen Frauen zuschulden kommen ließ, den weiblichen Pol der Wirklichkeit nach Kräften zu unterdrücken. Leugnen und Ignorieren durch Seelenkräfte bewirkter Wunder ist dabei nur ein kleiner Teil. Sowohl der Kirche als auch der Schulmedizin ist es ein Anliegen, möglichst wenige Wunder als solche anzuerkennen. Sie müssen – etwa in einer Kommission zur Untersuchung der Wunder von Lourdes – mit den Methoden der Schulmedizin wie Röntgenbildern und Laborwerten belegt werden, um Anerkennung zu erlangen. Die Absurdität wird in der Umkehrung deutlich: Wie wäre es, wenn Gesundung nach schulmedizinischer Behandlung nur Anerkennung fände, falls ein spirituell begabter Priester die Durchsage von Gott bekäme, die Heilung sei anzuerkennen?

Wunder und Wunden (der Weiblichkeit)

Die alte Allianz von Kirche und aufkommender patriarchaler Medizin gegen das Weibliche bleibt weiter lebendig. Durch die Ermordung unzähliger Heilerinnen und Kräuterfrauen als Hexen hat die katholische Kirche der zunächst weitgehend hilflosen Medizin überhaupt erst zum Durchbruch verholfen. Mit Einlauf, Erbrechen und Aderlass waren die frühen Ärzte den weisen Kräuterfrauen mit ihrem riesigen Schatz an Naturheilmitteln hoffnungslos unterlegen.

Die Scheußlichkeiten der frühen Medizin gegenüber Frauen stehen denen der Kirche wenig nach. Erst 1952 wurde etwa in England das Gesetz aufgehoben, nach dem unbotmäßige, also gegenüber ihren Männern ungehorsame „hysterische" Frauen gegen ihren Willen kastriert werden konnten. Der in *Hollywood-Therapie* gedeutete Film „In guten Händen" und der in *Spielfilm-Therapie* analysierte „Semmelweis, Ignaz – Arzt der Frauen" werfen einige Blitzlichter in diese dunkle Zeit der Medizin.

Wiederentdeckung der Rituale

Heute stehen wir kurz davor, die Rituale und mit ihnen die Wunderheilungen der Seele wieder zu entdecken. Die Schulmedizin selbst kommt langsam, aber sicher auf ihre Bedeutung zurück mit eigenen wissenschaftlichen Mitteln und Methoden. Wir können heute bereits die Effekte von Placebo- oder Scheinbehandlungen auf Gehirnebene messen. Sie hinterlassen objektivierbare Spuren im Hirnstoffwechsel. Der italienische Forscher Fabrizio Benedetti aus Turin sagt: „Die sozialen und psychischen Reize durch Placebos wirken häufig an denselben Rezeptoren und über dieselben Mechanismen wie Medikamente."

Placeboeffekte sind tatsächlich seit Jahrtausenden bekannt, letztlich geht wohl ein Großteil der Heilungen von Schamanen und GeistheilerInnen, wo nicht der Kräutermedizin geschuldet, auf sie zurück. Von Schulmedizinern wurde der Homöopathie vielfach vorgeworfen, sie arbeite „nur" mit Placebos, und so bekam der Begriff – zunehmend auch für PatientInnen – eine negative Färbung. Nach meinen Erfahrungen reicht die Wirkung des homöopathischen Ansatzes weit darüber hinaus, wobei ich die Placebowirkung als eigenes wundervolles (Heil)Mittel schätze. Psychotherapie heilt auch „nur" mit Worten, Ritualen und Symbolen.

Dass es selbst, wo Placeboeffekte im Spiel waren, zu nebenwirkungsfreien Heilungen kam, wurde lange und wird teilweise bis heute übersehen. Die mit Placebos verbundene Heilwirkung der Seelenkräfte des Glaubens und der Hoffnung, die Christus so sehr in den Mittelpunkt seiner Lehre stellte, verlor mit der Religion zunehmend an Einfluss. ***Dass die Seele, die an Heilung glaubt und auf Wunder hofft, tatsächlich Wunder (be)wirken kann, ist heute wissenschaftlich belegt.*** An die unsterbliche Seele und den Heiligen Geist zu glauben, ist die Basis christlicher Religion und die Hoffnung der Gläubigen bezüglich Erlösung und Heil. Heute entdeckt die Forschung der Psychoneuroimmunologie und Psychosomatik zunehmend *wunder*volle Heilungen und eröffnet damit auch Wissenschaftsgläubigen entsprechende (Verständnis)Zugänge.

Dass der Schulmedizin die Anerkennung der Wirkungen von Seele oder Anima, dieser weiblichen Aspekte unseres Lebens, so schwerfällt, erklärt, warum diesbezügliche Erkenntnisse so lange brauchen, ins Bewusstsein der Mehrheit vorzudringen.

Tatsächlich gab es schon Mitte des letzten Jahrhunderts eine bahnbrechende wissenschaftliche Studie zum Thema Placebo. Aber die Zeit – und die männliche Professorenschaft – war noch nicht reif, Konsequenzen daraus zu ziehen. Zwei US-Kliniken führten Scheinoperationen bei Angina-Pectoris–PatientInnen durch und mussten erstaunt feststellen, dass sie genauso wirksam waren wie die damals üblichen konkreten Operationen. Dabei versuchte man, mittels Unterbinden einer inneren Brustarterie die Durchblutung des Herzens zu erhöhen. Die physisch Operierten erfuhren nicht mehr Erleichterung als die mit Placebo- beziehungsweise Schein-Operationen versorgten. Nachdem das Ergebnis durch unabhängige Wissenschaftler zweier verschiedener Kliniken bestätigt war, gab man diese Operationstechnik auf, ohne weitere Konsequenzen hinsichtlich der tieferen Bedeutung des Experimentes zu ziehen. Mit dem Aufgeben der Operationsmethode wurde jedenfalls den PatientInnen kein bisschen geholfen, es verringerte im Gegenteil ihre Heilungschancen. Denn es gab keinen Ersatz, weder für konkrete, noch die ebenso effektiven, aber ungleich harmloseren Placebo-Operationen. Die logische Konsequenz hätte doch vielmehr sein müssen, sich auf die gleich wirksamen, aber nebenwirkungsfreien Placebo-Operationen zu beschränken. Dabei wären sich

> **Dass die Seele, die an Heilung glaubt und auf Wunder hofft, tatsächlich Wunder (be)wirken kann, ist heute wissenschaftlich belegt.**

wohl die damals fast ausschließlich männlichen Chirurgen zu sehr wie Geistheiler oder Psychochirurgen vorgekommen.

Stellen wir uns vor, man hätte schon damals Kliniken geschaffen, die nach der Placebo-Methode – ohne Chemie und invasive Eingriffe – Heilung oder doch jedenfalls Besserung ermöglicht hätten. Sie wären den alten Heilungstempeln der Antike nahegekommen, die „nur" mittels Glaube und Hoffnung verblüffende Ergebnisse und breite Zufriedenheit schufen. Die Griechen der Antike begaben sich auf Pilger- und Heilungsreise zum Tempel des Asklepios, später im römischen Reich des Äskulap, legten ihr Selbstbestimmungsrecht an der Pforte gleichsam in des Gottes Hände, wie heute vielfach in die der (Halb) Götter in Weiß. Anschließend gab es von sogenannten Hierophanten angeleitete „geführte Meditationen" und das Ganze gipfelte in der sogenannten Inkubation, im Tempelschlaf zu besonderer Zeitqualität an besonderem Ort im Heilungstempel. Hoffnung auf und der Glaube an Heilung ermöglichte vielen in dieser besonderen Nacht ein von Asklepios oder Hygieia, den zuständigen Gottheiten, vermitteltes Heilungswunder.

Seit man etwa weiß, dass die notfallmäßige Operation des Achillessehnenrisses nicht besser wirkt als konservative Behandlung, legt man dieses Krankheitsbild wieder zunehmend in die Hände von Mutter Natur.

Hochmoderne Großkliniken bieten bis heute noch immer einige Anklänge an alte Heilungstempelrituale. Das Wort Inkubation etwa wurde von der Lehre der Infektiologie gekapert. Bis heute sprechen Mediziner eine für PatientInnen geheimnisvoll unverständliche Sprache, deren Bedeutung durch absichtsvolles Einstreuen lateinischer Brocken vor Betroffenen weitgehend verschleiert wird. Statt Symbolen wie Federn und Knochen legen die (Halb)Götter in Weiß heute Stethoskope auf Herz und Lungen und Ultraschallköpfe überall hin, deren Botschaften nur sie verstehen. Wer sucht, der findet eine ganze Reihe von Ritualen, deren Wirkung ignoriert und auf Anderes projiziert wird.

So blieb die Entdeckung der Placebowirkungen bisher ein fast rein chirurgisches Phänomen, um „wirkungslosen" Operationsmethoden auf die Spur zu kommen und sie anschließend abzuschaffen. Seit man etwa weiß, dass die notfallmäßige Operation des Achillessehnenrisses nicht besser wirkt als konservative Behandlung, legt man dieses Krankheitsbild wieder zunehmend in die Hände von Mutter Natur. *Mann* vertraut also wieder auf deren Heilkraft, ohne das allerdings zuzugeben und die notwendigen weitreichenden Konsequenzen daraus zu ziehen.

Erst die Studie des US-Orthopäden Bruce Moseley aus Houston, Texas, verschaffte ein halbes Jahrhundert später, 2002, dem Placebo-Phänomen weltweite Beachtung.[3] Moseley untersuchte die Behandlung von arthrotischen Knieschmerzen. Dazu unterteilte er 180 KniepatientInnen in drei Gruppen. Die erste bekam eine routinemäßige Arthroskopie mit Gelenkspülung und mechanischer Intervention, bei der Knochenunregelmäßigkeiten weggefräst und Knorpel glatt gehobelt wurden. Bei der zweiten Gruppe wurde lediglich eine Spülung des Gelenkinnenraumes durchgeführt, für die dritte gab es überhaupt nur eine Scheinoperation. Moseley ritzte ihnen die Haut genau wie bei den PatientInnen der beiden ersten Gruppen, ließ aber die Knie ansonsten vollkommen in Ruhe. Operationsgeräusche ließ er vom Tonband einspielen und täuschte den PatientInnen der Placebo-Gruppe so die Operation für sie undurchschaubar vor. Anschließende Folgebehandlungen wie Physiotherapie waren bei allen drei

Gruppen gleich. Nachuntersuchungen nach einem und zwei Jahren ergaben keine Unterschiede im Behandlungserfolg bei den drei Gruppen. Scheinoperierten ging es genauso gut wie physisch Operierten oder Gespülten. Allerdings blieben Ersteren Anästhesie und Operationsrisiko erspart. Wer wäre da nicht am liebsten in der Placebo-Gruppe gelandet?

Als Ergebnis dieser Studie strichen deutsche Krankenversicherungen die auch als chirurgische „Gelenktoilette“ bekannten Operationen aus ihrem Katalog erstattungspflichtiger Leistungen. Aber das half den PatientInnen wiederum nicht weiter und war viel zu kurz gedacht. Weder die Rolle, die Chirurgen hier unabsichtlich als Geistheiler spielten, noch die ungeheuer unterschätzte Rolle des Rituals wurden durchschaut.

Dass Operation, Spülung und Placebo den gleichen Effekt hatten, war eigentlich sensationell. Es müsste Anlass zu intensivem Nachdenken, ja zum Paradigmenwechsel in der Medizin sein. Die Versäumnisse der Mediziner wollen wir nun nachholen.

Was war allen drei Aktionen gemeinsam? Offenbar nur das Ritual der Operation, das den Glauben der PatientInnen an Heilung mobilisierte und ihrer Seele Hoffnung gab. Das entsprach ziemlich genau dem Szenario beim Heilschlaf im antiken Asklepios-Tempel.

In meiner kurzen Chirurgiezeit erlebte ich verunfallte Patienten, die zu jedem Verbinden wegen der Schmerzen Morphium brauchten und so fast alle süchtig wurden. Deshalb benutzte ich immer wieder Placebo-Spritzen, die statt Schmerzmittel physiologische Kochsalzlösung enthielten. Erst nach mehreren dieser Placebo-Morphium-Spritzen traten wieder geringe Schmerzen auf. Dann war es Zeit, wieder einmal Morphium zu geben. Die Chirurgen waren zufrieden, fanden es sogar verblüffend, zogen aber keinerlei Konsequenzen. Die meisten Mediziner kennen solche Effekte, ohne ihre Routine im Geringsten zu ändern.

Als der langjährige Vorsitzende der englischen Kassenärzte in Pension ging und gefragt wurde, was für ihn das Erstaunlichste seiner langen Zeit als praktischer Arzt war, antwortete er, dass 90 Prozent der verordneten Medikamente als Placebos wirkten. Darauf befragte ich meine ärztlichen Freunde und Kollegen, wie hoch sie den Anteil schätzten, und niemand gab weniger als 50 Prozent an. Das ist umso erstaunlicher, als fast 100 Prozent der Pharmaka Nebenwirkungen haben.

Fakt und Fazit ist: 100 Prozent aller ärztlichen Maßnahmen haben zusätzlich Placebo-Wirkung – und das sollten wir nutzen, um weniger zu schaden und mehr zu nutzen. Immerhin haben nicht wenige der schulmedizinischen Pharmaka erhebliche unerwünschte bis gefährliche Nebenwirkungen. Glaube an und Hoffnung auf Heilung haben fast ausschließlich positive (Neben)Wirkungen. Hier vergibt die moderne Medizin weiterhin unglaubliche Chancen, wenn sie die garantiert nebenwirkungsfreie Maßnahme des Glaubens an die heilende Wirkung der Therapie nicht nutzt.

Bis sie aber so weit ist, können sich einer ganzheitlichen Medizin zuneigende Ärzte und vor allem PatientInnen dieser Chancen zur (Selbst) Heilung in Eigenregie bedienen. Schlicht, indem erstere die Selbstheilungskräfte der PatientInnen und deren Glauben an die „Droge Arzt" stärken. PatientInnen ihrerseits sind gut beraten, sich Therapeuten ihres Vertrauens zu suchen und denen dann auch das Beste zuzutrauen, das heißt, an sie und ihre Fähigkeiten zu glauben und obendrein auf ihre eigenen Selbstheilungskräfte zu setzen und diese nach Kräften zu fördern. Wundervolle Möglichkeiten dazu bieten „geführte (Heil-)Meditationen", wie sie uns bald begegnen werden.

Fazit: Solange wir die Heilkraft der Rituale, des Glaubens und der Hoffnung in der Medizin weiter ignorieren, berauben wir uns unserer besten Chancen auf (Selbst)Heilung.

Wunderglaube

Die christliche Kultur ist eng mit dem Glauben an Heilungswunder verbunden, bewirkt Christus doch schon die im Neuen Testament überlieferten Wunderheilungen. Immer fragt er zuvor die Heil(ungs)suchenden, ob sie an ihn glaubten. Erst wer das bejaht, wird geheilt. So lässt er Blinde wieder sehen, Gelähmte gehen und erweckt Lazarus sogar von den Toten. Voraussetzung ist offenbar der Glaube der Betroffenen. Im „Faust" lässt Goethe den Chor sagen: „Nur wer strebend sich bemüht, den können wir erlösen." Es scheint also, als setzten Wunderheilungen Glauben voraus und Erlösungen persönliches Bemühen. Je mehr sich PatientInnen dabei aktiv einbringen, selbst bemühen und engagieren, desto wahrscheinlicher sind Wunder oder wie die heutige Schulmedizin sie mit dem Fachausdruck nennt: „Spontanremissionen".

In den 1980er-Jahren besuchte ich Geist-Chirurgen auf den Philippinen und in Brasilien. Deren „Operationen" erschienen manchmal medizinphysio-logisch völlig unlogisch, ja geradezu absurd. Ein Heiler in Baguio etwa zapfte einem Zuckerkranken aus dem Bauchnabel süße Flüssigkeit ab, die er alle Umstehenden kosten ließ. Ein anderer „operierte" wegen Ischiasbeschwerden die in die Wade zogen, diese gleich dort vor Ort. Dass sie damit Heilungen erzielten, ließ den Arzt in mir fassungslos staunen, löste aber auch Begeisterung für die seelische Heilungsmacht von Glaube und Hoffnung aus. Noch beeindruckender erlebte ich den brasilianischen Chirurgen Edson Queiros, der in Recife einmal pro Woche für die Bevölkerung unentgeltlich ohne Narkose und Desinfektion operierte, und das ganz ohne anschließende Wundinfektionen. Derlei Unerklärliches persönlich mitzuerleben, lehrte mich gleichermaßen Staunen wie die Kraft des Glaubens zu schätzen und an sie zu glauben.

Zum Glück hatte ich William James gelesen, der den Glauben so sehr positiv bewertete und in den Vordergrund seiner Psychologie und Philosophie rückte. Die Trennung von Körper und Seele akzeptierte er nie, sondern bezog die Metaphysik in sein Denken ein. Im Gegensatz zum Zeitgeist betonte er das innere Bedürfnis des Menschen nach Glauben – ganz ähnlich wie Viktor Frankl das nach „Sinn“. Beide hatten so recht, wie sich heute immer mehr erweist. William James hob auch – und das als Harvard-Professor – die moralischen Vorteile des Glaubens hervor. Bis heute ist er für seinen Pragmatismus bekannt. Wahr war für ihn, was für uns zu glauben nützlich und heilsam ist. An ihre Heilung zu glauben, ist offensichtlich und inzwischen durch viele Studien belegt, sehr nützlich für PatientInnen. Wo sie inbrünstig genug an (Selbst)Heilung glauben, wird sie wahr – und ein Wunder möglich.

Dem Eid des Hippokrates entsprechend, der betont, dass all unsere ärztlichen Handlungen dem Patienten nützen müssen und keinesfalls schaden dürfen, sind hier offensichtlich also noch ganz andere Konsequenzen zu ziehen als nur Operationsmethoden zu streichen, um Kassenleistungen einzusparen.

Viele Operationen in Chirurgie und anderen operativen Fächern wären demnach mit solchen Placebo-Experimenten zu untersuchen, denn immerhin können solche Eingriffe schaden und sogar tödlich enden. Rituale, die genauso helfen, wenn auch ganz anders, nämlich statt über den Körper direkt über die Seele und ihre Heilkräfte, sind dagegen offensichtlich ebenso hilfreich wie nebenwirkungsfrei. Ab diesem Punkt ist die alte ärztliche Regel wieder wahr und wichtig zu nehmen, die frühere Ärztegenerationen, wie die meines Großvaters, prägte: „Primum nil nocere – zuerst und vor allem nicht schaden.“ Hier öffnet sich ein riesiges neues Gebiet für die Medizin und wird ein Paradigmenwechsel notwendig, der die Selbstheilung(skraft) in den Mittelpunkt rückt. Wir müssen vieles sein lassen, was schaden kann, aber können zugleich den Nutzen enorm erhöhen, indem wir über Placebos und Rituale die Seele und die Macht des Glaubens und der Hoffnung auf Heilung in unsere Therapiekonzepte einbeziehen. Die Rückkehr der Rituale ins ärztliche (Be)Handeln ist überfällig. Die Entdeckung der Seele ist ja schon erfolgt, es gilt nur, die notwendigen Konsequenzen daraus zu ziehen. Bei der Pandemie etwa war das noch gar nicht der Fall, sonst hätten die Verantwortlichen

1. die Situation nicht über Angstverbreitung dermaßen eskaliert,
2. die Therapie ganzheitlich und viel erfolgreicher gestaltet, etwa durch Verwendung von reichlich Vitamin D und anderen, sanften Naturheilmitteln,
3. Kollateralschäden im Bereich des Seelischen, Pädagogischen, Sozialen und Wirtschaftlichen mit bedacht.

Die überfällige Entdeckung der Macht des Seelischen ist auch die beste Antwort auf die heute eingezogene Angst- und Panikmache zur Durchsetzung von Maßnahmen wie sogenannter Vorsorge. Angstmache stellt sowohl Medizin als auch Politik ein Armutszeugnis aus.

Placeboeffekte sind so viel mehr als lästige, Schulmedizinern schwer verständliche, unkontrollierbare Nebeneffekte, die sie gern ausschließen. Deshalb wurden Doppelblindstudien zum Goldstandard schulmedizinischer Forschung. Sie sollen den Placeboeffekt, die Droge Arzt und die Selbstheilungskräfte der PatientInnen, deren Inneren Arzt oder Archeus, wie Paracelsus sagte, ausschließen. Umfassende ganzheitliche Medizin muss aber im Gegenteil diese Effekte einbeziehen und gezielt auf sie bauen. Dann wird sie so viel mehr nützen und so viel weniger schaden als das heute noch der Fall ist.

Überall in der Medizin der Völker dieser Welt finden wir Hinweise auf und Belege für die Wichtigkeit der Glaubens- und Hoffnungs-Komponente. Wir können sie auch zunehmend besser verstehen und einordnen, etwa durch die Erkenntnisse der Epigenetik. Diese stellt klar, wie sehr Lebensstilfaktoren wie Ernährung, Bewegung und Entspannung die Gene unseres Erbgutes lenken, indem sie sie an- und abschalten. Sehr wahrscheinlich sind auch Glaube und Hoffnung dazu in der Lage, zumal sie als Bewusstseinsfaktoren Einfluss auf die Seele haben und diese wiederum auf unser Verhalten. Jedenfalls sprechen die Erfahrungen vieler KollegInnen und meine eigenen sehr dafür.

Es bleibt also in Zukunft zu kontrollieren, welche Operationen und Pharmaka nur genauso gut wirken wie Placebos. Wo letztere gleich oder sogar besser wirken, sind sie gezielt einzusetzen, um PatientInnen weniger zu schaden und mehr zu nutzen.

Die Theorie des Pragmatismus

Heute sind wir außerdem in der glücklichen Lage, die alten Erkenntnisse von William James, immerhin jahrelang Professor in Harvard, mit den neuesten Erkenntnissen moderner Forschung zu verbinden. Auf dem Weg zu einer ganzheitlichen, den ganzen Wissensschatz umfassenden Medizin ist das so überfällig wie notwendig.

Im medizinischen Alltag könnte uns William James' Pragmatismus wieder sehr zugutekommen. Das alte Motto: „Wer heilt, hat recht", das die moderne Medizin sehr zum Schaden der PatientInnen gänzlich aufgab, bringt viele Vorteile mit sich. Nach dieser Devise müssten die praktischen Erfolge der Naturheilkunde untersucht und integriert werden. Längst gibt es Studien, die Wirkung und Vorteile von Fasten und pflanzlich-vollwertiger Nahrung belegen. In *Schutz vor Infektionen – Immunkraft steigern* habe ich viele Dutzend naturheilkundliche, abwehrstärkende und deshalb in Pandemiezeiten notwendige Maßnahmen mit wissenschaftlichen Studien belegt. Aber gegen die ideologische Einheitsfront aus Schulmedizin, Pharmaindustrie und ihren Lobbyisten, Regierungen und ihren Journalisten bekamen sie kaum Chancen.

Wer oder was heilt, sollte wenigstens fair erforscht werden, wobei sich die Kraft des Glaubens, der Hoffnung und des guten Gewissens wissenschaftlicher Überprüfung nicht gerade leicht erschließen.

Als Vertreter des Pragmatismus erklärte William James tatsächlich für wahr, was zu glauben uns nützt. Er konnte die große Kraft des Glaubens noch anerkennen, während heute selbst Seelsorger ihn scheinbar in ihre eigenen Methoden verloren haben. Jedenfalls spielen sie in modernen Kliniken keine relevante Rolle mehr und sind kaum ins Heilungsgeschehen einbezogen. Wer aber nicht mehr auf die Sorge für die Seele setzt, verliert natürlich den Bezug zu Glaube und Hoffnung.

James kam der christlichen Weisheit, der Glaube könne Berge versetzen, noch nahe, und stellt ihn ins Zentrum sowohl seiner Psychologie wie Philosophie. In dem Sinn, wie er bei der sich abzeichnenden Trennung von Körper und Seele nicht mitging und auch der Metaphysik – wir würden heute eher Spiritualität sagen – breiten Raum einräumte, ist er schon wieder sehr modern. Wir werden in Zukunft erleben, wie Psychosomatik und Psychoneuroimmunologie in den Mainstream eingehen, weil wir anderenfalls untergehen. Die nicht endende Pandemie ist – für mich – ein sicherer Hinweis darauf. Mit der Einseitigkeit von Schulmedizin und Medien, nur auf den allopathischen Aspekt des Krieges gegen Erreger zu setzten, ist auf Dauer kein lebenswertes Gleichgewicht zu verwirklichen.

Das hätten wir schon in der Auseinandersetzung zwischen den Franzosen Louis Pasteur, der Keime jagte und davon ausging, der gesunde Organismus sei steril und von allen Keimen frei zu halten, und seinem Gegenspieler Prof. Antoine Béchamp verstehen können. Letzterer regte an, durch Terrainsanierung ein Zusammenleben mit überall vorhandenen Keimen anzustreben. Er hatte natürlich recht, aber bekam es nie. Nicht einmal, als Pasteur auf dem Totenbett seine These bestätigte und bekannte, die Erreger seien nichts und das Terrain alles. Inzwischen ist Pasteurs absurde These vom sterilen Körper wissenschaftlich längst überholt und Béchamp bestätigt. Trotzdem hat die Schulmedizin bis heute keine Konsequenzen daraus gezogen.

Wir hätten es auch an der ganz ähnlichen deutschen Auseinandersetzung zwischen Robert Koch und Max von Pettenkofer verstehen können. Ersterer jagte wie Pasteur Keime und fand trotz der Entdeckung von Erregern keine wegweisenden Therapien. Pettenkofer dagegen befreite München durch Terrainsanierung von der Cholera, indem er ganz konkret und praktisch sowohl eine funktionierende Kanalisation als auch eine entsprechende Frischwasserversorgung bauen ließ. Auch hier ist die Schulmedizin der wenig erfolgreichen Strategie von Robert Koch aufgesessen und hat den nachweislich erfolgreichen Ansatz der Terrainsanierung von Pettenkofer weitgehend ignoriert, nicht was die Städte, aber doch was den menschlichen Körper angeht.

Auch wenn wir inzwischen viel Leben(senergie und -zeit) sinnlos vergeudet haben, ist spätestens jetzt zu erkennen, dass nur im Ausgleich beider Positionen Hoffnung auf ein neues Gleichgewicht besteht. Wir werden am Ende mit den Coronaviren von Covid-19 leben (lernen) müssen, oder nicht mehr lebenswert leben können. Die Anti-Corona-Maßnahmen von sozialer Distanz, dauernden Tests und Maskenzwang ruinieren die Lebensqualität vieler nachhaltig. Vor allem aber waren sie ein Schlag ins Gesicht alter Menschen, die oft allein und verlassen, ohne Beistand, sterben mussten, und sie waren eine unbeschreibliche und kaum wieder reparable Zumutung für Kinder, Jugendliche und deren Familien. Die vielfältigen Maßnahmen zur Abwehrsteigerung erhöhen dagegen mit der Immunkraft auch die Lebensqualität nachhaltig und weit über Corona hinaus, wie sich noch zeigen wird.

Glaube und Hoffnung

Dem heutigen Zeitgeist widersprechend, betonte William James das tiefe, dem Menschen geradezu eingeborene Bedürfnis nach Glauben. Er ist damals wie heute so richtig wie wichtig und, da er uns hilft und heilt, nach William James auch wahr. Er propagierte auch den moralischen Vorteil des Glaubens, was heute ganz undenkbar wäre und inzwischen selbst in der Theologie keine auf die Medizin abfärbende Rolle mehr spielt. Aber er entspricht damit den Ergebnissen der Placebo- und Nocebo-Forscher.

Wie nützlich wäre es für moderne ÄrztInnen und ihre PatientInnen, heute den wissenschaftlich belegten Glauben wieder für wundervolle (Selbst)Heilungen zu nutzen? Tatsächlich reicht der Glaube wohl noch viel weiter als wir heute schon durch diese Studien verstehen. Er ist auch Gegenpol zur heute noch herrschenden Panik- und Angstverbreitung.

Nach meinen persönlichen Erfahrungen geht die Kraft der Seele und ihrer Möglichkeiten des Glaubens und Hoffens noch weit über bisherige Belege hinaus. Bezögen wir das in die Medizin und in unseren Alltag ein, könnten wir so viel mehr erreichen! Wagten wir es, unsere angestammte Rolle als HeilerInnen in Medizin und Familie wieder wahr und wichtig zu nehmen, die Chancen wären enorm.

Wer intensiv genug, früher hätten wir gesagt: inbrünstig, an Heilung glaubt, darauf hofft und dafür betet, kann sie wahr und wirklich werden lassen – und (s)ein Wunder wirken. Wer von uns PatientInnen darin unterstützt, und diesen Schritt zur/m HeilerIn wagt, kann immerhin assistieren, während Mutter Natur Wunder wirkt, und sich selbst immer wieder wundern, wie leicht und rasch wir zu WunderheilerInnen werden. Wie notwendig und wundervoll wäre es, dieses Wort von seiner Aura der Scharlatanerie zu befreien und Wunder wirkend diesen immer mehr auf die Spur zu kommen, wie es gerade schon in der Forschung beginnt und in der Praxis so hilfreich ist.

Nach meinen persönlichen Erfahrungen geht die Kraft der Seele und ihrer Möglichkeiten des Glaubens und Hoffens noch weit über bisherige Belege hinaus.

Die Wiederentdeckung des Pragmatismus eines William James kann uns dabei helfen und fördern, sein Wissen um die Kraft des Glaubens uns bestärken und ermutigen. Würden wir alle, nicht nur ÄrztInnen, zu Anwälten und Vermittlern der Hoffnung, wir hätten so viel mehr zu bieten – und dürften dabei natürlich durchaus auch die großen Fortschritte der Schulmedizin einbeziehen und schätzen.

Außerdem haben wir auch die Arbeiten von Caryle Hirshberg und Prof. Walter Gallmeier zur Seite, die sich schon vor Jahrzehnten der Heilungswunder in der Medizin wissenschaftlich annahmen. In *Krebs – Wachstum auf Abwegen* ist ihre Arbeit ausführlich beleuchtet und gewürdigt.

Energie-Booster Glaube und Hoffnung

Wenn sich schon bisher geprüfte physische Operationen oft als nicht erfolgreicher erwiesen als der Glaube daran, was heißt das für alle möglichen Übungen und Exerzitien, überhaupt alle Maßnahmen der Medizin?

Es bedeutet: Alles, was wir voller Hoffnung tun, woran wir aus tiefstem Herzen glauben, was wir lieben und worauf wir vertrauen, während wir es ausführen, wirkt ungleich stärker und besser, als es nur – rein funktional – zu tun. Letztlich eine uralte Erkenntnis, heißt es doch schon in der Bibel (1 Korinther 13,13): „Nun aber bleiben *Glaube, Hoffnung, Liebe,* diese drei; aber die Liebe ist die größte ..."

Hier liegt der entscheidende Unterschied: einerseits Vorschlägen von Therapeuten – vielleicht noch (wider)willig – zu folgen und andererseits an der Heilung mitzuarbeiten beziehungsweise zu wirken. Wobei „arbeiten" sicher das falsche Wort ist, wenn es nicht ein leidenschaftliches Arbeiten voller Hingabe ist, das Freude mit sich bringt und beglückend wirkt, wie für mich Schreiben, Beraten, Vortragen.

Diese innere Haltung lässt sich auf alle Bereiche und Berufe ausdehnen. Lediglich mir ist es am Arztberuf klar und deutlich geworden, aber ich kenne einige – zum Glück in meiner nächsten Nähe in TamanGa, die das auf andere Bereiche ausdehnen und damit ähnliche und gleiche Erfahrungen erleben und ihre und unsere Träume verwirklichen. TamanGa zu bauen, war nicht einmal die halbe Miete, es zu beseelen war die eigentliche Aufgabe. Ähnlich hatte ich es schon mit dem Heilkundezentrum in Johanniskirchen erlebt. Statt Mit-arbeiten wäre Mit-wirken der passendere Ausdruck. Von diesen uralten, zeitlosen Werten zu lesen, mag einige heute nerven, sie als Energie-Booster zu beschreiben ist andererseits geradezu peinlich, ist doch der Text bei Paulus so ungleich schöner als unsere heutige, amerikanisierte Sprache.

Das bei jeder Anregung aus dem Reich der „Säulen der Gesundheit“ zu wiederholen, mag erst recht auf die Nerven gehen, aber tatsächlich ist es der jeweils springende Punkt, ob wir das wahrhaben wollen oder nicht, ob es sich um Ernährung, Bewegung, Entspannung, Atem, Umweltbewusstsein oder was auch immer handelt. Entscheidend ist letztlich immer die Begeisterung für das Getane, die Liebe dazu, verbunden mit der Hoffnung auf Heilung und den festen Glauben daran.

Wo Heilung scheitert, liegt es – nach meinen Erfahrungen – am Mangel an Bewusstheit für diese alles entscheidenden Themen. Der Spruch der Chirurgen: „Operation gelungen, Patient tot“, könnte uns zeigen: Ohne Mitwirkung der PatientInnen, ohne ihren Glauben an und ihre Hoffnung auf einen guten Ausgang können auch die besten ärztlichen Bemühungen völlig danebengehen. Wer noch einen Schritt weiter geht und aus der Erkenntnis lebt: Es geschieht, was wir wollen oder etwas Besseres, ist im Vertrauen geborgen und kann jedenfalls im Sinne des biblischen „Dein Wille geschehe“ jeden Ausgang annehmen.

Glaubens-Macht

Christus sagt zu seinen Jüngern auf deren Frage, warum sie an einer Heilung gescheitert seien: „Weil euer Glaube so klein ist. Wenn euer Glaube auch nur so groß ist wie ein Senfkorn, dann werdet ihr zu diesem Berg sagen: Rück von hier nach dort, und er wird wegrücken. Nichts wird euch unmöglich sein.“ (Mt 17,19-21) Die Frage ist, wie finden wir zu jenem Glauben, der

Berge versetzen kann? Wie vermitteln wir ihn unseren PatientInnen? Wie können PatientInnen und TherapeutInnen in ihn hineinwachsen?

Betrachte ich jene Wunderheilungen, die ich als Arzt miterleben und begleiten durfte und die vielen, von denen ich hörte und las, war immer entweder der Glaube an sich selbst und die eigene Heilung oder sehr häufig auch der an Gott entscheidend.

Ein(e) unerwartete(s) Wunder(-Heilung) ist doch so ziemlich das höchste und schönste, was wir (als TherapeutInnen) erleben können. Wäre es da nicht naheliegend, den Glauben der PatientInnen an sich selbst und ihre Heilung zu fördern? Ist es nicht geradezu unsere Pflicht, im Sinne des hippokratischen Eides, Wunder nach Kräften zu fördern, es auf sie anzulegen und sie zu erwarten? Ideal wäre natürlich, glaubten wir selbst daran. Das könnte die positive Wirkung der Droge Arzt noch enorm verstärken wie auch die Selbstheilungskraft anregen. Voraussetzung ist Offenheit für Wunder, was als Kinder unserer Kultur nicht so schwer sein dürfte.

Warum ist diese Offenheit so selten in der Medizin? Liegt es daran, dass uns Wunder in ihrer wissenschaftlichen Unerklärbarkeit demütig werden lassen, weil sie auf eine höhere Instanz oder größere Macht verweisen, auf die wir keinen willentlichen Einfluss haben, sondern „höchstens“ Zugang über Glauben?

Ist es nicht eigentlich an sich schon wundervoll, in Demut und Bescheidenheit ein Wunder miterleben zu dürfen? Allerdings – wer ein Macht- und Ego-Problem hat, kann sich dadurch auch gedemütigt fühlen, weil diese andere (Heilungs-)Macht viel größer und mächtiger ist als die eigene. Liegt es an diesem Ego-Problem, dass der Schulmedizin die größte Heilungsmacht so suspekt erscheint und sie in Folge ihren PatientInnen das Wichtigste und Wundervollste vorenthält, nämlich das Wunder und den Glauben daran?

Oder liegt es daran, dass die Schulmedizin die Weisheit der alten Medizin: „Medicus curat, natura sanat – Der Arzt pflegt, die Natur heilt" verdrängt oder jedenfalls vergessen hat und ihren StudentInnen nicht mehr bringt? Die meisten Schulmediziner wollen von Mutter Natur nichts mehr wissen und sich keineswegs mit Behandeln und Kümmern bescheiden. Sie wollen Gesundheit produzieren, geradezu am laufenden Band, wie die Autoindustrie Autos und die Fleischindustrie Fleisch.

Schamanen im Arztpelz?

Ein Schulmedizin-Professor nannte mich ganz zu Anfang meiner Arztzeit verächtlich einen „Schamanen im Arztpelz". Nach vielen Reisen auf der Suche nach „meiner" Medizin beleidigte mich das aber ganz und gar nicht, sondern ich bedankte mich bei ihm, worauf er leider nur noch wütender reagierte. Schamanen nutzen bis heute die Droge „Arzt" oder den Nimbus des „Heilers". Sie zielen – möglicherweise un- oder halbbewusst – darauf, die Selbstheilungskräfte ihrer PatientInnen zu mobilisieren und nutzen dazu deren Kraft des Glaubens und der Hoffnung, die sie in ihre Heilungsrituale kanalisieren. So können sie vielen helfen, wie ich es in indigenen Kulturen miterleben durfte.

Was zeichnet Schamanen aus? Die meisten haben ihre Einweihungskrankheit hinter sich. Manche dürfen überhaupt nur behandeln, was sie selbst schon bewältigt haben. Die Idee dahinter ist nachvollziehbar: Jemand sollte sich im Land von Krankheit auskennen, bevor er andere hindurchbegleitet. Bei Fremdenführern erwarten wir das auch. Viele von uns ÄrztInnen hatten selbst solche Einweihungskrankheiten, allerdings oft, ohne sie als solche zu erkennen und davon bewusst zu profitieren.

Der Prozentsatz von Hypochondern, also Menschen mit übersteigerter Krankheitsangst, ist jedenfalls auffällig hoch in unserem Beruf.

Natürlich ist von Neurochirurgen nicht zu erwarten, dass sie sich gegenseitig das Gehirn operieren, aber in der naturheilkundlichen Ausbildung haben wir uns sehr wohl gegenseitig eingerenkt und mit Neuraltherapie behandelt. Das war manchmal abenteuerlich, aber immer wichtig. Wir haben nicht nur gegenseitig an uns geübt, sondern tatsächlich – etwa in der Homöopathie-Ausbildung – auch Arzneimitteltestungen an uns selbst erlebt. In dem berührenden und für jeden Mediziner, der sich zum Arzt entwickeln möchte, fast zwingenden Film „Der Doktor“ können wir diesen Weg nachvollziehen vom Überflieger-Herzchirurgen zum empathischen Arzt, bedingt durch dessen eigenen Krebs. Durchs Medizinstudium werden wir Mediziner, aber erst durch Mitgefühl Ärzte. In *Spielfilm-Therapie,* der Fortsetzung von *Hollywood-Therapie,* ist der Film ausführlich gedeutet.

Wir können von Schamanen so viel lernen, ohne unsere wissenschaftlichen Fortschritte zu verleugnen. Auf dem Weg zur Ganzheitsmedizin ist das sogar notwendig. Sie zu verachten, ist ein Privileg von Schulmedizinern, die ihre eigene Entwicklung zum Arzt aufgegeben haben.

Warum sollte ich also beleidigt sein, wenn mich jemand für einen Schamanen hält? Im Gegenteil fühle ich mich erkannt und geehrt. Wäre es nicht sogar ein gutes Ziel, die Fähigkeiten moderner Mediziner mit denen traditioneller Heiler bewusst zu verbinden zum Wohl der PatientInnen?

Nocebo – die Schattenseite

Nach dem Polaritätsgesetz, dem wichtigsten der Spielregeln des Lebens beziehungsweise der *Schicksalsgesetze,* und aus der Konsequenz des *Schat-*

tenprinzips, hat alles neben (s)einer lichten auch eine dunkle (Schatten) Seite. Diese muss eine umfassende ganzheitliche Medizin erkennen, die mehr nutzen als schaden will. Paul Watzlawick sprach vom Guten des Schlechten und vom Schlechten des Guten. In der Medizin ist das so offensichtlich wie überall.

Was für ein Segen, dass Fleming im allgemein verachteten Schimmel, Aspergillus penicillium, das danach benannte Penicillin entdeckte und die Ära der Antibiotika einläutete! Aber heute hat deren überschwänglicher Ge- und Missbrauch, vor allem auch in der Tiermedizin, zu so vielen resistenten Keimen geführt, dass daran viele Menschen sterben. In der Urologie sei die Situation schon bedrohlicher als vor der Antibiotika-Ära, warnte einer ihrer Professoren, und nur ein Antibiotikum trenne uns von einer Katastrophe.

Alles hat neben (s)einer lichten auch eine dunkle (Schatten-)Seite.

Was für ein Segen, dass Justus von Liebig den Kunstdünger entdeckte, um den Hunger auf der Welt zu beenden. Heute leiden aber über eine Milliarde Menschen weiterhin an Hunger, und es werden durch viele maßlose Coronamaßnahmen immer noch mehr. Bei uns leiden andererseits ungezählte Wohlstandsbürger an Mangel(-Erscheinungen) im Überfluss, weil mit Kunstdünger überhäufte Böden nicht mehr ausreichend Spurenelemente enthalten. Das ist weder Schuld noch Verantwortung von Liebig, sondern wir haben das Wirken des Schattenprinzips übersehen und den Segen des Kunstdüngers in sein Gegenteil verkehrt.

Wie richtig, dass PatientInnen inzwischen ehrlich und ordentlich aufgeklärt werden müssen über Risiken und Nebenwirkungen ärztlichen Tuns. Der Schatten dazu ist eine Verschlimmerung ihrer Situation durch unabsichtlich ausgelöste Ängste. Hierzu gibt es eine Nocebo-Studie von Prof. Hartmut Schroeter von der Uni Frankfurt/Oder. Verschreibt man 100 männlichen Patienten Betablocker und erwähnt ordnungsgemäß die in seltenen Fällen auftretende Nebenwirkung der erektilen Dysfunktion und übersetzt das noch in Impotenz, erleiden 30 Prozent diese Nebenwirkung. Wird sie nicht erwähnt, sind es nur 2 Prozent. Die nebenbei und unabsichtlich vermittelte Angst ist also fünfzehnmal wirksamer als das Pharmakon! Meistens werden diese Noceboeffekte übersehen oder ignoriert.

Übertragen wir dieses Ergebnis auf die Pandemie, muss dieser Angstfaktor noch viel größer sein als bei vorsichtig-zurückhaltender Erwähnung der Impotenz. Stellen wir uns vor, wenn der Angstfaktor aber auch „nur" fünfzehnmal so stark wirksam gewesen wäre wie das Virus, dann hätte eine ähnliche Angstkampagne bei der Hongkong-Grippe 1968, die ohne Angstschüren schon 40 000 bis 80 000 Leben forderte, zu 600 000 bis 1,2 Millionen Todesopfern geführt. Wissen unsere Politiker- und JournalistInnen nicht, was sie tun? Dabei muss ich noch hoffen, dass dies der Grund ist für das angerichtete Desaster. Andere Erklärungen wären noch weit schlimmer. Nicht auszudenken für ihre Seelen, wenn Absicht dahinter wäre! In jedem Fall bedürfen sie unseres Mitgefühls. Das hat auch den Vorteil, dass wir unsere eigene Abwehr damit stärken, wohingegen wütende Schuld-Projektionen sie schwächen. Diese Art unbewusster Nocebo-Wirkungen sind mittels Durchschauen der wirkenden Angstmechanismen zu bewältigen beziehungsweise zu verhindern. Das

Wie richtig, dass PatientInnen inzwischen ehrlich und ordentlich aufgeklärt werden müssen über Risiken und Nebenwirkungen ärztlichen Tuns.

Schüren von Angst ist ein Vergehen mit entsetzlichen Folgen – insbesondere, wenn Mediziner dahinterstecken, deren Aufgabe es ist, Angst zu lindern und aufzulösen.

Auch Noceboeffekte zeigen also, wie groß, ja, gewaltig die Wirkung des Glaubens ist, auch im negativen Sinn und in Form von Angst. So positiv der gute Glauben und die Hoffnung sind, so desaströs wirkt der negative in Gestalt von Angst, Sorgen, Verzweiflung und dem Aufgeben aller Hoffnung. Ein Herzphobiker leidet deutlich mehr als ein wirklich infarktgefährdeter (A-Typ-)Patient. Mark Twain formulierte so treffend: „Es gibt unendlich viele schwere Sorgen, aber die meisten treten nie ein.“ Das stimmt – aber diese Erkenntnis behindert nicht ihre Wirkung. Insofern ergeben sich für eine moderne neue Weltmedizin verschiedene Konsequenzen: Glaube und Hoffnung sind für viele noch unvorstellbare Mächte. Ganzheitliche Medizin sollte sie auf ihre Seite bringen. Den Placeboeffekt nutzen gute TherapeutInnen, wie auch die Droge Arzt und die Selbstheilungskräfte der Betroffenen. Der Noceboeffekt ist zu durchschauen, um Schaden und Unheil abzuwehren.

Geplanter Widerwille gegen Mutter Natur

Mutter Natur gilt der Schulmedizin heute eher als Stör- denn als Heil(ungs)-quelle. Ihre – weitgehend nebenwirkungsfreien und oft überaus wirksamen – Heilmittel werden bagatellisiert, herabgesetzt und nicht selten sogar verunglimpft. Hier wird der lange Krieg gegen die alte, naturheilkundliche Volksmedizin und die der weisen Kräuterfrauen der Vergangenheit neuerlich entfacht und fortgesetzt. Ist das der Grund für dieses im doppelten Sinn *widernatürliche* Verhalten? Ist es das alte Minderwertigkeitsgefühl aus den Zeiten, als Ärzte nur Einlauf, Aderlass und Erbrechen kannten und die weisen Frauen mit ihren Naturheilmitteln den Kranken so viel besser helfen und dienen konnten?

Verbündete wofür?

An diesem Punkt trifft und verbündet sich heute die Schulmedizin mit der Pharmaindustrie, deren Produkte mit oft massiven und gefährlichen Nebenwirkungen sie relativ kritiklos verschreibt. Selbst weitgehend ungeprüfte Impfstoffe wie bei Corona werden mit Notzulassungen an die Bevölkerung verabreicht. Warum geben sich Mediziner für etwas her, das so deutlich ihrem Eid widerspricht?

Dabei ist das Ergebnis der Schulmedizin schon jetzt beeindruckend negativ: Addiert man die Kunstfehler der Mediziner und die Nebenwirkungen der von ihnen verschriebenen Pharmaka, sind diese laut US-Studien zur dritthäufigsten Todesursache avanciert, nach Herzerkrankungen und Krebs.

Ihre Ver*ordnung*en ordnen kaum mehr, sondern bringen vielmehr viel durcheinander und in Unordnung. Vom Ausdruck Kunst wollen Schulmediziner selbst schon nichts mehr wissen. Sie halten sich für Naturwissenschaftler, allerdings meist ohne die Kriterien dafür zu erfüllen. In Naturwissenschaften wie der Physik kann die Entdeckung des Millionsten weißen Schwanes die Hypothese „Alle Schwäne sind weiß“ noch etwas erhärten, aber nicht beweisen. Der erste auftauchende schwarze Schwan wird sie aber endgültig widerlegen.

Die Schulmedizin aber leistet sich Lehrmeinungen. Ausnahmen müssen die Regel bestätigen und werden meist unter den Teppich gekehrt.

Wer auf ihnen herumreitet und die Lehrmeinung in Frage stellt, gilt als verdächtig und wird bekämpft. Das ist einer Naturwissenschaft unwürdig und einfach peinlich.

Andererseits handelt sich die Schulmedizin aber all die Nachteile der für eine umfassende Medizin zu beschränkten naturwissenschaftlichen Sicht ein, da sie zwei von vier Ursachen übergeht, das heißt, die Hälfte und obendrein die wichtigere und bessere – wie sich zeigen wird. Außerdem führt der Reduktionismus der Naturwissenschaft dazu, den Wald vor lauter Bäumen zu verkennen und in der Schulmedizin vor Zellen, Molekülen und Organen den ganzen Menschen aus den Augen zu verlieren. In der Folge werden PatientInnen zum „Magen von Zimmer 14“ degradiert.

Mutter Naturs Bedeutung für Heilung zu verkennen und sich an die Pharmakonzerne zu verkaufen, ist nur eines, wenn auch ein erhebliches Vergehen moderner Schulmedizin. Das lässt sie trotz unbestreitbarer Fortschritte und Erkenntnisse vielen heute suspekt erscheinen.

Das lateinische „curare“ aus „medicus curat“ bedeutet „pflegen, sorgen, sich kümmern“. Auf einer weiteren Bedeutungsebene heißt es auch „verwalten“ und „befehligen“. Darauf hat sich die Schulmedizin spezialisiert. Sie verwaltet Elend, meist ohne es nachhaltig zu wandeln und versucht mit Willen und Macht Gesundheit zu (er)zwingen und zu befehlen – und landet dabei tief im Schatten und Gegenteil der guten Absicht.

Zum Glück ist da aber auch ihr immer effektiver werdender und ständig verbesserter Reparaturbereich. Aber selbst der kann – wie gezeigt und in vielen Fällen belegt – oft keine bessere Wirkung vorweisen als Rituale, die auf Glauben und Hoffnung beruhen.

Im alten und lichten Sinne des Wortes „curare“ kurieren wir, verordnen Kuren und sind PflegerInnen, die sich kümmern und für die PatientInnen sorgen. Im besten Fall werden wir ihnen zu Weichenstellern auf dem Weg zur Heilung. Die betrifft aber immer auch die Seele und kann sich nicht auf Reparatur und Unterdrückung von Symptomen im Körper beschränken. Wegschneiden und Unterdrücken dienen prinzipiell nicht dem Heil- und Ganzwerden, aber manchmal dem Überleben. Leben ist so viel mehr als Überleben, aber Überleben ist Voraussetzung für Leben. Insofern sind beide wichtig und gehören zusammen. Wir brauchen also keine Alternativ-, sondern eine Komplementärmedizin.

Die Medizin der Zukunft muss Glaube, Hoffnung und Liebesfähigkeit integrieren, in der Sinnsuche bestärken und helfen, die eigenen Begabungen zu finden, wenn die Pädagogik dieses zentrale Thema schon so weitgehend ignoriert. Denn wer in seinen Begabungen seine Gaben entdeckt und diese der Mitwelt und dem Leben mit Hin*gabe* und Liebe geben kann, wird dabei am ehesten glücklich und heil. Insofern hängt die Medizin natürlich mit allem zusammen. Die Definition von Gesundheit der Welt-Gesundheitsorganisation wird dem gerecht, besagt sie doch, Gesundheit sei ein Zustand frei von körperlichem, seelischem und sozialem Leid.

Die von ihrem Hauptsponsor Bill Gates übernommene Definition „virenfrei" greift nicht nur viel zu kurz, sondern läuft auf medizinischen Wider- und sogar Unsinn hinaus. Das ist ein Rückfall auf das frühe Missverständnis von Louis Pasteur, der allen Ernstes glaubte, der gesunde Organismus sei steril, also völlig frei von Keimen aller Art. In Wirklichkeit, wie Pasteur noch auf dem Totenbett anerkannte, ist der Keim nichts und das Terrain alles. Gesundheit bedeutet, so abwehrstark im Körper und so offen in Geist und Seele zu sein, dass wir in Einklang mit einer von lebendigen kleinsten, mittleren und großen Lebewesen erfüllten Welt bestehen können. In unseren Zellen haben wir mit den Mitochondrien, unseren Zellkraftwerken, ehemalige Bakterien, und über die Hälfte unseres Erbguts stammt von Viren. Es ist bei so viel auf allen Ebenen kursierendem

Un- und Widersinn nicht oft genug zu wiederholen. Wir brauchen nicht nur Koexistenz mit Keimen, sondern Kooperation wie in den uralten Zeiten unseres guten Anfangs.

Gesundheit ist Harmonie mit allen Lebewesen auf allen Ebenen. Was für ein Segen, würde die heutige Weltgesundheitsorganisation sich von ihrem beschränkten, der eigenen Definition widersprechenden Bild von Gesundheit lösen und die Medizin der ganzen Welt, einschließlich der traditionellen Natur- und Ritualheilkunde der Völker ins Auge fassen und bewahren und die modernen Erkenntnisse der Psychosomatik und Psychoneuroimmunologie endlich integrieren. Die Gesundheit des ganzen Menschen mit Körper, Seele und Geist bis in spirituelle Dimensionen ist auf dem Papier von Beginn an ihr Anliegen, aber, gekapert vom Lobbyismus der Pharmakonzerne, hat sie ihr eigenes Anliegen verraten und sich zu deren Büttel degradiert. Heute ist sie nur noch eine abstoßende Karikatur ihres eigenen Anspruchs, und wir wären ohne sie oftmals sogar besser dran, so sehr ist sie zu ihrem Schatten mutiert.

Eine Vielzahl von uns glaubt ihr wie auch der Schulmedizin kaum noch und lässt sich nur noch widerwillig durch Erpressungen und Drohungen zu im Dienst der Industrie anberaumten Impf-Großversuchen zwingen und zu sogenannten Vorsorgeuntersuchungen nötigen, die in Wahrheit nur Früherkennungsmaßnahmen sind. Immerhin sind letztere besser als Späterkennung, aber mit echter Vorbeugung, Prävention oder Prophylaxe haben sie nichts zu tun.

Die Gesundheit des ganzen Menschen und der ganzen Welt im Sinne der Gleichung von Paracelsus' „Mikrokosmos Mensch = Makrokosmos Erde" neuerlich als ihr Anliegen im Rahmen einer Weltmedizin zu entdecken, könnte eine wundervolle Wende bringen, selbst für diese todkranke Organisation.

Glaube, Liebe und liebenswürdige Medizin

Bei allem, was uns an Theorie und späterer Praxis in diesem Buch begegnet, sind immer diese beiden, Glaube und Liebe, an erster Stelle zu sehen und als dritter im Bunde der (Lebens)Sinn. An diesen drei entscheiden sich letztlich Gesundheit und Heil(ung).

Paulus, Wegbereiter des Christentums nach seiner Metamorphose vom Massenmörder an Christen zu ihrem Heiligen, schreibt im Brief an die Korinther: „Wenn ich alle Glaubenskraft besäße und *Berge* damit *versetzen* könnte, hätte aber die Liebe nicht, wäre ich nichts.“ (Kor 13,2)

Er setzt also die Liebe sogar noch über den Glauben. Diesbezüglich ist er mit Paracelsus einig, der die Liebe zum Höchsten und Wichtigsten in der Medizin erklärt: *„Die beste Arznei für den Menschen ist der Mensch. Der höchste Grad der Arznei ist die Liebe.“* Damit nehmen beide schon sehr früh und in weiser Voraussicht Stellung zur heutigen Frage von Mechanisierung, Digitalisierung und Robotern in der Medizin. Selig ist, nach Aussage aller Religionen, wer Gottes Liebe in sich und die Einheit mit allem spürt. Das sind die Vollkommenen oder Heilen. Wir noch nicht Befreiten, weder Erwachten noch Erleuchteten, können Liebe am besten über andere Menschen und Wesen erfahren. Insofern hat für unsere Ebene Paracelsus recht: Die beste Arznei für uns im Bewusstsein der Polarität Lebenden sind andere Menschen und vielleicht Tiere. Sie können uns natürlich auch unseren Schatten spiegeln, den es auf dem Entwicklungsweg zu integrieren und lieben zu lernen gilt. Sogar dafür dürfen wir ihnen dankbar sein. Und sie können unsere Liebe erwidern – und uns ermöglichen, den höchsten Grad der Arznei zu schenken und zu bekommen.

Nach Paracelsus sind folglich von Liebe erfüllte und aus Liebe behandelnde Ärzt(Inn)e(n) die besten. Sich zum Liebenden, von tiefem Glauben an die Einheit erfüllten Menschen zu entwickeln, ist das höchste Ziel dieses Berufes und geht natürlich weit darüber hinaus und gilt für alle Berufe, ist unser aller Berufung. Wer den Ruf dazu in seiner Seele spürt und darin seine Berufung erkennt, ist folglich zum Arzt oder Heiler berufen – unabhängig von Geschlecht und Studium. Heil(ung) ist unser aller Ziel, und dabei sind auch alle Amateure willkommen und oft sogar im Vorteil.

Die Mitte (in) der Medizin

Im Wort *Medi*zin steckt nicht zufällig der Hinweis auf die Mitte. Medizin sollte uns in die Mitte bringen, wie auch *Medi*tation. Letztere verwendet dazu *Medi*tationsübungen, erstere Heil-*Mitte*l, und wieder auch darin der Mitte-Bezug. Folglich sollten die von der Medizin verwendeten Mittel zur Mitte führen. Im lateinischen Wort „re-medium“ wie auch im Englischen „re-medy“ klingt das als Ziel noch deutlich an: zurück (re) zur Mitte (lateinisch *medium* = die Mitte, das Zentrum).

Im alten China, das sich als Reich der Mitte verstand, entwickelte sich die TCM (***T***raditionelle **C**hinesische ***M***edizin), deren erklärtes Ziel es war und ist, Harmonie und Balance zu ver*mitte*ln und PatientInnen durch Ausgleich der Energieflüsse in ihre Mitte zurück zu bringen.

Im Wort *Medi*zin klingt neben der Mitte auch noch das lateinische „medere“ an, was (er)messen bedeutet. In frühen Zeiten unserer Medizin-Tradition ging es den ärztlichen Vorfahren offenbar darum, ihren PatientInnen zu helfen, das rechte Maß auf ihrem Weg zur Mitte zu finden. Heute sind beide völlig aus dem Blickfeld geraten.

Suche, Sucht und Psychiatrie

Die frühe Medizin ging selbstverständlich davon aus, alle Menschen seien auf der Suche nach Einheit, nach Gott, der Mitte des Ganzen. Wer dieses große Ziel aus den Augen verlor, der wurde demnach krank und seine Suche zu Sucht und Krankheit. Spuren finden wir bis heute, wenn wir die Leberentzündung noch immer Gelbsucht und die entsprechende Essstörung Magersucht nennen. Allerdings entfernt sich die Schulmedizin rasch von dieser alten Sicht. Die Gelbsucht wird zunehmend zur Hepatitis A, B oder C. Niemand würde diese Buchstaben ans Wort Gelbsucht hängen. Immer weitere Differenzierung ist wesentliches Anliegen moderner Schulmedizin, die in ihrem ungebrochenen Hang zum Reduktionismus alles ständig noch mehr Richtung Detail zerlegt. Mit den dabei herausspringenden neuen Namen lässt sich auch immer mehr vor den PatientInnen verschleiern und weniger erklären. Die deutende Medizin bringt auch hier den Gegenpol ins Spiel und erklärt und verdeutlicht den Betroffenen Herkunft und Ziel und somit Aufgabe und Sinn ihrer Symptome und Probleme. Magersucht sagt psychosomatisch noch viel, Anorexia nervosa verklausuliert gelehrter und versperrt eher den Zugang zum Verständnis.

Es ist nicht so lange her, da hieß im Studium Bulimie noch selbstverständlich Fress-Kotz-Sucht und TBC Schwindsucht. Die alten Diagnosen klärten schon vieles im Namen: Zuerst verschwindet der Patient aus Berlin in die TBC-Kliniken von Davos und schließlich auch von dort. Immer weniger werdend, lässt ihn die *Schwind*sucht am Ende verschwinden, wie es H.W. Geißendörfer in der Verfilmung von Thomas Manns „Zauberberg“ so treffend bebildert. Das moderne Verschleierungsspiel mit Diagnosen ist durchgängig: Die Anämie hieß vor noch nicht so langer Zeit Blutarmut und davor Bleichsucht, die Ödemneigung Wassersucht, Epilepsie Fallsucht und agitierte Psychose Tobsucht. ***Alle Krankheitsbilder galten einst als Süchte und gescheiterte Suche.*** Das mittelhochdeutsche Wort für Krankheit hieß noch „Suht“ und wurde bereits „Sucht“ gesprochen.

Vor tausend Jahren unterschied Hildegard von Bingen die Krankheitsbilder noch nicht in körperliche, seelische oder soziale, sondern ging insgesamt von 35 Lastern oder Süchten aus. Deren schlimmste waren in ihren hellsichtigen Augen Hab- und Eifersucht. Diese beiden stiften bis heute am meisten Unheil, verheeren sie doch die Beziehungen als Eifersucht, die Welt als Habsucht. Aber gerade für diese dramatischsten Krankheitsbilder ist mittlerweile in der modernen Medizin vor lauter Spezialisierung kein Platz mehr und niemand zuständig.

Durch Ignorieren aber verschwinden Krankheitsbilder nie, sondern eskalieren im Schatten, wie wir es heute an diesen beiden so verheerend erleben. Unterdrücken oder Wegschneiden mag kurzfristig erleichtern, aber kommt einer Lösung nie auch nur nahe. Danach fehlt uns noch mehr, weil es im wahrsten Sinne des Wortes weg(-geschnitten, -geworfen oder -gedrückt) ist – ab ins Schattenreich. Be*seit*igt heißt, auf die Seite geschoben!

Die Suchtthematik eskaliert heute weltweit in Gesellschaften, in denen die spirituelle Suche keine Rolle mehr spielt. In unserer gibt es fast kein Thema mehr, das nicht zur Sucht werden könnte. Einige Süchte werden sogar gefördert wie Arbeitssucht, Ehrgeiz, Spielsucht oder der Kaufrausch der Konsumsucht. Die übrigen werden ignoriert oder bagatellisiert, wenn sie die Bürgerwelt betreffen wie Zigaretten- und Alkoholsucht oder in die Psychiatrie abgeschoben und auf Sündenböcke projiziert. Erwähnt eine deutsche Tagesschausprecherin die Suchttoten, meint sie selbstverständlich die sicher beklagenswerten mehr als 1000 Drogentoten des Jahres, während sie geflissentlich allein etwa 3500 Alkoholtote nur im Straßenverkehr unterschlägt, wie auch die etwa 40 000 Alkoholtoten insgesamt oder die rund 80 000 Nikotintoten. Arbeitssüchtige Herzinfarkttote kommen genauso wenig vor wie konsumsüchtige Messis.

Ein winziger Teil der Süchte wurde zum Spezialthema der Psychiatrie degradiert und zusammen mit ihr gleichsam aus dem normalen Leben gedrängt und in Landeskrankenhäuser – nomen est omen – aufs Land ausgelagert. Die dort mehr verwalteten als therapierten Kranken werden in ihrer Bedürftigkeit weitgehend ignoriert. Wer will schon hören, dass laut EU-Kommission über ein Viertel (25 Prozent!) der eigenen Bevölkerung psychiatrisch behandlungsbedürftig ist und 80 Prozent davon an Depressionen leiden. Das heißt, mehr als ein Fünftel von uns Europäern ist depressiv! Woran könnte das liegen?

Betroffene haben meist noch obendrein Schlafstörungen und insofern mehr Zeit, sich mit ihrem Thema, der Endlichkeit des Lebens, dem Tod, auseinanderzusetzen. Nur tun sie es auf der destruktiv-unerlösten Ebene von Selbstmordgedanken. Glücklicherweise gehört zum Krankheitsbild aber auch eine Antriebsstörung, sodass sie den Suizid in tiefer Depression nicht ausführen können. Der gelungene Selbstmord als schlimmste Nebenwirkung der Depression droht in der Auftauchphase, wenn die Antriebshemmung nachlässt. Betrachten wir dieses Krankheitsbild, mag die darin beispielhaft liegende Genialität deutlich werden. Das Schicksal, oder wie immer wir diese „Institution" nennen mögen, ver*mittel*t die Lernaufgabe, das heißt, bringt sie in die Mitte des Lebens, schafft genug Zeit dafür und verhindert die Entgleisung in den selbstständigen Abbruch der Inkarnation.

Unglauben erntet auch, wer erwähnt, dass ein Drittel der deutschsprachigen Bevölkerung im Laufe des Lebens eine Psychose, einen Schattendurchbruch, erleidet. Ungläubiges Staunen und weiteres Ignorieren gehen

Hand in Hand. Systematische Verdrängung und geflissentliches Übersehen ständig mächtiger, eskalierender Schatten werden diesen Trend in Zukunft kaum brechen, sondern eher noch verstärken. Für ein Drittel dieses Drittels bleibt diese Schattenreise eine *einmalige* Erfahrung im doppelten Sinn des Wortes, ein weiteres Drittel erlebt weitere Schatteneinbrüche ins Leben, und ein letztes knappes Drittel bleibt im Schatten hängen. Wo die Psychose zum Dauerzustand wird, spricht die Psychiatrie von Schizophrenie, der Spaltung des Gehirns, was ein nullwertiger Name ist. Denn schließlich haben wir alle eine zentrale Spaltung unseres Gehirns in eine archetypisch weibliche rechte Hälfte und eine männliche linke. Frühere Bezeichnungen wie Dementia präcox zur Zeit von Bleuler, Freud und Jung, einer Art *Hoch*zeit der Psychiatrie, beschrieb mit „frühzeitiger Demenz" nur den Schlussakkord. Davor sprach man von Besessenheit, was dem Thema näherkam, weil der Schatten dabei wirklich Besitz von der Seele ergreift, sie besetzt und in Besitz nimmt.

Alle Krankheitsbilder galten einst als Süchte und gescheiterte Suche.

Die anstehende Aufgabe für ein Drittel von einem Drittel, was immerhin insgesamt 10 Prozent der Bevölkerung bedeutet, ist demnach, sich mit der eigenen dunklen Seite, dem persönlichen Schattenreich, möglichst rechtzeitig auseinanderzusetzen. Für jede/n zehnte/n von uns ist es folglich ein Segen und rettende Vorbeugung, das Thema Schattentherapie vorsorglich ins Leben zu integrieren. Auch den anderen neun würde es natürlich guttun im Sinne von Bewusstseinserweiterung.

Die früher einmal so angesehene Psychiatrie „rächt" sich heute für das kollektive Ignorieren ihrer Thematik mit Erfinden einer Fülle zum Teil lächerlicher neuer Diagnosen wie Binge-Eating-Syndrom für jemanden, der sich dreimal pro Woche über(fr)isst oder DMDD (Disruptive Mood Dysregulation Disorder) für Kinder, die sich bei Wutanfällen in der Trotzphase hin und wieder schreiend auf den Boden werfen. Wer so eine dramatische Diagnose verpasst bekommt, hat natürlich in Zukunft Anspruch auf psychiatrische Therapie, statt wie früher vorrübergehend als „Fresssack" oder „Trotzkopf" tituliert zu werden.

PatientInnen ist es oft angenehmer, statt ihre Probleme schon in der Diagnose zu erkennen und gar noch selbst lösen zu müssen, sie auf aufgeblasene Diagnosen zu projizieren. DMDD oder Binge-Eating-Syndrom klingen anspruchsvoller und dramatischer als frühere obendrein noch herabsetzende Krankheitsnamen.

Diese Inflation der Krankheitsbilder hat wie alles auch eine scheußliche Schattenseite. Früher normales Geschehen mittels phantastischer englischer Ausdrücke „krankzuschreiben", erleichtert auch, missliebige Menschen zu psychiatrisieren – wie es im ehemaligen kommunistischen Ostblock geschah. Wo es nicht gelingt, alte Menschen von ihren Immobilien zu „(er)lösen" mittels Übersiedlung ins Altersheim, kommt die Psychiatrie aber auch bei uns immer öfter ent*münd*igend ins Spiel.

Wir sind gut beraten, solche Tricks und Tics der Psychiatrie zu durchschauen und uns ihnen zu verweigern, statt bisher normales oder jedenfalls nur übertriebenes Verhalten zu psychiatrisieren.

Wichtig ist, die Suche nach dem Sinn der Symptome zu beleben und die nach (Lebens)Sinn wieder wahr und wichtig zu nehmen und ins Leben zu integrieren. Dafür steht die „Integrale Medizin". Sinnfindung ist für wirkliche Heil(ung) unverzichtbar.

TEIL 2

GESETZE UND REGELN DER HEILUNG

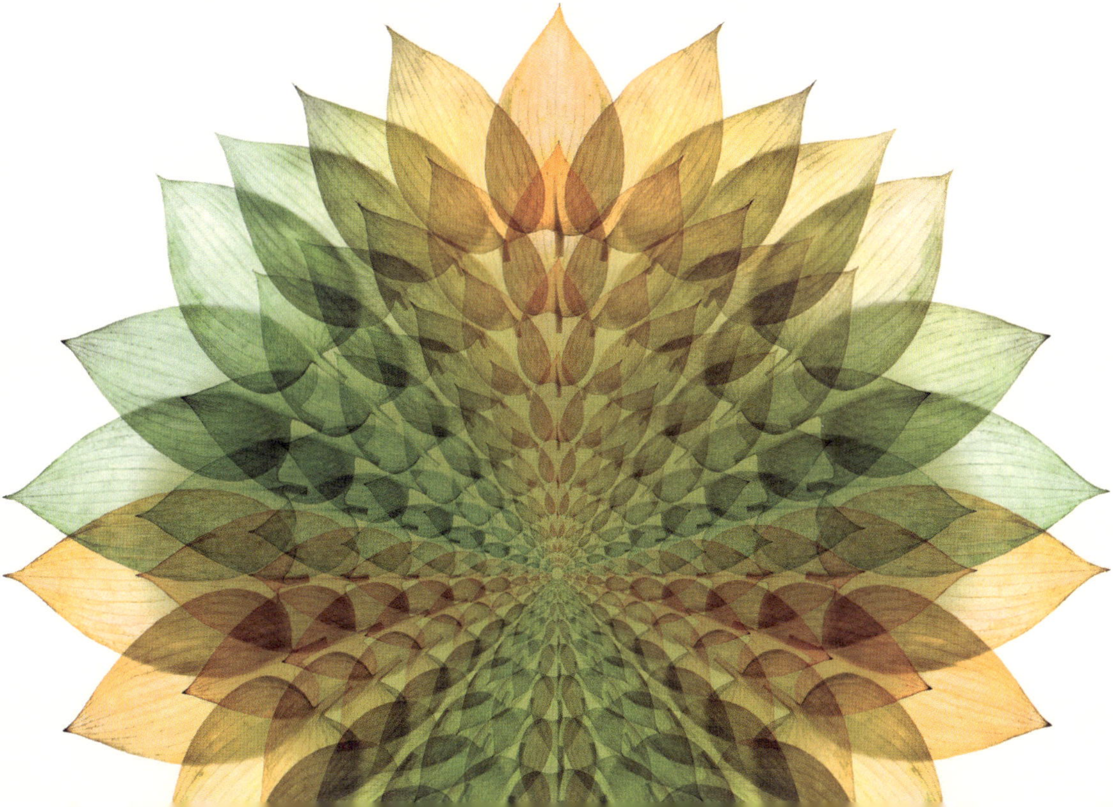

Heil(ung)

Heilmittel, die zur Mitte führen, verorten Heil also in der Mitte. Das heißt, wir sind aufgefordert, unsere Mitte zu finden und mit dem für uns persönlich rechten Maß ein Leben im Gleichgewicht zu führen – für uns individuell, aber auch als Menschheit auf unserem einzigen gemeinsamen Heimatplaneten. Insofern liegt der Gedanke an geteilte Verantwortung und eine Menschheitsfamilie nahe.

Daher sind Übungen und Rituale wichtig, die uns in die Mitte bringen. Das kann vom Töpfern an der rotierenden Scheibe über Reiten und Skifahren bis zu spirituellen Übungen wie Tai Chi oder Chi Gong gehen. Dabei zeigt sich die Nähe zur *Medi*tation, die in Haltungen und Positionen geübt wird, die sich durch Ausgewogenheit und Betonung der Mitte auszeichnen. Körperlich und geistig-seelisch dreht sich anfangs alles darum, zuerst äußerlich und schließlich innerlich zur Ruhe zu kommen und ein Gefühl für die Mitte zu entwickeln, das uns spirituelle Dimensionen erst eröffnet.

Die Psychoneuroimmunologie belegt heute obendrein in vielen Studien, wie sehr Meditationsübungen unserem Immunsystem helfen, zu seiner angestammten (Abwehr)Kraft zurückzufinden. Wer also in bewusst meditativer Haltung Walzer tanzt oder sich wie ein Sufi-Derwisch um die eigene Achse dreht, reitet oder töpfert, wird seine körperliche Immunabwehr stärken und kann Schritt für Schritt seine geistig-seelische gegenüber dem Leben abbauen.

Im Wort Heilung verbirgt sich das Heil weniger als es sich offenbart. Heil meint ganz, komplett, vollkommen sein. Mit den Worten von Christus führt ein erfülltes Leben zum Heil. Ein Mensch, der alles in sich hat und sich mit allem eins fühlt, ist ein heiler und zugleich befreiter, vom Licht vollkommener Bewusstheit Erleuchteter. Insofern verweist das Heil auf das Heilige und geht damit weit über Reparatur, Genesung oder Gesundung hinaus.

Hier berühren sich Medizin und Religion wieder, wobei sich beide vertretende Institutionen heute kaum in den Übergangsbereich wagen, wo sie einander nicht nur nahekämen, sondern ineinander übergingen. Heilung, Heil und das Heilige fließen idealerweise ineinander. Tatsächlich ist umfassende Heilung oft der Beginn einer Entwicklung zum Heil, wie ich an PatientInnen miterleben durfte. Wer sein Rheuma loswurde und dabei bemerkt, wie auch der Darm gesundet und die Seele ruhiger und der Geist klarer wird, geht sehr oft weiter in Richtung Heil(ung). Das hat zu Titeln wie *Krankheit als Weg, Krankheit als Sprache der Seele* oder *Krankheit als Symbol* geführt. Wir können Krankheit wirklich als Weg und Sprache der Seele begreifen, als Symbol auch, um nach Überwinden der Symptomatik, also nach Heilung, auf dem Weg zum Heil zu bleiben.

Die ganzheitliche „Integrale Medizin" vermittelt Verständnis für das Wesen und die im Krankheitsbild liegende Lernaufgabe und wird oft ergänzt durch Fasten mit anschließender Ernährungsumstellung, passenden Bewegungs-, Entspannungs- und auch Atemübungen. So kann sie auf den Weg zu sich selbst bringen, der weit über Gesundung von Krankheit hinausführt. Zugleich ist die Erleichterung der Befreiung etwa von quälenden chronischen Krankheitsbildern wie Allergien so groß und setzt so viel Energie frei, dass es leichter fällt, diese in konstruktiv-erlöste Richtung zu lenken. Das wiederum erleichtert, auf dem Weg entdeckte Lebensstilveränderungen beizubehalten und sogar auszubauen, um die eigene Entwicklung Richtung *Selbstheilung* und sogar endgültiger Befreiung zu fördern, die oft auch als Erwachen oder Erleuchtung bezeichnet werden.

Ganz offensichtlich hat sich die moderne Schulmedizin davon weit entfernt. Sie sucht ihr „Heil" in Unterdrückung von Schmerzen und Symptomen und im Wegschneiden von Störendem und Gefährdendem. Das aber ist eine ganz andere Form von Medizin und wird dem Wort Heil(ung) nicht gerecht.

Heil meint immer das Ganze, und Ganzheit ist – schon rein sprachlich – weder durch Wegschneiden noch Unterdrückung zu verwirklichen. Im Gegenteil lassen beide Methoden das Heil unwahrscheinlicher werden. Je mehr wir vom Körper wegschneiden (lassen), desto inkompletter und unheiler wird er offensichtlich. Wobei guter Ersatz, etwa durch ein künstliches Gelenk, zwar nicht *natür*lich, aber immer noch hilfreich und viel besser ist als keiner. Auch die Substitution von fehlendem Insulin oder Schilddrüsenhormon ist natürlich segensreich, wenn auch nicht heilend.

Unterdrückte geistig-seelische Regungen führen ebenfalls statt zum Heil ins Unheil. ***Körper, Seele und Bewusstsein sind untrennbar verbunden. Unterdrückung in einem geht auf Kosten der anderen Bereiche.***

Insofern ist die Schulmedizin im Gegenpol oder Schatten des ursprünglichen Anspruchs der Medizin gelandet – und bräuchte dringend Erlösung aus ihrer Einseitigkeit und Vervollständigung durch die Komplementärmedizin. Diese Entwicklung bahnt sich in Gestalt von Psychosomatik und Psychoneuroimmunologie an. Also Bahn frei für ein neues Weltbild in der Medizin, das sich aus dem der alten und der modernen Medizin harmonisch ergibt!

Eine Medizin, die aufs Heil zielt, muss also, statt zu beseitigen und auf die Seite zu schieben, im Gegenteil integrieren, hinzugewinnen und lehren, aus Fehlern Fehlendes zu lernen und zu Wachstum und Entwicklung anzuregen – nicht nur Richtung Gesundheit, sondern auch Ganzheit. Sie wird uns schließlich befähigen, auf allen Ebenen der Wirklichkeit zu tanzen, also Anima und Animus zu erlösen und zu vereinen, die vier Elemente in ihren erlösten Seiten zu integrieren, und sich alle Ur- oder Lebensprinzipien in ihren konstruktiv-erlösten Bereichen zu erschließen. Obendrein wird sie anregen, den Schatten bei all dem im Auge zu behalten und zu integrieren im Sinne der „Integralen Medizin".

Salutogenese, die Lehre vom Heil-werden

Das Verdienst der Schulmedizin liegt darin, die Entstehung von Krankheitsbildern, die sogenannte Pathogenese, immer besser zu analysieren. Dazu hat sie sich auf eine der vier Ursachen des Aristoteles spezialisiert, aber auch versteift, die aus der Vergangenheit auf die Gegenwart wirkende *causa efficiens.* Diese bindet sie an die Vergangenheit. Außerdem beschränkt sie sich freiwillig und ohne Not auf die materielle Ebene, sucht also nur nach Erregern, Noxen, Verletzungen, ohne erregende Themen, seelisches Gift und geistige Verletzungen zu berücksichtigen. Dabei wusste und schrieb der deutsche Psychoanalytiker Alexander Mitscherlich schon Mitte des letzten Jahrhunderts in „Krankheit als Konflikt", Krankheit entstehe, sobald Bewusstsein von einem Organ abgezogen werde.

Körper, Seele und Bewusstsein sind untrennbar verbunden. Unterdrückung in einem geht auf Kosten der anderen Bereiche.

Wie immer wir uns diesen Abzug von Bewusstsein vorstellen sollen, er wird wohl unbewusst geschehen und erlitten. Die Krankheitsentstehung liegt jedenfalls bei Diagnosestellung zeitlich zurück in der Vergangenheit. Heilung und die Hoffnung darauf zielen dagegen auf die Zukunft. Immerhin ist die Pathogenese sehr hilfreich – ob schulmedizinisch-materiell oder psychoanalytisch – und wesentlich fürs Verstehen und Durchschauen von Krankheitsbildern.

Damit ermöglichen Schulmedizin und Psychoanalyse die erste Stufe der sogenannten Salutogenese, der Lehre vom Gesunden und Heil-werden. Der Ausdruck stammt von Aaron Antonowski, der ihn bereits im letzten Jahrhundert einführte, von der Schulmedizin weitgehend unbeachtet. Immerhin ist das schulmedizinisch ermöglichte Verstehen und Durchschauen der Krankheitsentstehung auch bei der Salutogenese erster Schritt auf dem Weg zu Heilung. Wir können aus der Vergangenheit für die Gegenwart lernen und damit eine gesunde Zukunft ermöglichen, aber müssten es eben auch tun. Der zweite Schritt der Salutogenese ist die Möglichkeit der Einflussnahme, der Wandlung des Geschehens in konstruktiv-erlöste Richtung. Psychisch ist er sehr bedeutsam, erlöst er doch vom Gefühl hoffnungslosen Ausgeliefertseins. Der dritte Schritt beinhaltet Integrieren und Einordnen des Krankheits-Geschehens ins Leben, woraus sich der Sinn des Krankheitsgeschehens ergibt und dadurch ein wesentlicher Beitrag zum Lebenssinn.

Diese drei Schritte: 1. Durchschauen, 2. Wandeln und 3. Einordnen in den Gesamtzusammenhang und damit Lebenssinn sind auch das Konzept hinter der Krankheitsbilderdeutung von *Krankheit als Weg* bis *Krankheit als Symbol*. Die Deutung des Krankheitsgeschehens entspricht dem ersten Schritt. Der zweite Schritt erfordert die Kenntnis von Ur- oder Lebensprinzipien, um das in der Tiefe wirksame Prinzip zu erkennen und eine Lösung im konstruktiv-erlösten Sinn zu finden und umzusetzen. Die Kenntnis der Spielregeln des Lebens oder *Schicksalsgesetze* ermöglicht schließlich die Einordnung in den Gesamtzusammenhang des Lebens und damit die Sinnfindung.

Eine Entzündung wie etwa eine Erkältung oder Grippe ist eine Auseinandersetzung zwischen Abwehrsystem und Erregern, also eine Aggressions-Thematik und zerstörerisch oder destruktiv wie jeder Krieg. Das gilt es erstens zu erkennen, um eine konstruktivere und erlöste(re) Version dieses Urprinzips der Aggression zu finden etwa in Mut, Courage, Konfrontations- oder Entscheidungsbereitschaft und im Angehen und Lösen von Konflikten, letztlich darin, das Leben in Angriff zu nehmen.

Um allen Krankheitsbildern gerecht zu werden, ist die Kenntnis der zwölf Urprinzipien oder Lebensbühnen wichtig. Die beiden folgenden Schritte, Wandlung und Einordnung, sind Folge des ersten und genauso wichtig wie das Durchschauen. Dieses Eingreifen in Eigenverantwortung mit dem Ziel der Wandlung, das in schulmedizinischer Therapie fehlt, ist entscheidender Schwerpunkt „Integraler Medizin“.

Heute fehlt uns – aus integraler Sicht – beim ersten Schritt, dem *Durchschauen* oder *Erkennen*, „nur“ der Schritt zur Deutung, denn was nicht gedeutet wird, bleibt weitgehend bedeutungslos für PatientInnen.

Der zweite Schritt, die *Wandlung* vom Destruktiv-unerlösten zum Konstruktiv-erlösten, befreit vom Gefühl, ohnmächtig und hilflos zu sein. Stattdessen schenkt sie Hoffnung, in Eigeninitiative die Weichen Richtung Heilung zu stellen.

Der dritte Schritt, die Ein*ordnung* des Geschehens in den eigenen Lebenszusammenhang, schafft Ordnung und vermittelt Sinn. In Österreich heißt die ärztliche Praxis bis heute Ordination, also der Ort, um Ordnung herzustellen, wo Ordnungstherapie stattfindet.

Für den zweiten Schritt, die Wandlung, müssen wir uns die Ebene der Ideen und Prinzipien hinter den Dingen erschließen. Für den dritten Schritt, das Einordnen in den Gesamtzusammenhang, brauchen wir Kenntnis der Spielregeln oder *Schicksalsgesetze* des Lebens. Sie helfen uns, nicht nur alle drei Schritte der Salutogenese, sondern auch, den ganzen Heilungsprozess zu verstehen und ihm gerecht zu werden.

Reduktionismus versus Ganzheitsmedizin

Selbstverständlich gehören zur ganzen Medizin nicht nur alle Ebenen unseres Menschseins, sondern auch alle Arten von Medizin. Wer Ganzheitsmedizin vertritt, darf also weder Naturheilkunde ausschließen noch Schulmedizin. Es muss nicht jeder Arzt Ganzheitsmediziner sein, aber es wäre wundervoll, würden alle Therapeuten wissen, was es alles in der ganzen Medizin gibt, um PatientInnen entsprechend beim Weichenstellen zu unterstützen und zu Spezialisten wie Fachärzten weiterzuleiten. Der Neurochirurg ist selbst unter den Chirurgen noch hochspezialisiert und im Extremfall ein Segen. Nur wenn jemand wegen Kopfschmerzen zu ihm kommt, sollte er ihn nicht operieren, sondern zum Allgemeinarzt zurückschicken, der im Idealfall die Weichen stellt im Wissen um die ganze Medizin. Möglicherweise liegt die Ursache in Wetterfühligkeit oder ständigem Kopfzerbrechen, was beides keine Gehirnoperation erfordert.

Die Naturheilkunde hat schon deswegen so geringe Chancen, weil es auf ihre Mittel, ganze Pflanzen, zum Glück keine Patente gibt.

Wer Fußreflexzonenbehandlung nach Ingham oder Marquart beherrscht, mag ein guter Therapeut sein, aber die ganze Medizin umfasst die Reflexologie trotzdem nicht. Sie ist ein wundervoller Bestandteil der Medizin, der half, mein Studium zu finanzieren.

In der Welt der Gegensätze hat alles Licht- und Schattenseiten. Auch der Reduktionismus der Schulmedizin hat nicht nur zur „Leber von Zimmer 19“ geführt, sondern bei Hepatologen auch zu einem unglaublich detaillierten Wissen über die Leber, das gegebenenfalls Leben erhält und rettet.

Zum Problem verkommen die Extreme nur, wo sie in Selbstüberschätzung münden. Der Hepatologe darf Fachidiot sein und der Allgemeinarzt Universaldilettant, wenn beide ihre Grenzen kennen.

Das Ideal liegt in der alten, von den Brüdern Humboldt ursprünglich vertretenen Idee der Universität: Verschiedene Fakultäten nahmen sich der Vielfalt der Erscheinungsformen an, der „Versi-tät“ sozusagen, aber nur um diese Vielfalt des Wissens schließlich wieder mit der Einheit „Uni(-tät)“ zu verbinden. Das Bild des Mandala oder profaner einer Torte verdeutlicht diese bahnbrechende Idee. Die Mitte (uni) repräsentiert die Einheit, die Tortenstücke die Vielfalt. Dass die Fakultäten immer zahlreicher wurden, war noch in Ordnung, aber nicht, die eine Mitte immer mehr aus den Augen zu verlieren. Heute sind Studenten schon längst nicht mehr auf der „Uni“, sondern auf der „Versi“. Das hat viele Gründe und erhebliche Konsequenzen und Nachtteile.

Ein Hauptgrund ist die finanzielle Unterstützung von Forschungsprojekten fast nur noch durch Konzerne. Die haben selbstverständlich – und ohne jeden Vorwurf – keinerlei Interesse an Einheit oder Ganzheit, sondern jedes Interesse, so sehr ins Detail zu gehen, bis die Dinge patentier- und finanziell ausschlachtbar sind. Pharmafirmen sind wie fast alle Konzerne Aktiengesellschaften und deren erklärte Ziele sind keineswegs Selbstlosigkeit und Gesundheit, sondern ihren Aktionären oder Shareholdern möglichst viel Geld einzubringen. Der Chef der deutschen Arzneimittelkommission Prof. Ludwig sagte schon vor Jahren sehr klar, dass es in Deutschland kaum noch pharma-unabhängige Forschung gäbe und die Pharmaindustrie längst Einfluss auf die Studienergebnisse nähme. Was gut für die Aktionäre ist, erweist sich zunehmend als schlecht und sogar gefährlich für die Gesundheit der Bevölkerung.

Die Naturheilkunde hat schon deswegen so geringe Chancen, weil es auf ihre Mittel, ganze Pflanzen, zum Glück keine Patente gibt. Aber das ist zugleich ihr Pech, wird sie doch deshalb heute nicht nur nicht gefördert, sondern richtiggehend bekämpft, selbst wenn ein Großteil der PatientInnen gern mehr davon bekäme.

Wie weit die Spezialisierung inzwischen geht, zeigt sich in der Medizin auf Schritt und Tritt. In der Psychiatrie gibt es Psychiater, die Psychosen erforschen und behandeln und andere, auf Schlafprobleme spezialisierte. Kommunizierten diese beiden Fraktionen derselben Facharztrichtung miteinander, würden sie bemerken, wie die Forschungsergebnisse letzterer die Behandlung der Stillpsychose durch erstere ad absurdum führen. Schlafforscher wissen längst, wie systematisch am Träumen gehinderte PatientInnen nach wenigen Nächten halluzinieren, das heißt, Anzeichen einer optischen Psychose entwickeln und mit offenen Augen Traumbilder sehen. Weckt ein Säugling beim heutigen Bedarfsstillen in ungünstigem Rhythmus seine Mutter, kann er auf Dauer ihre Traumphasen so verringern, dass sie anfängt zu halluzinieren.

Schon das Wort „Stillpsychose" müsste Psychiater eigentlich auf die richtige Spur lenken. Es reicht also völlig, und ist bei uns gut und lange erprobt, betroffenen Müttern wieder einige ungestörte Nächte inklusive Traumphasen zu ermöglichen. Helfen Väter, Groß- oder Schwiegermütter dem Kind mit einem Fläschchen durch die Nacht und seiner Mutter zu Traumphasen oder REM-Schlaf, ist das Elend von Stillpsychosen schon beendet.

Wer heute noch entsprechende Mütter mit Neuroleptika behandelt und von ihren Säuglingen trennt, was abruptes Abstillen und seelische Traumatisierung beider bedeutet, handelt grob fahrlässig. Die Psychiatrisierung der Mutter schadet beiden schwer und meist auch noch der übrigen Familie, und verursacht einen später kaum reparablen Schaden beim Kind. Das ist ein ebenso typischer wie immer noch viel zu häufiger, der Spezialisierung und mangelnder Kommunikation geschuldeter Skandal.

Etwas so Einfaches, Selbstverständliches und Natürliches wie Schlaf ist also gesundheitlich durchaus relevant und für uns alle wichtig und unverzichtbar – selbstverständlich auch für stillende Mütter. Rechtzeitig darauf zu achten, ist echte Vorbeugung.

Das betrifft natürlich nicht nur Psychiater: Wir dürften alle wieder mehr miteinander reden und Partner in vieler Beziehung werden. ÄrztInnen und ihre PatientInnen sind natürliche Partner und sollten sich nicht zu KundInnen und MedizinerInnen oder gar MedizynikerInnen verkommen lassen. Genau das aber bewirkt die deutsche „Krankenhausreform" seit 2004. Seitdem es dort vorrangig um Geldverdienen mittels Krankheit geht und Kliniken in großer Zahl privatisiert wurden wie etwa in Hamburg, führt dieser dem US-System abgeschaute Weg zu einem eklatanten, organisierten Notstand. Um mehr Geld an PatientInnen zu verdienen, wurden seitdem 50 000 Pflegekräfte eingespart, nicht lukrativ nutzbare Betten stillgelegt und Intensivbetten vernichtet, wie die Coronakrise offenbarte. Konkret wird in der Diabetes-Medizin statt langwierig und teuer Füße zu erhalten, lieber lukrativ und rasch amputiert. Die deutsche Doku „Der marktgerechte Patient" bringt Licht in dieses mutwillig angerichtete, den Finanzinteressen des Systems geschuldete Elend. Politiker, die die Interessen der PatientInnen und die ihrer eigenen Seele gleich mit verkauft haben, verdienen unser ungeteiltes Mitgefühl.

Die enge Partnerschaft zwischen Medizinern und Pharmaindustrie wirft hässliche Schatten auf den ganzen Berufsstand und schadet PatientInnen auf allen Ebenen. So gibt es etwa in den deutschsprachigen Ländern über 100 000 Medikamente, von denen nur 2000 nötig sind, wie Schweden zeigt. Der finanzielle Nutzen von Aktionären rangiert weit über den Gesundheitsinteressen der Bevölkerung und führt zum Schaden der PatientInnen.

„Integrale Medizin" – und die vier Ursachen des Aristoteles

Eingangs gingen wir weit zurück zu den Anfängen der Medizin. Jetzt braucht es einen Schritt zurück bis zur Quelle unseres Ursachendenkens, das heute die moderne Welt bestimmt. Die Schulmedizin sucht immer nach Ursachen und zwar – wie den Naturwissenschaften eigen – ausschließlich in der Vergangenheit. Dieses Denken ist uns heute überaus vertraut. Wir beherrschen es gut und es beherrscht uns vollkommen. Tatsächlich ist es noch relativ neu. Allen Religionen und damit auch alten Heilungstraditionen war und ist es bis heute fremd. Sie sind von Analogiedenken geprägt, das sich in Gleichnissen ausdrückt. Platon dachte und lehrte noch so, etwa mit dem Höhlengleichnis, und auch sein Lehrer Sokrates lebte in einem analogen, keineswegs kausalen Weltbild. Wir sprechen heute mit Achtung von Vorsokratikern wie Thales von Milet oder Heraklit. Letzterer durchschaute bereits, wie sehr die ganze Schöpfung von ständiger Veränderung geprägt ist: panta rhei – alles fließt. Nicht nur alle Denker vor Sokrates wie Demokrit, dem wir die Atom-Idee verdanken, sondern vor Aristoteles dachten analog. Der setzte die eigentliche Zäsur, indem er das Ursachendenken begründete.

Dieses neue, kausale Denken, das unsere Welt eroberte und veränderte, erfand er, um seine Schüler das ganzheitliche Denken und umfassende

Weltbild seiner Lehrer Platon und Sokrates leichter und systematisierter zu lehren. Deshalb unterteilte er deren umfassende Art, in Bildern, Analogien und Gleichnissen zu denken und zu lehren in vier Ursachen oder *causae* genannte Kriterien. Eine ist die der Schulmedizin, die aus der Vergangenheit auf die Gegenwart wirkende sogenannte *causa efficiens*, die heute Naturwissenschaftler ausschließlich akzeptieren. Aber um das Ganze zu beschreiben, war Aristoteles auch die aus der Zukunft auf die Gegenwart zurückwirkende sogenannte *causa finalis* oder Zielursache wichtig. Diese wird heute von Geisteswissenschaftlern benutzt. Diese *causa finalis* ist entscheidend für die Sinnfindung, die auf die Zukunft zielt und die Viktor Frankl in den Mittelpunkt seiner Philosophie rückte.

Hinzu kommt bei Aristoteles als dritte noch die sogenannte Musterursache oder *causa formalis*. Sie war lange völlig vergessen und klingt heute in Rupert Sheldrakes Theorie der Morphogenetischen Felder wieder an. Die vierte Ursache, *causa materialis*, ist unstrittig und allgemein akzeptiert. Betrachten wir Ereignisse nicht nur aus der Welt der Natur- oder Geisteswissenschaften, sondern etwa auch aus Bereichen wie Wirtschaft oder Sport, wird sofort klar und deutlich, wie wichtig alle vier Ursachen sind, um das Ganze zu erfassen und ihm gerecht zu werden.

Wir können fragen, warum produziert ein Angestellter einer Firma einen Kochtopf. Aus naturwissenschaftlicher Sicht muss die Ursache in der Vergangenheit liegen und ist rasch auffindbar: Weil er den Auftrag von seinem Vorgesetzten bekam. Aber das ist sicher kein Grund für eine Hausfrau, den Topf zu kaufen. Ihr Grund ist, darin in Zukunft kost-bare, gut schmeckende Gerichte zu kochen, also eine aus der Zukunft zurück auf die Gegenwart wirkende *causa finalis*. Sie bestimmt die Kaufentscheidung der Kundin ungleich mehr als der Auftrag des Chefs der Herstellerfirma an den Mitarbeiter.

Im Sport wird das oft noch deutlicher. Fragen wir, warum ein Skispringer oben am Schanzentisch losfährt. Naturwissenschaftler und Mediziner suchen wieder eine *causa efficiens* in der Vergangenheit. Sie muss obendrein reproduzierbar, also immer gleich sein. Das ist eindeutig die Startfreigabe, das Signal, das der Springer zum Start bekommt. Aber ist das auch der Grund, der ihn jahrelang trainieren ließ? Der liegt wieder vielmehr in der *causa finalis*, der Zielursache, die auch jeder normale Mensch sofort angeben würde. Der Springer will am weitesten und schönsten springen, gewinnen und den Olympiasieg für sich und vielleicht sein Land erringen. Das sind alles Wünsche, die in der Zukunft liegen und aus ihr auf die Gegenwart zurückwirken und den Springer motivieren, sich in die Spur zu schwingen. War er aber seiner Zeit voraus, und hat die Beine zum V auseinander genommen, wurde er anfangs – trotz größter Weite – für diesen Stil, den heute alle springen, disqualifiziert. Das V widersprach damals noch den Regeln, der *causa formalis*.

Entscheidend ist für alle (Sinnsucher), bis auf Naturwissenschaftler, die Zielursache, *causa finalis*, ohne die sich kein plausibler Sinn ergibt. Und ausgerechnet die und damit die Zukunft und Aussicht auf Heilung, lässt die Schulmedizin außer Acht und begnügt sich mit *causa efficiens* und Vergangenheit.

Der „Integralen Medizin“ sind diese beiden, heute so weitgehend ignorierten *causae* (*finalis* und *formalis*) von zentraler Bedeutung. Sie fragt eben nicht nur, wo kommt das Krankheitsbild her, also welches Problem oder welcher Erreger steckt dahinter (*causa efficiens*), sondern auch, worauf zielt das Ganze, was will das Krankheitsbild Betroffenen nahebringen? Deshalb immer unsere Fragen: Wozu zwingt es? Woran hindert es? Worauf will es hinaus? Was ist die (Lern-)Aufgabe, die darin steckt und dahintersteht? Was ist letztlich der Sinn des Ganzen?

Zusätzlich fragt die „Integrale Medizin" selbstverständlich auch immer nach der Entstehungsgeschichte, aber eben auch danach, welches Muster, welches Prinzip sich darin abbildet, um die zweite oder Wandlungsphase der Salutogenese zu bewältigen. Wie der Name schon verrät, integriert sie also selbstverständlich auch die *causa efficiens* der Schulmedizin, geht aber durch Einbezug der Muster- und der Sinnfindung darüber hinaus. Sie komplementiert die Schulmedizin und ist in diesem Sinn nicht alternativ, sondern eben ergänzend, nicht ersetzend, sondern vervollständigend.

Am wichtigsten ist die *causa finalis*, weil sie Zugang zum Sinn vermittelt, also den Schlüssel zur Einordnung in den Sinnzusammenhang des Lebens. Natürlich geht es für den Skispringer auch nicht ohne Muskeln und Skier (*causa materialis*). Er muss sich an die Regeln (*causa formalis*) halten und darf nicht einfach weiter oben starten. Selbstverständlich muss er auch die Starterlaubnis (*causa efficiens*) abwarten. Entscheidend aber ist sein Wunsch zu gewinnen (*causa finalis*). Und dafür wiederum dürfte die Liebe zu seinem Sport entscheidend sein.

Die Liebe hatte Paracelsus auch in der Medizin an erste Stelle gesetzt. Bruder David Steindl-Rast verbindet sie noch mit dem Sinn: „Nur durch die *Liebe* finden wir *Sinn*. Wenn wir in *Liebe* aufgehen, werden wir *Sinn*."

Wir brauchen also alle vier Ursachen, um das Ganze zu erfassen, und an erster und wichtigster Stelle steht die *causa finalis*, die Sinn-Ursache, zu der uns letztlich – in den Worten von Bruder David – die Liebe verhilft.

Die moderne Physik fand inzwischen, dass die ganze Kausalität zwar ein sehr plausibler, aber letztlich doch nur ein Denkfehler ist. Aber immerhin kommen wir der Wirklichkeit mit den vier Ursachen des Aristoteles wesentlich näher als mit den beiden, auf die sich die Schulmedizin ohne Not beschränkt. Wer sich so in seinen Erkenntnismöglichkeiten reduziert, kann dem Ganzen (Menschen) nicht gerecht werden.

An der Vergangenheit hängen oder Zukunft gewinnen

Für PatientInnen entscheidend ist, wie sehr die Ausrichtung auf die Zukunft Hoffnung schenkt und dem Glauben ein Ziel gibt – einfach, weil sie uns noch offensteht. Wer sich auf die Vergangenheit beschränkt, kann kaum Hoffnung vermitteln und den Glauben nicht ausreichend wertschätzen, da er in der Vergangenheit festhängt und Hoffnung und Glaube, Zuversicht und Aussicht ausschließlich auf die Zukunft zielen.

Wer sich aber so beschränkt wie die Schulmedizin, der beraubt sich auch der Möglichkeit echter Vorbeugung, weil auch diese grundsätzlich auf die Zukunft zielt. Deshalb begnügt sich die Schulmedizin mit Früherkennung und nennt diese – ebenso frech wie falsch – Prävention, Prophylaxe, Vorsorge oder Vorbeugung und was der Etikettenschwindel mehr sind. Dabei ist Früherkennung selbstverständlich besser als Späterkennung, hat aber nichts mit echter Vorbeugung zu tun, der es darum geht, ein Krankheitsbild durch entsprechendes Verhalten gar nicht erst entstehen zu lassen.

Früherkennung forscht, was in der Vergangenheit schiefgelaufen und Gefährliches entstanden sein könnte, um es möglichst früh zu erfassen. Damit ist sie aber immer spät dran und manchmal leider zu spät. Richtige Vorbeugung ist, wenn rechtzeitig begonnen, erfolgreich, weil auf die Zukunft gerichtet.

Die sogenannte Vorsorge der Schulmedizin führt, insofern sie sich auf schon entstandene Schäden bezieht, immer auch zu Sorge. Da ist immer die Angst im Spiel, Mediziner könnten etwas finden und zu spät kommen. Angst aber reduziert nachweislich die Abwehrkraft und fördert damit – ebenso nachgewiesen – Krebsentstehung und alle Arten von Infektionen vom Schnupfen über Grippe bis zu Lungenentzündung. Das Manko, zu wirklicher Vorbeugung nicht in der Lage zu sein, führt zu grotesk maßlosen Maßnahmen der Schulmedizin, wie sie durch die Schauspielerin Angelina Jolie bekannt wurden. Sie hatte in der Familie eine Angehörige an Krebs verloren, ließ die Gen-Tests BRCA1 und 2 bestimmen, und beide waren positiv. Obwohl das keinesfalls sicher zu Krebs führt, sondern „nur" die Wahrscheinlichkeit (nicht mal sehr) erhöht, ließ sie sich erst beide Brüste, und anschließend noch beide Eierstöcke amputieren. An geopferten, amputierten Organen wird kein Krebs mehr wachsen, aber sichere Vorbeugung bringt das offensichtlich nicht. Krebs könnte an vielen anderen Organen entstehen. Deshalb hat Angelina Jolie ihre Ernährung obendrein auf pflanzlich-vollwertige Kost geändert.

Der Gender-Skandal – oder: Frauen schauen besser selbst auf sich

Nach dieser kranken Gynäko-logik müsste man, um ganz sicher zu gehen, wohl alle Organe wegschneiden bis aufs Gehirn in Nährlösung, das dann sicher Angst vor Gehirntumoren hätte. Bisher werden allerdings so locker nur Organe weggeschnitten, die Männer nicht haben. Was aber heißt das für die Medizin? Erinnert es nicht an düsterste Zeiten des Patriarchats, die eben noch nicht überwunden sind?

Kein Urologe käme auf die Idee, Männern mit 60 „vorbeugend" die Prostata zu entfernen, obwohl deren Entartungs-Wahrscheinlichkeit generell ungleich höher ist als die der weiblichen Brust. Immerhin haben 70 Prozent der 70-Jährigen, 80 Prozent der 80-Jährigen und fast 100 Prozent der 90-jährigen Männer beginnenden Prostatakrebs.

Solche nicht mal angedachte vorbeugende Amputationen führten zu scheußlichen Nebenwirkungen wie Impotenz und Inkontinenz. Bei Frauen werden bis heute Nebenwirkungen nicht annähernd als so schwerwiegend erachtet. Warum ist das so?

Die Gender-Beauftragten drücken bisher in Bezug auf die Medizin beide Augen zu, übersehen sie doch ebenso geflissentlich die medikamentöse Überdosierung fast aller Frauen durch die Schulmedizin. Der auf Medikamentenpackungen angeführte Erwachsene ist tatsächlich ein 180 cm großer, 80 kg schwerer Mann. Welche Frau aber hat diese (Aus)Maße? Wer immer darunter liegt, wird entsprechend überdosiert, also fast alle Frauen. Wo immer ich darauf hingewiesen habe, die gleiche Antwort: „Da hat sich aber außer Ihnen noch niemand aufgeregt." Die Devise ist einfach: Das Zeug muss weg und die Frauen … *man* kann ja nicht auf alle(s) achten …

Frauen können aber auf sich selbst achten und solche Dosen, wo sie überhaupt notwendig sind, in Eigenregie ihrem Gewicht anpassen, entsprechend nachfragen und gegebenenfalls auch protestieren.

Früherkennung, Vorbeugung und Angst

Im Gegensatz zu angstschürender Früherkennung befreit echte Vorbeugung von Angst und Sorgen, denn sie erhöht die Wahrscheinlichkeit, von Krankheitsbildern verschont zu bleiben durch entsprechenden Lebensstil. Wie die Epigenetik heute belegt, gilt das sogar im Hinblick auf genetisch bedingte, also Erbkrankheiten.

Wer in der Vergangenheit lebt und hängen bleibt, wird immer belastet sein, wer sich auf die Zukunft ausrichtet, wird frei(er) – nicht nur, aber auch von Angst und Sorgen.

Konkret wird das noch deutlicher: Wer regelmäßig zur sogenannten Darmkrebsvorsorge antritt, erlebt regelmäßig die nicht angenehme Prozedur, seinen doch sehr intimen Bereich zwischen den Pobacken seines Allerwertesten einem Fremden öffnen zu müssen, der ihm das entsprechende Endoskop-Rohr in den Anus, den Ein- beziehungsweise Ausgang seines Darms schiebt. Dabei wird er obendrein Angst haben, etwas nicht mehr Gut-, sondern schon Bösartiges würde entdeckt, ist doch Dickdarmkrebs die zweithäufigste Krebstodesursache nach Lungenkrebs. Diese Sorge wird anhalten bis das Ergebnis kommt und auch schon vor der Untersuchung zu spüren sein. Insofern füllt die Schulmedizin – selbstverständlich unabsichtlich – mit ihren Früherkennungsmaßnahmen die Leben vieler Menschen mit Angst und Sorge. Beide reduzieren, von der Psychoneuroimmunologie nachgewiesen, die Abwehrkraft und erhöhen damit das Krebs- und generell Krankheitsrisiko.

Vorbeugung dagegen rät zu pflanzlicher *Peace-Food*-Kost, die allein – laut dem ehemaligen Gießener Prof. Claus Leitzmann – die Wahrscheinlichkeit von Dickdarmkrebs um 90 Prozent senkt. Dieser schon hohe Prozentsatz wird noch steigen, wenn die Ernährung nicht nur pflanzlich, sondern obendrein vollwertig ist. Die letzten Prozentpunkte kann sich ersparen, wer sein Leben verdaut, seine ausgesäten (Karma)Früchte verzehrt und hingebungsvoll Bhoga, Welt-essen, übt, wie Buddhisten sagen. Das Leben und die Welt, wie sie sich uns darbieten und nicht zu ändern sind, anzunehmen und zu verdauen, zu ändern was möglich ist, ermöglicht echte Vorbeugung und befreit damit die Zukunft von Sorgen und Ängsten. Das zu unterstützen ist (ur)ärztliche Aufgabe.

Dass heutzutage immer mehr Schulmediziner mit Drohungen und Angstmache zu ihrer sogenannten „Vorsorge“ aufrufen, ist ein ebenso scheußlicher wie beschämender *Absturz* in den Schatten dieses wundervollen Berufes.

Wer sich statt für schulmedizinische „Vor-Sorge“ mit ihren Sorgen für echte Vor-Beugung entscheidet, muss sich natürlich auch beugen, und zwar vielen auch schmerzlichen Einsichten, was den eigenen Schatten angeht. Andererseits ist der aber auch unser größter Schatz, wegen all der Erkenntnisse, die in ihm verborgen liegen und nur darauf warten, gehoben zu werden und all der Energie, die in ihm gebunden und so viel besser für ein erfülltes Leben zu verwenden ist.

Das Gute vom Schlechten und die beste Nachricht schlechthin: ***Jede(r) kann jederzeit bei sich selbst beginnen mit echter Vorbeugung und damit Befreiung von Angst und Sorge.*** Ein sorgenfreies Leben ist heute leichter möglich denn je. Dieselbe pflanzlich-vollwertige Peace-Food-Kost, die 90 Prozent der Dickdarmkrebse verhindert, reduziert das Risiko auf Brustkrebs, den tödlichsten Krebs bei Frauen, um 50 Prozent. Und all das nur von der Ernährungsseite her, die wiederum nur eine, wenn auch sehr nachhaltige, von mehreren wirksamen Interventionen aus dem Bereich der Säulen der Gesundheit darstellt.

Weltbilder der Medizin

Der Weltreisende und Universalgelehrte Alexander von Humboldt befand, die schlimmste Weltanschauung sei die von Leuten, die sich die Welt nicht angeschaut hätten. Im Umkehrschluss wäre also die beste Weltanschauung diejenige von Menschen, die die Welt gesehen haben. Das führt auch zu Ansehen, denn viele werden sie ansehen und zu ihnen aufblicken, verfügen sie doch auch über größeren Überblick.

Wer sich die Medizin der Welt anschaut, findet überwiegend Medizintraditionen, die Menschen in Einklang mit der Schöpfung bringen wollen. Lediglich die Schulmedizin setzt darauf, das Schicksal auszutricksen und zu überlisten. Kann, wer Brüste „rechtzeitig" wegschneidet, dem Schicksal ein Schnippchen schlagen oder denkt er nur zu kurz(fristig)?

Die „Integrale Medizin" ordnet sich wie die alte Medizin dem Schicksal unter und betrachtet es als das geschickte Heil (lat. salus = heil). Die

Kenntnis der Ur- oder Lebensprinzipien schenkt uns eine allem zugrunde liegende Ordnung. Derzufolge kann an einem Organ durch Wegschneiden verunmöglichte Einlösung auf ein anderes Organ desselben Prinzips überwechseln. Symptom-Verschiebung ist tatsächlich ein Phänomen, das in der Verhaltenspsychologie zuerst auffiel, inzwischen aber auch von der Schulmedizin anerkannt ist. Durch Desensibilisierung bezüglich eines Allergens verschiebt sich die Allergie nicht selten im nächsten Jahr auf andere Stoffe. Auf der Ebene der Lebensprinzipien werden solche Verschiebungen verständlich und nachvollziehbar.

Bisher ist mir in gut 40 Arztjahren nicht ein einziges Beispiel zu Ohren gekommen, wo es gelungen wäre, das Schicksal auf Dauer zu betrügen. Entsprechende Versuche laufen praktisch immer auf Selbstbetrug hinaus, wo doch Selbstheilung unser Ziel ist. Aber wir können durchaus geschickt leben und unserem Schicksal folgen, indem wir seine Gesetze beachten. Heute haben wir obendrein die großartige Chance, modernes Medizinwissen und entsprechende Technologien mit alter Weisheitslehre zu wirklicher Ganzheitsmedizin zu verbinden.

Schicksalsgesetze – Spielregeln des Lebens

Gleichgültig, welches Spiel man spielt, die Kenntnis der Regeln ist immer von Vorteil und für Erfolg geradezu zwingend. Letzterer folgt viel eher denen, die den Regeln folgen. Ohne Regelkenntnis zu spielen, bedeutet, auf Versuch und Irrtum zu setzen, was wertvolle Zeit kostet und in der Medizin viele Gefahren birgt.

Von der am weitesten fortgeschrittenen Naturwissenschaft Physik hören wir bereits, die zweitwichtigsten Gesetze seien Energie-Erhaltungs-Sätze. Wir können Eis durch Wärmezufuhr in Wasser und weiter in Dampf verwandeln, aber die H_2O-Moleküle bleiben dabei stets erhalten. Tatsächlich lässt sich überhaupt nichts aus d(ies)er Welt schaffen, wie die Schulmediziner-Mehrheit immer noch in Bezug auf (Krankheits)Symptome glaubt. Die Energie-Erhaltungs-Sätze der Physik widersprechen dem. Energie bleibt immer erhalten, lässt sich lediglich verwandeln, wie sich Wasser in seine drei oberflächlich so verschiedenen Aggregatzustände überführen lässt. Dabei verändert sich sein Erscheinungsbild völlig, aber Energie und Substanz bleiben gleich.

Ähnlich ist es mit der Energie in Krankheitsbildern. Wir können sie – mit den Methoden der allopathischen Schulmedizin – unterdrücken, sodass Betroffene davon kurz-, mittel- oder sogar langfristig nichts mehr spüren, aber die Energie bleibt erhalten. Zum Glück können wir sie – den Aggregatzuständen der Physik entsprechend – von einer zur anderen Ebene verschieben. Sie von der Körperebene wieder auf die geistig-seelische zu heben, von der sie ursprünglich oft verdrängt wurde, hat den Vorteil, sie dort leichter lösen zu können. So ermöglichen wir uns, die darin gebundene Energie von der destruktiv-kranken zur konstruktiv-erlösten, gesunden Ebene zu wandeln. Das nämlich bedeutet wirkliche (Selbst)Heilung. Hier begegnen wir dem Polaritätsgesetz, das besagt, es gibt immer neben der Schatten- auch eine Lichtseite.

Jede(r) kann jederzeit bei sich selbst beginnen mit echter Vorbeugung und damit Befreiung von Angst und Sorge.

Die Ur- oder Lebensprinzipien-Lehre, ihrem Prinzip nach dem Periodensystem der Elemente vergleichbar, kann uns helfen, das Wesen der jeweiligen Energie in Krankheitsbildern zu erkennen und tatsächlich von der destruktiven dunklen zur lichten Seite zu wandeln. Prinzipien oder Symbole sind ohne Wertung und vertreten Licht- und Schattenseiten gleichermaßen.

Polaritätsgesetz

Das Symbol Ra für das Element Radium ist neutral. Seine Strahlung kann Krebsgeschwüre auslösen, aber auch zerstören. Das Prinzip Aggression beinhaltet Mord und Totschlag wie auch Mut und Entscheidungsfähigkeit. Die Polarität findet sich überall in unserer Welt der Gegensätze.

Ein Archetyp wie Aggression und ihre Energie lässt sich nicht aus dem Leben schaffen, aber Krieg auf körperlicher Ebene in Gestalt einer Infektion als Kampf zwischen Immunsystem und Erregern ist wandelbar in eine mutige, entscheidungsfähige, den Lebenskampf in Angriff nehmende, energische Haltung. Herausforderung und Aufgabe der „Integralen Medizin" ist es, aus der destruktiv-unerlösten Symptom- und Problemebene das urprinzipielle Thema zu erkennen und die individuell passende, konstruktiv-erlöste Version zu finden und zu helfen, diese ins Leben zu integrieren. Gelingt das, können Betroffene wirkliche (Selbst)Heilung erleben. Gelingt es schon im Vorfeld, geschieht echte Vorbeugung. Für beides ist die Kenntnis des Polaritätsgesetzes beste Voraussetzung.

Das Gesetz der Polarität ist der Physik lange vertraut, weiß sie doch: Zu jedem Elektron gehört (s)ein Positron wie es zu allem in unserer Welt einen Gegenpol gibt. Würde der Daumen nicht den vier Fingern gegenüberstehen, könnte die Hand nicht greifen. Hätten wir keine begrifflichen Gegenpole, könnten wir nicht begreifen. Wie sollte ich mich klein fühlen, wären andere nicht größer? Reich ergibt ohne arm, gut ohne böse keinen Sinn. Wenn alles einen Gegenpol hat, muss die Welt der Polarität auch einen haben. Das ist die Einheit, wie sie von allen Religionen angenommen und von verwirklichten Menschen erlebt wird.

In unserer Welt fehlt uns fast allen etwas – gemessen an der Einheit oder Ganzheit. Auch wenn beides sprachlich gegensätzlich wirkt, laufen doch beide auf dasselbe Eine hinaus. Befreite, Erleuchtete, Verwirklichte aller Kulturen, die die Erfahrung haben, mit allem eins zu sein und Allverbundenheit zu (er)leben, wie ein Meister Eckhart, erfuhren in unserer Welt Vollkommenheit. Sie beschreiben es in den unterschiedlichen Worten ihrer jeweiligen Kultur, aber eines ist immer gleich, sie sind frei von allem Widerstand.

In unserer gewohnten Welt ist alles fehlerhaft. Alle Farben etwa zeichnen sich dadurch aus, dass ihnen die Komplementärfarbe fehlt. Das Grün der Pflanzen erscheint uns so, weil sie alles Rot aus dem Lichtspektrum der Sonne aufnehmen, und dann bleibt die Komplementärfarbe grün übrig. Sie komplementiert rot und beide zusammen ergeben wieder das ganze weiße Licht. Der englische Mystiker William Blake nannte die Farben „Wunden des Lichts“. Alle Farben zusammen ergeben weißes Licht, das wir nicht sehen können, so wie wir auch die Einheit nicht wahrnehmen, sofern wir sie nicht erleben. Wir sehen auch nicht, wenn ein Mensch Allverbundenheit erlangt hat. Aber wir können spüren und erleben, wie er ohne jeden Widerstand völlige Freiheit lebt.

Die (ur)ärztliche Frage „Was fehlt Ihnen?“ zielt kurzfristig und vorrangig auf das, was zur Gesundheit, aber langfristig, was zur Ganzheit fehlt. Wir wollen PatientInnen heilen, kurzfristig bezüglich ihrer Beschwerden, aber in der Tradition der Priesterärzte langfristig im Hinblick auf Vollkommenheit. PatientInnen antworten in der Regel mit dem, was sie haben an Beschwerden, (über) die sie (sich) beschweren – im Doppelsinn des Wortes. Sie (be)klagen ihre Symptome, die sie vordergründig loswerden wollen. Die Aufgabe liegt darin, herauszufinden, was wirklich fehlt, um es zu integrieren und heil(er) zu werden und damit auch vollkommener auf dem Weg zu Heil(igen) und Vollkommenheit. Insofern ist ärztliche Arbeit letztlich Begleitung zur Vollkommen- oder Allverbundenheit. Selbstheilung meint, in eigener Regie dorthin zu finden.

Aus dem, was PatientInnen uns an Symptomen anbieten, gilt es herauszufinden, was ihnen fehlt auf dem Weg zur Ganzheit, die weit über Gesundheit im Sinne von Beschwerdefreiheit hinausreicht.

Dazu ist es wesentlich, einerseits die Spielregeln des Lebens oder *Schicksalsgesetze* im Hinterkopf zu haben, andererseits aber auch aus den Symptomen in deren Tiefe auf Platons Ebene der Ideen oder Prinzipien zu schließen. Er erkannte schon vor Jahrtausenden hinter jedem Ding eine Idee. Einstein erklärte uns, Problemebene sei niemals Lösungsebene, denn die liege tiefer. Paul Watzlawick wusste, immer mehr vom Selben bringe keine Lösung. Dieser Weg lässt sich im Sinne von Selbstheilung auch für sich allein und für sich selbst gehen.

Polarität von Schatten und Licht – WHO und Schweiz

Was der Medizinindustrie nichts (ein)bringt, wird heute ignoriert und sogar bekämpft, wie der große Schatz der Volks- und Erfahrungsmedizin, die Heilmittel aus der großen Apotheke von Mutter Natur und das Wissen der Völker der Welt um Heilungsrituale. All das zu katalogisieren, zu prüfen und vor der Ausrottung zu bewahren, wäre Aufgabe einer wirklichen Weltgesundheitsorganisation, die ihrem Namen gerecht würde. Aber auch sie hat sich der (Geld)Macht der Pharma ergeben und dem Einfluss sogenannter Philanthropen, was ursprünglich Menschenfreunde bedeutete, gebeugt, sodass sie in ihrer heutigen Form mehr schadet als nutzt.

Was für ein Segen wäre eine Weltgesundheitsorganisation, die ihre Aufgabe wirklich darin sähe, die Welt der Medizin repräsentativ darzustellen und zu fördern, die Medizin der Welt zu erforschen, die Kenntnisse der Völker zu registrieren und zu verbreiten, den Heilmittelschatz von Mutter Natur unvoreingenommen zu prüfen und der Menschheit, statt Konzernen und Multimilliardären zu dienen, etwa indem sie allen Menschen alles Heilungswissen zur Verfügung stellte. Aber dazu müsste sie unabhängig vom Geld letzterer werden und daran haben ebenso gesponserte, zu Lobbyisten mutierte Politiker kein Interesse. Also bräuchte es andere, unabhängige und vor allem ehrliche Politiker. Aber woher nehmen, wenn die Weltführungsmacht USA mit Geld alles beherrscht und dort überhaupt nur noch Stein- und Einflussreiche Präsident werden können?

Jede(r) kann seine Medizin im wahrsten Sinne des Wortes selbst in die Hand nehmen.

Die gute Nachricht bei allem Schrecken: Jede(r) kann seine Medizin im wahrsten Sinne des Wortes selbst in die Hand nehmen. Die „Integrale Medizin" von *Krankheit als Symbol* hat sich nicht über Universitäten verbreitet, sondern über Millionen Betroffene, und die Naturheilkunde ist Teil der Volksmedizin. Sie lebt im Volk, wird aber von so manchen Obrigkeiten mit Gesetzen und Restriktionen bekämpft. Aber selbst hier gibt es eine Perspektive und ein leuchtendes Vorbild: Das Modell Schweiz mit seiner Basisdemokratie, die über die Durchsetzung von Volksabstimmungen heute Perspektiven bietet und Hoffnung schenkt. In der Schweiz haben die BürgerInnen in zwei Volksabstimmungen sieben wichtige Bereiche der Naturheilkunde durchgesetzt gegen Politiker, die auch dort versuchten, die erste Abstimmung zu ignorieren. Aber als dann über zwei Drittel der Bevölkerung darauf bestanden, ergaben sie sich und beschränkten sich darauf, den Prozess so weit wie möglich zu behindern, zu erschweren und zu verzögern.

Um eine Medizin für die Bevölkerung zu verwirklichen, muss sich die Bevölkerung engagieren. Die Schweiz könnte uns an diesem Punkt Hoffnungsschimmer und leuchtendes Beispiel sein. Wir dürfen sie nachahmen. Als zweimaliger sogenannter B-Schweizer kenne ich viele Schweizer, aber keinen, der das Schweizer Modell anderen Ländern missgönnen würde. Die Schweiz ist ein leuchtendes Beispiel, wie sich mit und trotz Niedrigsteuern schuldenfrei bleiben lässt, Beamte funktionieren und für funktionierende Verhältnisse sorgen. Eigenverantwortung wird gestärkt, erwartet und gefördert, Solidarsysteme wie Krankenversicherungen gesund erhalten, öffentlicher Nah- und Fernverkehr funktionieren und so weiter. Allerdings ist das Risiko für Politiker hoch: eine selbstbewusste Bevölkerung, die sich ihrer Rechte bewusst ist und von ihnen Gebrauch macht. Für die Welt geht es keineswegs darum, wie ein verantwortungsloser deutscher Politiker vorschlug, sogenannte Steueroasen wie die Schweiz trockenzulegen, sondern die Steuerwüsten in anderen Ländern wieder zu bewässern und zum Erblühen zu bringen.

In der Schweiz haben die BürgerInnen in zwei Volksabstimmungen sieben wichtige Bereiche der Naturheilkunde durchgesetzt.

Das Resonanzgesetz

Um das Wesen von etwas zu erkennen, ist es zwingend, von der Form, wie sie sich im Körperlichen ausdrückt, auf die geistig-seelische Ebene des Inhalts schließen zu lernen. Formen sind also durchaus wichtig, vermitteln sie uns doch den Zugang zum Inhalt. Form und Inhalt sind in Resonanz.

Die moderne Physik weiß heute, dass die Symmetrie- oder Spiegelgesetze der letzten Wirklichkeit am nächsten kommen. Das Resonanz- oder Analogiegesetz, zweitwichtigstes der *Schicksalsgesetze*, ist ein Symmetriegesetz, wie seine kürzeste Formel „wie oben so unten, wie innen so außen" verdeutlicht. Es hat für die Krankheitsbilderdeutung zentrale Bedeutung. Sie fußt geradezu darauf, bekommen wir doch nur die Krankheitsbilder, zu denen wir Resonanz haben.

Ihre wissenschaftliche Erklärung findet die Resonanz in den Spiegelneuronen, jenen von Forschern der italienischen Universität Parma entdeckten Gehirnzellen, die dafür sorgen, mit anderen mitschwingen und -fühlen zu können. Tatsächlich bekommen wir nur die Probleme, Chefs und sogar Partner, aber eben auch Symptome und Krankheitsbilder, zu denen wir Resonanz haben, wie auch nur die unserer Resonanz entsprechenden Politiker. Das ist besonders entlarvend in Zeiten, in denen deren Kaste zu einem wahren Schattenkabinett verkommt. Spiegelneuronen entwickeln sich erst zwischen dem fünften und neunten Lebensjahr. Es gilt also diesbezüglich von Kindern nicht zu früh zu viel zu erwarten, aber später zur Zeit der Einschulung umso mehr, das heißt, wir könnten dann vieles unternehmen, um diese Basis des Mitgefühls, der Empathie, in ihnen zu wecken.

Spiegelneuronen entwickeln sich erst zwischen dem fünften und neunten Lebensjahr.

Wir kennen das – anfangs können Kleinkinder Abstraktionen wie Verneinungen ebenfalls nicht verstehen. Wir sagen: „Du wirst heute deinen Kakao nicht wieder umschütten", sie aber hören das „nicht" nicht. Über das Ergebnis sollten wir uns nicht wundern, sondern lieber erkennen, wenn wir die Tischdecke wechseln, wen wir da vor uns haben. In ähnlicher Weise sollten wir Einfühlung und Empathie nicht erwarten, bevor sich Spiegelneuronen entwickelt haben, dann aber diese Entwicklung nach Kräften fördern. Dieser Zeitverlauf zeigt auch, wie wichtig Kindergarten und Grundschule als Basis für eine gesunde menschliche Entwicklung sind und insofern wichtiger als Oberschulen und Gymnasien.

Das Gesetz des Anfangs

Zum Standardprogramm ärztlicher Praxis gehören die Fragen: „Seit wann haben sie diese Beschwerden?", oder „Wann hat es begonnen?". Beide Fragen beziehen sich auf das drittwichtigste der Schicksalsgesetze, das besagt, alles liege schon im Anfang. Tatsächlich liegt in der kleinen Buchecker schon der ganze große Buchenbaum und im winzigen befruchteten Ei der ganze Mensch. „Jedem Anfang wohnt ein Zauber inne", formulierte Hermann Hesse in seinem Gedicht „Stufen". Malcolm Gladwell schrieb (s)ein ganzes Buch „Blink" über diesen Zauber des Anfangs und belegt darin, wie weitgehend und gut er wissenschaftlich untersucht und belegt ist.

Die Körper-Bühne

Form und Inhalt

Unser Organismus wird tatsächlich zur Bühne für die Aufführung all der Stücke, die auf der Bewusstseins-Bühne abgelehnt oder jedenfalls ignoriert wurden. Sie sinken in den Schatten des Unbewussten und verkörpern oder somatisieren sich, wie die Schulmedizin sagt. Im Organismus nehmen sie Form und Gestalt an, um doch noch Aufmerksamkeit zu erregen und zu Lösungen zu führen, was wir ihnen im Bewusstsein nicht ermöglichten.

Tatsächlich hat in dieser Schöpfung alles, was Form und Gestalt annimmt, auch Inhalt und Bedeutung. Mir ist keine einzige Ausnahme bekannt. Warum ausgerechnet bei Krankheitsbildern eine in Anspruch nehmen, wie es die Schulmedizin tut? Ein Magendurchbruch verändert offensichtlich dessen Gestalt. Er schafft einen Durchbruch und Ausweg, nur auf ungeeigneter Ebene. Der Magen entspricht dem Mondprinzip und der vierten Lebensbühne. Insofern wäre es besser, (endlich?) aus dem Nest der Kindheit, aus der Herkunftsfamilie aus-, statt die Magenwand zu durchbrechen und Auswege aus dem eigenen Kindsein zu finden und zu nutzen. Wir sollen nicht bleiben wie die Kinder, sondern wieder werden wie sie. Dazu müssen wir aber vorher er- und dem Kindheitsnest entwachsen sein.

Tatsächlich hat in dieser Schöpfung alles, was Form und Gestalt annimmt, auch Inhalt und Bedeutung. Mir ist keine einzige Ausnahme bekannt.

Ein Knoten etwa in der Brust ist eine Verhärtung mit einer bestimmten Form, die da nicht hingehört. Er hat offenbar Bedeutung und verkörpert selbstverständlich Inhalt. Da wächst etwas Gefährliches auf einer bedrohlichen Ebene.

Goethe formulierte poetisch, alles Geschaffene ist ein Gleichnis. Dieses gilt es im Krankheitsbild zu erkennen und zu deuten. Nur wer herausfindet, wofür es steht, kann es verstehen und anschließend wandeln – am besten und konstruktivsten auf geistig-seelischer Ebene. Die Sprache der Krankheitssymptome aus ihrer Form und Gestalt zu entschlüsseln, um die verschlüsselten Inhalte zu entdecken, ist relativ einfach. Die Symptomatik verdeutlicht das Problem, eine Entzündung also einen in den Körper gesunkenen Konflikt, Kampf, Krieg, eine Auseinandersetzung. Das Prinzip dahinter ist das der Aggression. Das betroffene Organ oder Gewebe stellt die Ebene, den Schauplatz des Problems dar, auf der sich in den Schatten gesunkene Dramen abspielen, die Bühne gleichsam für den Konflikt. Eine eitrige Zehennagelentzündung, ein sogenanntes Panaritium, ist also ein Konflikt auf der Ebene unserer Nägel, der Reste der Krallen, und insofern kommt hier nochmals das Aggressionsprinzip ins Spiel. Es handelt sich also um einen Konflikt auf der Ebene der Krallen, sich festzukrallen an (s)einem Platz.

Ein Kugelbauch zeigt dagegen ein ganz anderes Thema. Tatsächlich geht es darum, sein Leben rund zu bekommen, ein erfülltes Leben auf allen zwölf Lebensbühnen des Entwicklungskreises der zwölf Urprinzipien zu führen. Wenn dieses Thema in den Schatten sinkt, wird das körperliche Zentrum, der Bauch, statt des Lebens rund. Das ist dann Fülle auf einer weniger günstigen Ersatzebene, die aber auch in der Mitte ansetzt, eben um den Bauchnabel herum, statt um die Mitte im übertragenen Sinne, auf die Medizin ursprünglich und Meditation immer noch zielen.

Wir haben nicht die Wahl, ob wir ein anstehendes Thema leben, sondern lediglich, wo wir es ausdrücken. Wer es im Bewusstsein verweigert, bei dem wird es sich andere Wege suchen. Wir können uns stellen oder drücken, in letzterem Fall wird sich die Thematik etwas später aber auf unangenehmeren Ebenen aus*drücken*. Formen können aber auch täuschen und mit ihnen lässt sich auch bewusst täuschen.

Wir konnten uns – etwa durch sachliche Information und Überlegung – vor der Angst schützen. Ein Beispiel: Ein Anruf bei einem befreundeten Facharzt in Oberitalien informierte mich, dass die Verbrennung der Leichen für Katholiken bis vor kurzem als Todsünde galt und es deshalb kaum Krematorien gäbe. In der Pandemie aber waren per Gesetz alle Betroffenen zu kremieren, was den Sarg-Stau ergab. Die Armee half, die Särge zu den wenigen, auch weiter entfernten Krematorien zu bringen. Einfache sachliche Info und Ende von Angst. Peinlicher war das Bild mit einer ganzen Turnhalle voll Särgen. Es war nachweislich Jahre alt und zeigte Särge von ertrunkenen Migranten. Der Presse war offenbar kein Mittel zu billig bei ihrer Angstkampagne. Wir aber sahen Särge und alles war klar – die Form prägte den Inhalt, aber täuschte uns.

Meine nächste Frage an den Freund: „Warum sterben plötzlich so viele bei euch?" fand eine ernüchternde Antwort: Es gäbe jeden Herbst eine Überfüllung des völlig unzulänglichen öffentlichen Gesundheitssystems, wo die Überfüllung auch zu vermehrten Ansteckungen führte. Wer es sich irgend leisten könne, meide in Italien das öffentliche System und leiste sich Privatärzte und -kliniken. Und es stürben vor allem jene sehr Alten, die sich kürzlich gegen Meningitis impfen ließen und Vorerkrankungen hatten. Hässliche Fakten, aber sachliche Infos: Ende von Angst. Jetzt auf Schuldige zu projizieren, bringt nicht weiter. Letztlich geht es da um das Karma der Verantwortlichen. Das müssen sie selbst verantworten und es dürfte schwer genug werden. Im Grunde verdienen sie vor allem unser Mitgefühl und können einem leidtun, egal ob es aus Unwissenheit oder sogar Absicht geschah. Wer seiner Seele so etwas antut, ist zu bedauern. Und die Bibel weiß Rat: „Die Rache ist des Herrn." Wie gut, sich so etwas Hässliches wie Rache ersparen und nach ganz oben delegieren zu können!

Außerdem konnten wir die Situation nutzen, uns mit unserer Angst auseinanderzusetzen, wiederum egal, um welche ihrer Formen es sich handelte. Dahinter steckte immer Todesangst, ob vor dem Virus oder der Impfung, einer (Gesundheits-)Diktatur oder wirtschaftlichem Konkurs. Hier wurde uns also ein Doppelthema geradezu aufgedrängt: Tod und Angst. Die Särge boten die Form, und den Inhalt füllten wir selbst hinein durch unsere eigene Todesangst.

Lateinisch „angustus" heißt eng und trägt unser Wort Angst in sich. Tatsächlich wurden wir eingesperrt und auf allen möglichen Ebenen in die Enge getrieben, gewohnte freie Meinungsäußerung wurde mit Zensur unterbunden, Kritiker diskriminiert und soweit möglich mundtot gemacht. Gegen die Enge Sturm zu laufen, ist die eine mutige Reaktionsmöglichkeit. Die andere ist, sich der Angst zu stellen und in der Seelen-Bilder-Welt nach eigenen Engstellen zu fahnden, sie anzunehmen, sich darauf einzustellen und zu konzentrieren und in der Tiefe der Enge und Angst vielleicht sogar bis zur eigenen Geburt zurückzugehen, wo es das erste Mal im Leben entsetzlich eng wurde. Wer solche Engpässe nochmals bewusst durchlebt, löst die Angst mit der Enge und erlebt – etwa nach der Geburt – die große Weite (der) Welt.

Tatsächlich ist auch beides möglich: Ich kann mich auf allen mir noch möglichen Kanälen über die Angst-Inszenierung informieren und mich zusätzlich meiner eigenen Angst gegenüber öffnen und anderen beistehen, mit der ihren fertig zu werden.

Sich weitergehend dem Tod und der Aussöhnung mit der eigenen Sterblichkeit zu stellen, ist noch (heraus)fordernder, aber auch fördernder. Je schwerer sie auf der Seele lastet, desto notwendiger ist sie im wahrsten und doppelten Sinne des Wortes. Verweigern wir es, in Situationen, wo uns der Tod über Bilder, Statistiken, Warnungen und Drohungen so nahegebracht, ja, ins Bewusstsein gedrückt wird, das bedrängende Thema zu konfrontieren, kann es in Depressionen umschlagen, deren schlimmste „Nebenwirkung“ wiederum erfolgreicher Selbstmord ist. Tatsächlich weiß ich von US-Kollegen, dass die Selbstmordrate in der *Hoch*zeit der Pandemie in einem Monat so hoch war wie ansonsten im ganzen Jahr. Depressionen mit ihren Suizidgedanken sind die destruktivste und unerlösteste Beschäftigung mit dem Thema Sterben und Tod. Viele in den Selbstmord getrieben zu haben, geht wieder auf das Konto und Karma der Obrigkeiten. In unserer Verantwortung liegt es, uns dem zu stellen, was sich aufdrängt oder uns aufgedrängt wird. Projizieren ist immer die schlechteste Lösung auf dem Weg zu (Selbst)Heilung, Eigenver*antwort*ung die beste.

Schuld und Verantwortung

Verantwortung ist das Kernstück der „Integralen Medizin“ und hat nichts mit Schuld zu tun. Schuld ist eine religiöse Dimension. Damit tut sich Sein Bodenpersonal schon schwer genug. Christus selbst war alles andere als ein Sündenkrämer, aber der schwache Teil seines Bodenpersonals hat zu Schuldverschreibung Zuflucht genommen, genau wie schwache Mediziner damit arbeiten, nach der Methode: „Sie sind schuld, wenn Ihr Kind an Masern stirbt, weil Sie es nicht impfen lassen.“ Schuld ist eine religiöse Thematik, wie schon der Begriff Erbsünde zeigt, also eine mitgebrachte Sünde. Sünde aber heißt „hamartanein“ im Ur-Text, was „Absonderung“ bedeutet oder „den Punkt verfehlen“. Das wiederum meint, sich von der Einheit absondern oder den *Mittel*punkt des Lebensmandalas verfehlen. Das aber ist das gemeinsame Schicksal aller in der Polarität Lebenden, (noch) nicht Erleuchteten. Und selbst dafür gilt es, die Verantwortung zu übernehmen. Wer sonst sollte es tun?

In der Medizin geht es immer um (Eigen)Ver*antwort*ung im Sinne von: selbst Antworten auf die anstehenden Themen und Probleme zu finden. Das hat nichts mit Schuld zu tun, sondern mit Stärke und Verantwortlichkeit, die es im Laufe des Lebens zu entwickeln gilt. Andere Sprachen machen das noch deutlicher: responsabilité im Französischen, responsabilità im Italienischen, responsibility im Angelsächsischen, the ability to respond, die Fähigkeit zu antworten. Darum geht es. Schuld ist etwas ganz anderes. Das Missverständnis kommt daher, dass die deutsche Sprache Verantwortung und Schuld synonym verwendet. Das ist auch einer der Gründe, warum sich Menschen unseres Sprachraumes auffällig oft vor der Übernahme von Verantwortung drücken, um keine Schuld auf sich zu laden. Das spiegelt sich etwa in der geringen Lust, Unternehmen zu gründen und gesellschaftliche Verantwortung zu übernehmen und zu tragen. Das aber schadet dem Gemeinwesen. Wer sie für seine Gesundheit nicht übernimmt, schadet sich selbst. Wir haben – wie gesagt – nie die Wahl, ob wir uns den anstehenden Themen stellen, sondern nur auf welcher Ebene. Idealerweise wählen wir die von Plato erwähnte der Ideen oder die der Lebensprinzipien. Alle Symptome und Probleme und all ihre Schauplätze, also Organe und Gewebe, lassen sich den schon erwähnten zwölf Ur- oder Lebensprinzipien oder -bühnen zuordnen, die eine zentrale Rolle in der „Integralen Medizin“ spielen.

Die Bedeutung beachten – den alten Mustern folgen

Alle Körperorgane und -regionen wollen benutzt und beachtet werden, genau wie alle zwölf Urprinzipien und alle Menschen Beachtung brauchen, wahrscheinlich sogar alle Wesen. Albert Schweitzer formulierte es unübertroffen: „Ich bin Leben, das leben will, inmitten von Leben, das leben will.“

Besinnen wir uns zurück auf Mutter Natur und die Anfänge menschlichen Lebens als herumziehende Sammler, sind wir auf gutem Weg zu Gesundheit und (Selbst)Heilung.

Krasse Beispiele mögen es verdeutlichen: Bekommt ein junges Mädchen gleich nach Einsetzen der Periode – wie in der Frühzeit – ihre Kinder, sodass es Ende seiner Zwanzigerjahre schon auf eine Schar von über zehn ausgiebig gestillten Kindern blickt, geht die Wahrscheinlichkeit auf Brustkrebs gegen Null. Das aber ist in der heutigen Zeit keinesfalls anzuraten und würde alle in tiefste soziale Probleme stürzen. Offensichtlich sind weder unsere körperliche noch unsere seelische Entwicklung mit unserer gesellschaftlichen mitgekommen. Frauen, die ihre Brustdrüsen nicht zum frühen, häufigen und langen Stillen nutzen, leben demnach ungesund und sogar gefährlich – aber es ist ihre einzige Chance, halbwegs geachtet in unseren modernen Gesellschaften des 21. Jahrhunderts zu existieren.

Auch Männer, die ihre Prostata kaum (be)nutzen – und das sind in unserer Kultur fast alle –, leben gefährlich. Wer auf kurze oder gänzlich ausgefallene Vorspiele setzt und lieber künstliche Gleitmittel benutzt, dessen Vorsteherdrüse wurde weder gefordert noch gefördert, sondern vielmehr provoziert, durch Wachstum Aufmerksamkeit zu erregen. Das Ergebnis nennen Schulmediziner Prostata-Hyperplasie. Da die Prostata die Harnröhre umschließt, kann sie – über sich selbst hinauswachsend – die männliche Ausstrahlung, die kleinen und großen Jungen so wichtig ist und erstere zu Wettkämpfen nach dem Motto: „Wer kann weiter?“ animierte, schnöde abdrücken. Eine ehedem starke Ausstrahlung verkommt so zu einem kläglichen Rinnsal. Bessert sich die Situation nicht durch genussvolles Integrieren der Drüse ins Liebes- und Lebensspiel, kann sie richtig böse werden und bösartig entarten.

Wer seinen Darm nicht fordert und fördert durch Ballaststoffe, die ihn zur Arbeit zwingen, kann erleben, wie träge der wird und sein Rhythmus in Gestalt der Peristaltik allmählich einschläft. Das wird nicht selten auf ein späteres böses Erwachen hinauslaufen, wenn er sich bösartig wachsend Gehör verschafft.

All das ließe sich mit entsprechender Beachtung der jeweils angesprochenen psychosomatischen Themen und Aufgaben sowohl im Vorfeld mittels Vorbeugung als auch gegebenenfalls therapeutisch behandeln, die Heilungschancen würden so verbessert. Aber ***allein schon die Umstellung auf pflanzliche Kost kann – nach Prof. Claus Leitzmann – das Risiko auf Dickdarmkrebs um 90 Prozent reduzieren, das auf Brust- und Prostatakrebs um jeweils 50 Prozent.***

Da alle Organe, Gewebe und Regionen Lebensprinzipien unterstehen, ist gut beraten, wer allen zwölf und somit all ihren Organen gerecht wird und freiwillig und rechtzeitig Beachtung schenkt.

Zwölf Lebensbühnen und Übungsfelder

In die Vielfalt der Welt Ordnung und Übersichtlichkeit zu bringen, war Menschen wohl immer ein Anliegen, schon zur Minderung der Angst vor der unüberschaubaren Komplexität. Im alten China entwickelten sie angesichts der Welt der 10 000 Dinge das Ordnungssystem des I Ging. Aus der Einheit des Dao ergab sich die Dualität von Yin und Yang. Daraus formten sie mittels jeweils sechs Linien 64 (2^6) sogenannte Hexagramme, um alles zu- und somit einordnen zu können.

Heute leben wir in der Welt der Mill- und Billiarden, Zahlen, die niemand mehr erfassen kann und die deshalb noch ungleich mehr Angst einjagen. Insofern ist ein Ordnungssystem, in dem sich alles unterbringen lässt, notwendiger denn je.

In unserer Kultur entwickelten die Vorfahren aus der Polarität von männlich und weiblich die weiblichen Elemente Wasser und Erde und die männlichen Feuer und Luft. Die vier Elemente wurden nochmals in jeweils drei Stadien unterteilt, ein anfängliches oder kardinales, ein mittleres oder fixes und ein letztes oder labiles. Aus vier Elementen mal drei Stadien ergeben sich die zwölf Ur- oder Lebensprinzipien.

In unserer Kultur entwickelten die Vorfahren aus der Polarität von männlich und weiblich die weiblichen Elemente Wasser und Erde und die männlichen Feuer und Luft.

Dem Gesetz der Polarität folgend, hat sowohl die weibliche Anima eine Licht- und Schattenseite wie der männliche Animus. Aber auch bei jedem der vier Elemente und bei jedem der zwölf Lebensprinzipien lässt sich jeweils eine Licht- und Schattenseite unterscheiden.

Die zwölf Prinzipien bilden den Entwicklungskreis. Vom ersten bis zum zwölften Feld reiht sich Prinzip an Prinzip. Auf diesen zwölf Lebensbühnen gilt es zu leben und sich jeweils von der destruktiv-unerlösten zur konstruktiv-erlösten Seite, also vom Schatten zum Licht, zu entwickeln.

Tatsächlich aber hat der Kreis auch eine dritte Dimension und die Form einer sich nach oben verjüngenden Spirale, die schließlich in einem Punkt direkt über der Mitte des ursprünglichen Entwicklungskreises endet. Auf dem stetig ansteigenden Entwicklungsweg kommen sich so die

Gegenpole Umdrehung für Umdrehung immer näher, um schließlich eins zu werden.

Ursprünglich liegen die Gegenpole auf ihren jeweiligen Achsen im Kreis weit auseinander. Der verstopfte und der Durchfallpatient scheinen maximal voneinander entfernt zu sein, aber tatsächlich haben beide Angst. Der *Schiss* von DurchfallpatientInnen, etwas bei sich zu behalten, ist schon sprachlich durchsichtig, aber auch unter Verstopfung Leidende haben Angst, etwas herzugeben und loszulassen. In der Tiefe findet sich also dasselbe Thema. Tatsächlich kann auf Dauer, wer nichts mehr hergibt, auch nichts mehr aufnehmen. Dauerverstopften vergeht definitiv der Appetit. Der unter Durchmarsch Leidende nimmt sowieso nichts mehr auf. Nur an der Oberfläche der Probleme scheinen beide entgegengesetzt, mit jedem Umlauf auf der Entwicklungsspirale kommen sie sich näher, um schließlich in deren Höhe und Mitte eins zu werden.

Krankheitsbilder haben immer eine Botschaft und damit auch Recht, Symptome sind immer völlig in Ordnung. Die Aufgabe ist herauszufinden, was Betroffenen fehlt, sodass diese Symptome notwendig wurden. Tatsächlich lässt sich die Angst vor Seuchen gut begründen, waren doch Millionen an Pest, Cholera und Spanischer Grippe gestorben. Aber auch der Verlust der Grundrechte und die Angst vor Diktatur kann sich – bei der deutsch-österreichischen Geschichte – nachvollziehbar bis zu Todesangst steigern. Angst an einer Impfung zu sterben, ist nicht unrealistisch, denn einige Monate nach Impfbeginn sind tatsächlich schon einige daran verstorben. Die Angst vor wirtschaftlichem Zusammenbruch ist ebenfalls nicht unrealistisch. Immerhin sind bis Herbst 2021 schon über 100 000 deutsche Firmen coronabedingt in Konkurs geschlittert. Am Schwarzen Freitag 1929 hat der Wirtschaftszusammenbruch ungezählte Selbstmorde heraufbeschworen.

Auch die Angst vor der Angst kann entsetzliche Folgen haben und in die Aussichtslosigkeit des Suizids treiben.

Wir sind so verschieden und blicken auf so unterschiedliche Lebenserfahrungen zurück und entwickeln folglich individuelle Angstformen. Aber trotzdem lassen sich dahinter bestimmte Muster erkennen und in der Tiefe die eine große, allen Verängstigten gemeinsame Angst vor dem Sterben.

Aufgrund der an der Oberfläche so verschiedenen Ängste, kann man – wie geschehen – diese Gruppen gegeneinander aufhetzen, sodass sie sich bis aufs Blut bekämpfen und eine sowieso schon schwere Lebenssituation in ihre persönliche Hölle verwandeln. Allen gemeinsam ist aber auf der Ebene der Ur- oder Lebensprinzipien die Todesangst. Sehen wir das (ein), könnten wir erkennen, alle im selben Boot zu sitzen und uns solidarisieren, statt in Kriege gegeneinander treiben zu lassen.

Und es geht noch einen Schritt weiter und tiefer. Würden wir uns nach dieser Erkenntnis mehrheitlich mit den Themen Angst und Tod auseinandersetzen und aussöhnen, wäre allen geholfen und der Angst offensiv begegnet, was sie nie überlebt. Angst ist Enge, und wer der Enge mit Offenheit und Weite begegnet, wird sie lösen, so wie das Licht (der Erkenntnis) die Dunkelheit (der Unbewusstheit) ganz selbstverständlich überstrahlt.

Die Instrumentalisierung der Angst hat die Pandemie – nach allen vorliegenden Daten – überhaupt erst zu diesem weltumfassenden Thema an- und uns über den Kopf wachsen lassen. Der Tod ist in der Tiefe ihre Quelle. Als Menschen, frei von Angst und ausgesöhnt mit der Endlichkeit des Lebens, wären wir auch nicht annähernd so tief in diese Krise geraten. Da wir aber mehrheitlich die beiden Themen des 10. Lebensprinzips, Angst und Tod, meiden oder projizieren und „Tatort" schauen, werden uns beide wohl auch weiter begleiten (müssen), bis wir uns ihnen wirklich stellen. Die Frage ist nicht „ob" sondern „wann".

Möglichkeiten, *die* 12 *Lebensprinzipien* zu verinnerlichen und zu vertiefen

Mit den zwölf Prinzipien vertraut zu werden, ist ebenso wichtig wie wesentlich, aber auch aufwendig. Hier seien sie einmal in ihrer Abfolge und jeweiligen Licht und Schattenseite angesprochen. Beim 1. Prinzip, der Aggression, geht es um die mutige Eroberung von Neu(em)-Land, im Schatten läge blindwütige Zerstörung. Beim 2. Prinzip geht es um die Absicherung des Landes, den Schutz der Werte und den Genuss der Sinnenfreuden, Eigentum wird zur Verpflichtung, im Schatten liegen Gier und Besessenheit von Besitz. Im 3. Feld öffnen sich die Grenzen wieder und Kommuni(kati)-on und Austausch kommen zu ihrem Recht, im Schatten liegen Geschwätzigkeit und (T)Ratsch. Auf der 4. Bühne begegnen wir der Familie, dem Weiblichen und Kindlichen, den Rhythmen des Lebens, im Schatten liegen Launen und Beleidigtsein. Auf der 5. Lebensbühne geht es um Selbstverwirklichung, im Schatten droht die Gefahr der Selbstüberschätzung und Egomanie. Im 6. Feld geht es um Kontrolle und Vorsicht, aber auch um Dankbarkeit, im Schatten liegen Angst und Kontrollzwänge. Die 7. Bühne konfrontiert uns mit Beziehung und Liebe, mit Kunst, Kultur, mit Schönheit, Frieden, Harmonie und Gerechtigkeit, im Schatten liegen Eitelkeit und Eifersucht. Im 8. Feld wartet die Aufgabe der Wandlung, der Metamorphose, das Stirb-und-Werde auf uns und im Schatten liegt die Rache. Die 9. Lebensbühne bringt Sinnsuche und Philosophie ins Spiel, im Schatten Arroganz bis zum Größenwahn. Das 10. Feld konfrontiert uns mit dem Gesetz, der Struktur und der Reduktion aufs Wesentliche, im Schatten liegen Verhärtung und Verharren. Die 11. Lebensbühne bringt die Entpolarisierung ins Spiel, das Un- und Außergewöhnliche und Originale und Originelle, ihr Schatten ist die Gefühlskälte. Auf der 12. Bühne geht es um Transzendenz und Allverbundenheit, der Schatten liegt in der Neigung zum Chaos.

Die kleinste Einheit innerhalb der Polarität ist das Anima- und Animus-Prinzip oder Yin und Yang. Aus dem Yin folgen die weiblichen Elemente Wasser und Erde, aus dem Yang die männlichen Feuer und Luft. Der nächste Schritt aber geht schon zu den je drei Entwicklungsstufen jedes Elementes und damit zu den zwölf Lebensprinzipien.

Natürlich lassen sich die fast 800 Seiten des gleichnamigen Buches von vorn bis hinten lesen und studieren, aber zu lernen sind sie besser in deiner individuellen Reihenfolge. Ich empfehle nach der Einleitung das eigene, durch das Sternzeichen bekannte Prinzip zu lesen, anschließend das des Partners, die der Eltern und Kinder, der Großeltern und Chefs und aller wichtigen Personen im Leben. Parallel dazu lassen sich zu jedem Prinzip die beiden Reisen des gleichnamigen CD-Sets erleben. So entstehen zu den äußeren viel eher innere Bilder, die sehr helfen beim Verinnerlichen. Noch direkter gelingt der Einstieg in diese Bilderwelt über die in *Hollywood-Therapie – was Filme über uns verraten* mit den nach den zwölf Lebensprinzipien geordneten Filmen. Mit ihrer Hilfe können wir auf (ent)spannende *Art* und *weise* direkt in archetypische Bilderwelten einsteigen. Obendrein lassen sich beide Zugänge verbinden und mit dem Online-Seminar „Das Senkrechte Weltbild" kombinieren.

Alles regeln

Der Mathematiker und Philosoph Norbert Wiener schenkte uns 1948 die Kybernetik mit der Enthüllung ihrer Rückkopplungsmechanismen und schuf damit die Grundlage der Regeltechnik. Aber er beschrieb auch schon die Analogien zum menschlichen Gehirn, wo Rückkopplung in vieler Hinsicht unter anderem durch die Sinnesorgane stattfindet. Wiener ermöglichte damit das Verständnis vieler Prozesse im Organismus. Das System aus Hypophyse, ihren Releasing-Faktoren und Hormonen der peripheren Hormondrüsen folgt exakt dem Rückkopplungssystem. Die Hirnanhangsdrüse sendet Releasing-Faktoren aus, die die Drüsen zur Hormonausschüttung anregen. Steigt der Hormonspiegel, wirkt das auf die Hypophyse zurück und sie drosselt mit den Releasing-Faktoren auch gleich die Hormonproduktion der Drüsen. Aus diesem Grund ist es fatal, ohne dieses Verständnis mit Hormongaben aller Art in diese delikaten Gleichgewichte einzugreifen.

Wer zum Beispiel Kortison einnimmt, sollte wissen, dass damit seine körpereigene Cortisolproduktion zum Erliegen kommt. Das gilt auch für die Einnahme von Melatonin, dem Hormon der Nacht, als Antioxidans. Bodybuilder, die Anabolika einnehmen, sollten damit rechnen, dass über diesen Rückkopplungsmechanismus die Botschaft erfolgt, die eigene Produktion männlicher Hormone zu stoppen oder jedenfalls zu reduzieren. Das Ergebnis ist dann Impotenz, das genaue Gegenteil vom erwünschten Effekt, sollten die Muskeln doch die Damen beeindrucken und anziehen.

Das coole Leben ist nicht so gesund.

Wer so etwas einmal beginnt, kann nur noch schwer aufhören, da er dann eine gewisse Zeit ganz ohne wäre, bis seine Eigenproduktion wieder anspringt. Das nennen wir Entzug bei Sucht. Wer mit solcher Einnahme wieder aufhören will, muss dann erstmal einige Zeit ein ziemlich tiefes Loch überstehen.

Aber nicht nur den Hormonspiegel regelt der Organismus, sondern alle möglichen Gleichgewichte. Er ist insgesamt gesehen ein wahres Wunderwerk ineinandergreifender, miteinander verzahnter Gleichgewichte zwischen verschiedenen Körperebenen, aber auch Körper und Seele und innerhalb des seelischen Bereichs.

Die Schulmedizin kennt heute unseren Temperaturregler, den „Thermostat", der dafür sorgt, dass die Kerntemperatur erhalten bleibt, die bei den meisten nicht mehr bei 37 Grad, sondern deutlich niedriger liegt. Gehen wir in die Sauna, bricht uns der Schweiß aus, um über Verdunstungskälte unseren Körperkern abzukühlen. Bei Sport in winterlicher Eiseskälte müssen wir uns bewegen oder zittern wenigstens, um genug Wärme zu produzieren und unsere Kerntemperatur zu halten.

Im Notfall, etwa wenn ein unbewältigtes Kommunikationsproblem auf die Körper-Bühne sinkt und sich in Gestalt einer Lungenentzündung verkörpert, erlaubt der Thermostat einen Temperaturanstieg. Denn mit jedem Grad verdoppelt sich die Abwehrkraft und wir sprechen von Fieber. Sind mit der mehr als vierfachen Abwehrleistung bei 39 Grad zum Beispiel die Pneumokokken niedergekämpft, geht das Fieber wie von selbst wieder zurück. Der Thermostat sorgt dafür.

Das Schlechte vom Guten: Mit einem Grad weniger Temperatur sinkt die Abwehrkraft aber auch auf die Hälfte, was heute eine Mehrheit der Bevölkerung erlebt und erleidet. ***Das coole Leben ist nicht so gesund.*** Wir können uns auf unseren Thermostat verlassen, ihn aber durch Lebensstilveränderungen wie ein übertrieben cooles, empathiefreies, an Mitgefühl und Bewegung armes Leben auch herunterregeln.

In *Mein Individualgewicht* habe ich ausführlich den Gewichtsregler oder Gravistat beschrieben. Der ist zwar noch nicht wissenschaftlich belegt, aber seine Existenz wurde mir in gut 40 Arztjahren mit Über- und Untergewichtigen zur Gewissheit. Der Gewichtsregler lässt – wie der Thermostat auch – nur im Notfall Über- oder Untergewicht zu. Kummerspeck kann

Leben retten, denn er ist allemal besser, als sich oder anderen aus Kummer das Leben zu nehmen. Wenn wir uns das Leben dann wieder im positiven Sinne nehmen und zurückholen wollen, müssen wir den Kummer lösen, um den Gewichtsregler wieder bewusst nach unten zu korrigieren. Gründe ihn zu verstellen, um Schlimmeres zu verhindern, gibt es viele, aber sie sind alle lösbar, indem der „Gewichtsregler“ zum persönlichen *Individualgewicht* zurückgeregelt wird. *Mein Individualgewicht* zeigt die Wege auf, sich aus dieser Falle zu befreien.

In *Heilsame Tugenden* beschreibe ich unseren inneren Glücksregler, der, schon früh im Leben auf ein persönliches Niveau eingestellt, die Tendenz entwickelt, immer wieder zu diesem Wert zurückzukehren. Er ist das innere Pendant zu Ausdrücken wie Glückspilz und Pechvogel oder Unglücksrabe. Persönlich mit viel Optimismus gesegnet und nach einigen Gipfel-Erlebnissen, wurde mir dessen Existenz klar, als ich im Hochgebirge ins Seil stürzte. Anschließend war ich geradezu euphorisch, fühlte mich persönlich gemeint und noch nicht zurückberufen. Jeden Tag danach zählte ich und nahm ihn als Geschenk wahr und wichtig. Irgendwann hörte ich aber wieder auf damit und heute weiß ich nicht mehr, in welchem Jahr mir das geschah. Ich kehrte zu meinem gewohnten Glücks-Niveau zurück, über das ich mich keinesfalls beschweren will, aber ich weiß jetzt, da ist viel mehr drin …

Übung: Ich würde vorschlagen, das gute, alte Fieberthermometer hervorzuholen und sich messend Gewissheit über die eigene Temperatur zu verschaffen. Orte der Messung sind klassisch unter der Achsel oder in der Schulmedizin gern im Po. Es geht aber auch im Mund. Moderne Thermometer piepen, wenn das Temperaturmaximum erreicht ist, ältere erfordern etwas Geduld. So lässt sich ganz einfach feststellen, ob man körperlich unterkühlt ist.

Der Gesundheitsregler

Inzwischen bin ich überzeugt, solch einen Regler gibt es auch im übergeordneten Sinn, und er ist geeignet, uns gesund zu erhalten durch verschiedene Regelkreise und Rückkopplungsmechanismen. Tatsächlich spielen extrem viele Systeme miteinander eng verschränkt zusammen. Die Aufrechterhaltung des sogenannten Fließgleichgewichtes (steady-state) ist gar nicht anders denkbar. Nerven interagieren mit Hormonen und Neurotransmittern, die sich wiederum über Arterien und Venen verbreiten, alle Organe spielen zusammen wie in einem großen, fein ab- und eingestimmten Orchester, das wiederum auf die Einflüsse des seelischen, sozialen, geistig-spirituellen Umfeldes reagiert. Den Gesundheitsregler können wir uns als Dirigenten und Regisseur des Ganzen vorstellen, der alle Organe und Hormondrüsen, die verschiedenen Nervensysteme aufeinander ab- und in ein großes Schwingungsfeld einstimmt, was die Symphonie unserer Gesundheit erklingen lässt. (Krankheits-)Störungen bringen zum Ausdruck, dass er nicht mehr in der Lage war, das Ganze zu koordinieren.

Dann sendet er Botschaften wie SOS-Funksprüche in Gestalt von Symptomen aus. Finden diese aus den beschriebenen Gründen zu lange keine Beachtung, weil wir etwa, um unser Überleben zu sichern, verlernt haben, die Signale des Körpers wahr und wichtig zu nehmen, wird es eng. Dann greift der Gesundheitsregler zum vorletzten Mittel und stellt die entstandenen Probleme auf der Körperbühne so deutlich dar, dass wir sie deuten und verstehen können – als erstem Schritt zur (Selbst)Heilung.

Insofern sind alle Symptome und ihr Zusammenspiel in Krankheitsbildern sinnvoll, verraten sie doch dahinter liegende Probleme und stellen sie für uns *deut*lich konkret oder symbolisch dar. Wird ein Defekt aufgelöst, fühlt sich das entsprechend gut für den Gesamtorganismus an, weil sich das harmonische Zusammenspiel des Ganzen verbessert. Tatsächlich reicht ein vereiterter Zehennagel, um das ganze System zu schwächen und unrund laufen zu lassen. Die neun intakten Zehen sind kein Trost und 99 Prozent der noch gut funktionierenden Systeme können den einen Entzündungsherd kaum vergessen lassen. Auch bei einem einzigen von zehn Zehen ist die Seele mitbetroffen und die Auswirkung auf die Stimmung unüberspürbar. Auch der Geist wird davon in Mitleidenschaft gezogen, trotz maximaler Entfernung vom Zehennagel. Wir kennen fast alle die Erfahrung, dass nicht nur im Körper alles mit allem zusammenhängt, sondern auch der ganze Organismus untrennbar mit Seele und Bewusstsein verbunden ist.

Der Gesundheitsregler meldet sich insofern über verschiedene Botschaften. Schmerzen sind als akute Hilferufe und manchmal sogar -schreie zu verstehen. ***Was weh tut, zieht unsere Aufmerksamkeit auf sich. Das erhöht die Durchblutung und damit auch schon die Heilkraft vor Ort.*** Insofern ist es gut, auf die Botschaften des Organismus zu hören, immer wieder in ihn hineinzuhorchen und seinen Signalen und Hilferufen zu gehorchen – allerdings ohne den Gegenpol Krankheitsangst im Sinne von Hypochondrie zu entwickeln. Auch ein Abfall der *Stimmung* kann uns anzeigen, dass etwas nicht *stimmt* im Gesamtsystem. Schon das Wort Stimmung ist überdeutlich. Der Organismus ist wie ein Musikinstrument, das nur gut gestimmt harmonisch klingt und auch nur so im großen Orchester der Menschheit unterstützend mitspielen kann. Wer verstimmt ist, kann sicher sein, dass etwas im Wunderwerk seines Organismus nicht stimmt und seinen Beitrag zum Ganzen entsprechend verzerrt.

Insofern ist gute Stimmung ein Hinweis, dass alles gut gestimmt ist und stimmt. Ein klarer, wacher Geist und ein weites Bewusstsein sind ebenfalls gute Zeichen für ein insgesamt auf hohem Niveau optimal zusammenspielendes Orchester, wo alle Beteiligten zauberhaft zusammenwirken, miteinander schwingen und harmonieren wie ein großes Wesen. Dieser Zauber lässt sich dank der alten und neuen Medizin im Zusammenspiel zunehmend gut verstehen.

Wo andererseits ein ursprünglich kleines Symptom oder Problem auf körperlicher, seelischer oder sozialer Ebene keine Lösung findet, eskaliert es nicht selten, im Extremfall auch bis zum Zusammenbruch des Ganzen.

Deshalb verlangt das ganze System die Lösung jedes kleinen Symptoms oder Problems. Finden viele solche kleinen Krisenherde keine Lösung, kann auch das Ganze Schaden nehmen im Sinne einer Chronifizierung.

Wir haben heute mehrheitlich durch mehr als genug Nahrung und Wärme einen doch so starken Körper, der die Unterdrückungsmaßnahmen der Schulmedizin in der ersten Lebenshälfte meist noch ganz gut kompensiert. Aber in der zweiten hilft dann oft nur noch Wegschneiden, und damit werden wir und unsere Heilungschancen im wahrsten Sinne des Wortes weniger. Auch eine Organverpflanzung macht das Gesamtsystem schwächer, ist es doch dazu notwendig, die eigene Abwehr mit sogenannten Immunsupressiva zu unterdrücken. Die Transplantation kann kurz- und mittelfristig Leben retten, langfristig und auf der Kehrseite werden wir durch ein unterdrücktes Immunsystem aber anfälliger für Entzündungen, Allergien, Autoaggressions- und Krebserkrankungen.

Ideal ist insofern, jedes kleine Signal des Organismus wahr und wichtig zu nehmen und auf seine Bedeutung zu achten. Das ist Anspruch der „Integralen Medizin".

Der Körper bietet eine unglaublich vielfältige Bühne, auf der er alle relevanten Themen darstellen kann. Mit Hilfe der Ur- oder Lebensprinzipien lassen sich in der Tiefe deren Botschaften erkennen und entschlüsseln. Echte Lösungen finden sich – wie gesagt – nicht an der Oberfläche der

Phänomene, sondern in der Tiefe der (Ur)Ideen-Ebene. Dorthin zu gelangen, ist mit Hilfe der Ur- oder Lebensprinzipien möglich, um Heilung oder schon Vorbeugung in die Wege zu leiten. Goethe sah in allem Geschaffenen ein Gleichnis. Die vielen Gleichnisse unseres Lebens gilt es zu deuten und in ihrer Bedeutung zu durchschauen. Geschaffen ist alles, was Form und Gestalt annimmt. Insofern leben wir in einer Welt von Gleichnissen. Ihre Deutung ermöglicht uns, zu den ausgedrückten Inhalten in der Tiefe vorzudringen und hier Lösungen zu entdecken.

Auf dieser tiefen Verständnisebene gelingt es meist, den in der Form einerseits verborgenen, aber andererseits auch ausgedrückten Inhalt zu erkennen und mit Hilfe der Ur- oder Lebensprinzipien zu Lösungen zu kommen. Diese werden den Gesundheitsregler darin unterstützen, das ganze System wieder in Ordnung zu bringen und etwaige Missklänge in der Symphonie zu beheben. Wo Bläser und Streicher und überhaupt alle Instrumente des Orchesters und Organe des Organismus wieder harmonisch zusammenspielen, wird das Leben zu einer Symphonie.

Das Beispiel der Angst vor dem Tod, die die Inszenierung der Coronapandemie in unserer Tiefe befeuerte, hat das schon angedeutet. Wir können einseitige Berichterstattung seitens bestimmter Medien kritisieren wegen des damit angerichteten Schadens in den Seelen und sogar der Volksseele wie auch auf sozialer, pädagogischer und wirtschaftlicher Ebene. Das ist die eine Seite, aber die Angstmache haben die Verantwortlichen zu verantworten, wir können uns nur fragen, warum wir darauf hereingefallen sind, könnten es aber auch als Hinweis nehmen, uns dem Thema in der Tiefe, dem Tod und der Angst vor ihm zu stellen. Dieses letzte große Thema auf Seelenebene zu bewältigen, ist noch viel wichtiger, als Widerstand gegen vielfach maßlose Maßnahmen zu artikulieren und zu leisten, weil ungleich tiefer. Aber es ist keine Alternative, da beides gut vereinbar ist.

Die Wahl der wesentlichen Ebene ist in der Medizin von entscheidender Bedeutung. Wir sind in der christlichen Kultur angehalten, ein erfülltes Leben zu leben. Damit zielte Christus aber gewiss auf die Seelen und nicht auf Einkaufswagen. Auf Seelenebene erfüllt zu leben, statt der Konsumfülle zu erliegen, ist das Ziel.

Ein erfülltes, rundes Leben ist erreicht, wenn wir in seinem Verlauf Yin und Yang, Anima und Animus, in ihren erlösten Formen zusammenbringen, die vier Elemente und zwölf Lebensprinzipien in ihren konstruktiven Ausprägungen leben, das heißt, auf allen Bühnen frei und ausgelassen zu spielen und zu tanzen. Das wird unser Leben in einen wundervollen Tanz oder eine erfüllende Symphonie verwandeln, in Lila, das kosmische Spiel, wie Hindus sagen.

Sinkt dieses Thema aber, weil auf Bewusstseinsebene ignoriert, in den Schatten beziehungsweise auf die Körperbühne, wird dieser rund und wir Teil der Übergewichtsorgie in Industrieländern. Ein Kugelbauch ist insofern Zeichen einer Ebenen-Verwechslung.

Angehalten und dazu bestimmt und geradezu prädestiniert durch die lebenslange Neuroplastizität unseres Nervensystems, ein Leben lang zu wachsen, ist das als Kind auch wesentlich körperlich gemeint. Aber im Verlauf des Lebens sollte sich unser Wachstum immer weiter auf seelische, soziale, geistige und spirituelle Ebenen verlagern. Wo Wachstum wieder zurückfällt auf die Körperbühne, wird es mit Schwellungen im Sinne von Tumoren Aufmerksamkeit auf sich ziehen. Das kann von gutartigen Hinweisen bis zu bösartigen (Krebs)Geschwüren reichen, die mit dem Abbruch der Inkarnation drohen. Tumor heißt einfach Schwellung. Da schwillt etwas an und verdichtet sich. Bei langem Übersehen solcher Zeichen kann der Tumor zu Krebs entarten, das heißt, das Wachstum schlägt in eine bedrohliche, bösartige Richtung um.

Dass das Wort „Tumor“ von den meisten vielfach schon gleich als Krebs gedeutet wird, sorgt für viel übertriebene Angst, zeigt aber auch, dass die Bevölkerung die Gefahr solch eines Zeichens deutlicher erkennt als viele Mediziner. Wir Ärzte könnten das inzwischen missverständliche Wort sorgsamer verwenden oder vermeiden.

Konflikte als Zündstoff

Wer häufig Infektionen erlebt, kann darin Kämpfe und schlimmerenfalls auch einen Krieg auf Körperebene zwischen seinem Immunsystem und potentiell gefährlichen Erregern erkennen. Ist der Entzündungsherd nicht vor Ort zu sanieren, indem das Abwehrsystem die Erreger einkesselt und niederringt, kommt es zu einer Art Generalmobilmachung im Sinne von Fieber und mit jedem Grad zur Verdoppelung der Abwehrkraft. Das Wesen des Kampfes oder Konfliktes, der da auf Körperebene tobt, ist Aggression, die zum 1. Lebensprinzip gehört. Es ginge darum, den Konflikt wieder auf die Bewusstseinsebene zurückzuholen und dort in einer Auseinandersetzung zu lösen. Das würde den Körper – vielfach erprobt – nachhaltig entlasten.

Leidet ein(e) Einzelne(r) an einer Infektion, hat sie oder er einen Konflikt von der Bewusstseinsebene auf die des Körpers eskalieren lassen. Erleiden viele Menschen eine ähnliche Infektion und damit aus dem Bewusstsein verdrängte Konflikte, sprechen wir von Epi-, betrifft es die ganze Welt, von Pandemie.

Wo bewusste Auseinandersetzung ausbleibt, mag der Konflikt chronifizieren und zum (Entzündungs-)Herd werden, neudeutsch bezeichnet man chronische, „stille“ Entzündungen als „silent inflammation“.

Wird die Entzündung gleichsam mit fremder Hilfe wie Antibiotika, Antipyretika (fiebersenkende Mittel) oder gar Kortison unterdrückt, ist das Thema zwar kurz- bis mittelfristig auf der Körperebene nicht mehr wahrzunehmen, wird aber, nur oberflächlich *beseitigt*, meist in der Tiefe weiter eskalieren. Tatsächlich zeigt eine Studie, dass eine in den ersten beiden Lebensjahren verordnete Antibiotikakur die Wahrscheinlichkeit auf spätere Allergien um über 50 Prozent erhöht.[4]

Waren bei der Infektion die Erreger noch potentiell gefährlich und kamen von draußen, kommen sie bei einer Allergie zwar auch noch von außen, sind aber fast nur noch symbolisch bedrohlich. Blütenpollen sind gesund genug, um sie der Gesundheit zuliebe zu kaufen. Allergiker können aber deswegen, etwa bei allergischem Asthma im Status asthmaticus, ihr Leben riskieren. Während bei der (bakteriellen) Infektion das Immunsystem erstmal an den Erregern Maß nehmen muss und eine gewisse Inkubationszeit braucht, um seine Lenkwaffen oder Antikörper herzustellen, bricht bei der Allergie der Kampf sogleich los. Das heißt, die Munitionslager sind beim Allergiker immer voll, und er kann sofort mit dem Angriff auf die symbolischen Feinde beginnen. Das mag zeigen, wie viel weiter hier das Aggressionsthema schon eskaliert ist.

Auch hier ginge es darum, das Streitthema im Bewusstsein zu finden und zu lösen. Das jeweilige Allergen verrät den Konflikt, um den hier stellvertretend auf Körperebene gerungen wird. Oft ist es etwas Abgewertetes wie Schmutz oder Dreck. Hausstaub ist etwa der Kot der Hausstaubmilben, Pollen der männliche Samen der Pflanzen, in diesem Fall entsprechend abgewertet. Wie sehr das Aggressionsthema vom Allergiker ausgeht, ist daran zu erkennen, dass weder Pollen noch Hausstaub in der Lage sind „anzugreifen". Sie haben gar keine Antriebe, um ihrerseits in seine Lunge oder Nase einzudringen. Tatsächlich atmet er sie aktiv ein. Das ist auch für die Pollen eine Katastrophe, denn ihnen geht es darum, mit ihrem weiblichen Pendant eine neue Pflanze zu gründen, was in Nasen-

und Lungenflügeln von Menschen offensichtlich verfehlt ist. Auch Katze, Hund und Pferd haben in aller Regel nichts gegen Allergiker, wie heftig die auch auf sie reagieren und projizieren. Der innere Krieg auf Ebene des Immunsystems kommt insofern immer vom Allergiker.

Der Schauplatz der Allergie zeigt die Ebene, auf der der Konflikt stattfinden sollte, also etwa auf der Haut, unserem direktesten Kontaktorgan, oder auf den Schleimhäuten von Mund, Nase und Lungen, die ebenfalls dazu dienen, wenn auch weniger direkt, Kontakt mit der Außenwelt aufzunehmen. Selbst Augen sind Kontaktorgane und können heftig allergisch reagieren.

Verweigert sich der Allergiker auf dieser neuen Eskalationsstufe weiterhin dem anstehenden Thema Aggression im Bewusstsein, etwa, indem er die allergischen Reaktionen im Körper mittels Kortison unterdrücken lässt, steht die nächste Eskalationsstufe an, was sich in der ständigen Zunahme von Autoimmunerkrankungen spiegelt.

Dabei kommt weder ein Erreger noch ein Symbol von außen, sondern ein Amok laufendes Immunsystem richtet sich gegen eigene Körperstrukturen. Bei Hashimoto, das während meiner Studienjahre noch gar kein Thema war, attackiert die eigene Abwehr mit der Schilddrüse das Organ unserer Entwicklung. Bei Rheuma mit den Gelenken und Muskeln, die Organe unserer Artikulationsfähigkeit, bei MS die Schutzhüllen der Nerven …

Die für die moderne Zeit und Medizin typische Verdrängung von Schmerzen und überhaupt Symptomen betrifft alle Ebenen im Zusammenspiel von Körper, Seele und Geist. Insofern öffnet sich hier ein großes Feld, bei dessen Erkundung das Nachschlagewerk *Krankheit als Symbol* gute Dienste leistet und bei der Selbstheilung begleitet.

Übung: Wie wäre es, allen, denen ich etwas nachtrage oder beleidigt bin, das einfach einmal mitzuteilen und auch, dass ich die ganze Schlepperei leid bin. Denn ich trage ja alles und habe das Leid am Hals oder wo auch immer. Vielleicht kommt dann eine längst überfällige Auseinandersetzung in Gang und der Konflikt lässt sich konstruktiv im Außen lösen, statt im Innern zu schwelen.

Geistig-seelische Krankheitsbilder

Wer sich großen seelischen Themen verweigert, muss damit rechnen, dass sie sich ebenfalls nicht in Wohlgefallen auflösen, sondern wiederum „nur" die Ebene wechseln. Wir sind – laut Christus – alle angehalten, in der Lebensmitte umzukehren und „wieder zu werden wie die Kinder", um das Himmelreich Gottes, die Einheit, zu erlangen. Vermeiden wir es, in der zweiten Lebenshälfte wieder die staunenden Augen des kleinen Prinzen zu entwickeln und kindlicher zu werden, ist damit zu rechnen, dass auch dieses Thema auf die Körperbühne sinkt und wir kindisch reagieren, was dann irgendwann viel später Morbus Alzheimer genannt wird. In einer Gesellschaft, die das Innere Kind kollektiv ignoriert und immer kinderfeindlicher wird bei gleichzeitig bestehendem Jugendkult, wird Alzheimer zu einem Mehrheitsthema wie in *Das Alter als Geschenk* dargestellt – inklusive der Auswege. Wie sehr unsere gewählten Obrigkeiten kindliche Interessen ignorieren und missachten verdeutlichte die Pandemie.

Auch sogenannte Geisteskrankheiten sind Darstellung verdrängter, verweigerter oder ignorierter großer Themen und Aufgaben. Wer sich – wie erwähnt – der Auseinandersetzung mit der Endlichkeit des Lebens verweigert und den Tod als Thema aus seinem Leben ausgrenzt, bekommt die Thematik nicht selten über das Krankheitsbild Depression aufgedrängt. Da hat er – wie gezeigt – aufgrund der damit einhergehenden Schlafstörung mehr Zeit als andere, sich seinem Thema Tod zu widmen über die auftauchenden Suizidgedanken. Deren Umsetzung verhindert die Antriebshemmung in tiefer Depression, die ihn also regelrecht beschützt. Mit dem eigenen Sterben auf der Ebene von Strick oder Kugel, Gift oder Gas beschäftigt, ist keine Lösung zu finden. Auf diesem destruktiv-unerlösten Niveau ergibt sich kein sinnvoller Ausweg, aber die in der Tiefe liegende 10. Lebensbühne der Reduktion aufs Wesentliche offenbart derer viele.

Die Beschäftigung mit der eigenen Endlichkeit ermöglicht vergleichsweise wundervolle Lösungen. Nimmt eine Thematik wie die der Depressionen so dramatisch zu wie in der Gesellschaft der Postmoderne, ist das ein *deut*licher Verweis auf das Thema Sterben und Tod als Aufgabe und Chance. Es kommt uns also über die zunehmenden Depressionen seit Jahren näher, wurde aber nicht wirklich wahr und wichtig genommen. Jetzt überfällt es mittels Pandemie und die damit verbundenen Todesängste in doppelter und dreifacher Weise unsere Gesellschaft. Dahinter steckt natürlich die gleiche 10. Lebensbühne.

Das Schicksal oder wie immer wir diese übergeordnete Instanz nennen, lässt einfach nichts unversucht und stopft so viele Todesnachrichten wie nur irgend möglich in die öffentlich-rechtlichen Nachrichten und selbst zur Primetime im Fernsehen wird ständig und unermüdlich spektakulär gestorben und Mord und Totschlag serviert.

Steckt dahinter ein böses Schicksal oder „gute Absicht“? Das ist Ansichtssache. Nach meinen Erfahrungen aus vier Jahrzehnten Beratung geht es darum, unser Leben rund zu bekommen und uns alle Lebensbühnen zu erschließen, um schließlich konstruktiv-erlöst darauf den ausgelassenen Tanz unseres erfüllten Lebens zu genießen.

Mund*art* und Körper*sprache*

Form und Inhalt gehören zusammen, erstere ist unsere Kontaktstelle zu letzterem. Symptome sind ein Teil der Körpersprache, die uns ver*deut*-

licht, also deuten lässt, was im Körper geschieht, was uns die Seele sagen will. Körper sprechen uns tatsächlich an, wenn sie sehr attraktiv sind, aber auch wenn sie krank sind. Aber nicht nur der Körper spricht zu uns, unsere Sprache ist auch körperlich, sogar psychosomatisch. Das lässt sich wundervoll nutzen.

Insofern ist bei der Entschlüsselung der Bedeutung von Krankheitsbildern die Sprache und insbesondere die Mund*art* als Kunst des Mundes hilfreich. Seit Jahrhunderten vom Volksmund geprägt, beinhaltet sie (s)einen großen Erfahrungsschatz. In Ausdrücken wie *sich etwas zu Herzen nehmen, es schlägt auf den Magen, geht an die Nieren* oder *auf die Nerven* liegt eine über Jahrhunderte gewachsene Weisheit, die der Schulmedizin nichts wert ist und von ihr konsequent ignoriert wird, wie so viele Anliegen des Volkes und seiner Medizin.

SchulmedizinerInnen hören immer weniger auf die PatientInnen, wie ich es noch gelernt habe. Sie sind stattdessen der Pharmaindustrie hörig und unterdrücken in deren Interesse für entsprechende Vorteile, heute sponsoring genannt, akute Symptome, die so langfristig zu chronischen und damit Pfründen für die Pharma werden.

TEIL 3

HEILUNG AUS DER EIGENEN NATUR

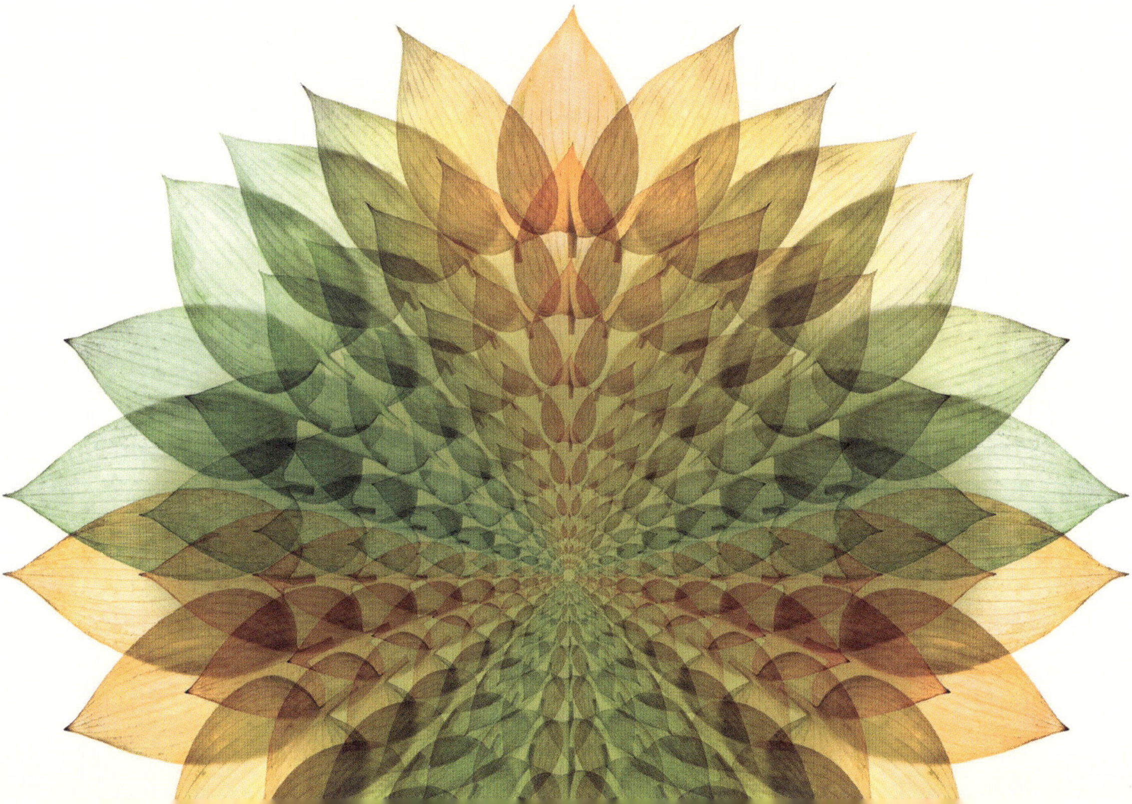

Heilung im Speziellen

Unsere Einzigartigkeit – Individual-Medizin

Jeder Mensch ist einzigartig und doch sind wir alle denselben Schicksalsgesetzen unterworfen, müssen dieselben Lebensübergänge bewältigen, wenn auch jede(r) auf sehr individuelle Art und Weise. Pubertät und Lebensmitte erleben wir alle unterschiedlich, aber wir müssen da alle hindurch. Unsere Körper sind aus denselben Atomen aufgebaut, die denselben Regeln gehorchen wie sie sich im Periodensystem nach Mendelejew spiegeln. Auch unsere Fette und Kohlenhydrate sind identisch, lediglich unsere Proteine unterscheiden sich und prägen die Individualität unserer Gesichter und Grenzflächen. Aber der genetische Code, der sie aufbaut, ist derselbe, nicht nur bei uns Menschen, sondern auch bei allen Tieren und Pflanzen.

Unsere Seelen unterscheiden sich ganz offensichtlich, nicht einmal eineiige Zwillinge sind seelisch identisch, wenn auch meist sehr ähnlich. Genetisch sind sie völlig identisch. Aber aufgrund meist unterschiedlicher Lebensumstände und -stile im späteren Leben ergeben sich Differenzen auf Körperebene – durch die von der Epigenetik beschriebene Möglichkeit, angelegte Gene an- und abzuschalten.

Aber auch auf Seelenebene, wo wir unsere Einzigartigkeit täglich erleben, teilen wir große Themen wie Angst, aber auch Glück und die mit den Archetypen beziehungsweise Ur- oder Lebensprinzipien verbundenen. Yin und Yang, weiblich und männlich, haben neben den unterschiedlichen Chromosomen, zwei X die Frauen, ein X und ein Y die Männer, mit Anima und Animus auch unterschiedliche Seelen-Schwerpunkte. Aber alle Frauen unterscheiden sich auch untereinander seelisch und alle Männer ebenso. Ähnliches gilt für die vier Elemente und ihre Entwicklungsstufen der zwölf Lebensprinzipien.

Das heißt, wir leben in einer Welt von Mustern, die die Rahmenbedingungen unseres Lebens bestimmen. Und doch sind wir individuell und einzigartig, und Individuation im Sinne von Selbstverwirklichung ist – nach C.G. Jung – unsere Bestimmung.

In der Medizin bedeutet das beispielsweise: ***Es gibt ein errechenbares Durchschnittsgewicht, aber kein identisches Idealgewicht für alle. Keine Formel der Welt könnte das festlegen. Das persönliche Idealgewicht ist unser Individualgewicht.*** Heute wird das sehr offensichtlich: Weder entspricht das Durchschnitts- dem Normalgewicht, noch ist letzteres ideal, sondern deutlich zu hoch, letztlich eine Form weitverbreiteten Übergewichts. Das heißt, bei uns ist das Normalgewicht nicht ideal und das Idealgewicht nicht normal und das Durchschnittsgewicht ein scheußliches Übergewicht. Diese Zahlenspiele bringen uns letztlich nicht weiter. Das persönliche Individualgewicht ist zu individuell, um sich aus Krankenversicherungsstatistiken zu ergeben.

Bei der Größe wird das noch offensichtlicher. Es gibt eine statistische Durchschnittsgröße, die aber mit der individuellen Größe wenig zu tun hat und sich allein schon in meinen 70 Lebensjahren deutlich nach oben verschoben hat, wenn auch nicht so stark wie das Durchschnittsgewicht. Panta rhei – alles fließt und verändert sich, die Medizin sollte mit (der Zeit) gehen.

Die dramatische, gesundheitsschädliche Zunahme des Durchschnittsgewichts belegt, wie sehr wir den Schwerpunkt von der geistig-seelischen auf die materielle Welt verlegt haben. Statt ein rundes Leben anzustreben, setzt eine Mehrheit unbewusst auf körperliche Rundungen. Statt auf geistig-seelische Größe, setzen wir – unbewusst – auf körperliche Größe, die auf zunehmende Länge hinausläuft. Auf materieller Ebene ist sie dem enormen Anstieg des Kuhmilch-Konsums geschuldet, durch den darin enthaltenen Wachstumsfaktor IGF-1, der bis zur Adoleszenz das physische Längenwachstum fördert, wie aber auch das Krebswachstum – insbesondere nach der Adoleszenz.

Übung: Stelle fest und dokumentiere, wie sich dein Gewicht entwickelt hat. Was sagt dir diese Entwicklung?

Hierarchie der Maßnahmen

Wie eingangs besprochen, kann der Glaube Berge versetzen – das entsprechende Bewusstsein vorausgesetzt. Es rangiert ganz oben in der Hierarchie des für (Selbst)Heilung Notwendigen. Das griechische Wort Hierarchie, durch schlechte Erfahrungen mit fürchterlichen Hierarchien in Verruf geraten, bedeutet ursprünglich „Herrschaft des Heiligen". Auf dem Weg zum Heil(ig)en ist es mit Gewinn zu rehabilitieren.

In der traditionellen Medizin des Ostens gab es eine Hierarchisierung der Methoden, Maßnahmen und Mittel, die sich auch bei uns bewährt. Statt alle Krankheitsbilder bis auf die materielle Körperebene eskalieren zu lassen, um dann dort zu operieren und zu unterdrücken, lassen sie sich schon auf den subtileren höheren Ebenen beeinflussen und vorbeugend verhindern.

Zuoberst in der Hierarchie (siehe Abbildung unten) rangierte im Osten das Bewusstsein und darunter die Seele. Diese umfasst die Welt der Gefühle und Emotionen. Gefühle sind etwas sehr Innerliches. Sie wollen und müssen sich nicht ausdrücken. Kaum eine Mutter würde ihr Kind ständig ihrer Mutterliebe versichern. Emotionen von lateinisch e-movere (lat. für „sich hinausbewegen") wollen dagegen raus. Unter der Seelenebene rangiert die des Verhaltens, das unsere Gesundheitsmaßnahmen bestimmt. Darunter finden sich die „Säulen der Gesundheit" nach Hippokrates, wie Ernährung, Bewegung, Entspannung und Umwelt.

Unser individuelles Bewusstsein ist für die Gesundheits-Einstellung zuständig, die Seelenebene bestimmt deren Verwirklichung. Aufgabe des Verhaltens ist es, Erkenntnisse und Gefühle beider übergeordneter Ebenen umzusetzen. Der Körper bildet das Ergebnis auf seiner Bühne ab.

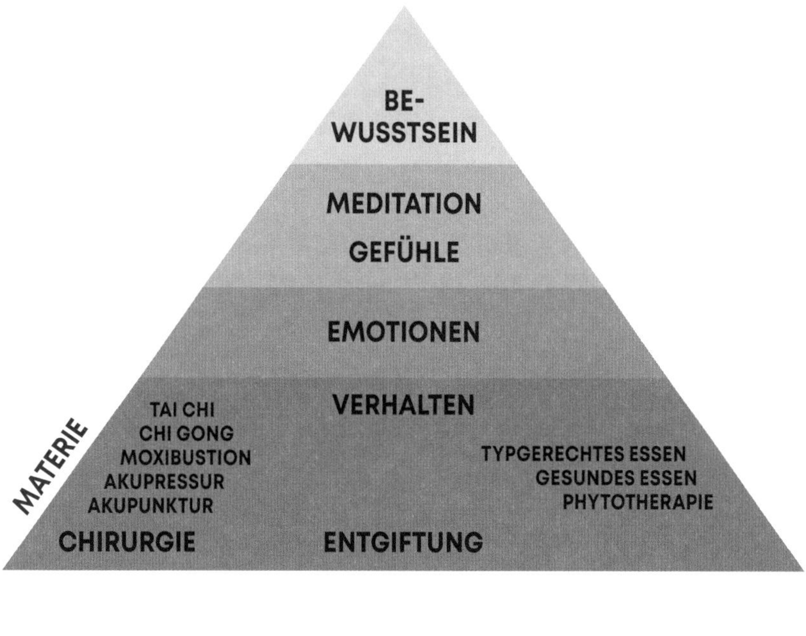

Hier (unten) ist Einflussnahme problematisch. Wer auf den höheren Ebenen seinen Gewichtsregler verstellt hat, etwa mit Kummerspeck sein Liebesproblem kompensiert, kann mit Diäten auf Körperebene höchstens kurzfristige Erfolge erzielen. Wer seinen Glücksregler auf höherer Ebene niedrig justiert hat, wird mit mehr Status, Geld oder auch Affirmationen ebenfalls nur kurzfristig punkten, vielleicht eine gewisse Zufriedenheit, aber kaum Glück verwirklichen. Wer seinen Gesundheitsregler im oberen Bereich verstellt hat, um geistig-seelischen Herausforderungen auszuweichen, wird daraus folgende Symptome mit Pillen und Operationen nicht in den Griff bekommen.

Das mag anspruchsvoller klingen und ausschauen als es ist. Wo das Bewusstsein in der Spitze der Pyramide fehlt, dringen nach unten keine heilsamen Impulse. Die große Mehrheit der Bevölkerung mit ihrem materialistischen Weltbild unternimmt nichts, bis sich die Probleme weit unten verkörpern oder somatisieren, das heißt, sich auf der Körperbühne materialisieren. Dort erwartet sie sich dann – ohne eigenes Dazutun – Heilung durch Fachleute, wobei sie meist schon mit Reparatur und Schmerzfreiheit zufrieden ist.

Bevölkerungen, die die Sinnsuche weitgehend aufgegeben haben und Gesundheit mit Schmerzfreiheit verwechseln, sind diesbezüglich leicht zu befriedigen. Was in der ersten Lebenshälfte mit allopathischer Unterdrückung noch ganz gut funktioniert, offenbart allerdings in der zweiten seine Schattenseite in einer Fülle mit Zudecken durch Schmerzbetäubung und Wegschneiden nicht mehr beherrschbarer chronischer Krankheitsbilder.

Wer alles von der höchsten Ebene des Bewusstseins bis auf die unterste des Körpers eskalieren lässt, bekommt von der Schulmedizin die adäquate Behandlung in Gestalt körperlich-materieller Medizin. Diese entspricht durchaus und ist in Resonanz mit dem (vor)herrschenden Materialismus.

Auf den Körper fixiert, lebt sie von dessen Behandlung. Das ist wohl auch der tiefere Grund, warum sich die Schulmedizin seit Jahrzehnten sträubt, die gut belegten Erkenntnisse von Psychosomatik und Psychoneuroimmunologie anzunehmen. Besonders in Krisensituationen, wo diese am notwendigsten und hilfreichsten wären, wie während der Pandemie, verhielten sich Regierungen, Schulmedizin und Journalisten, als gäbe es diese Medizin der Seelenebene gar nicht, sondern nur Pharma-Medizin mit Impfungen und chemischen Präparaten.

Laut Umfrage wünschen sich allerdings fast 80 Prozent der Deutschen auch naturheilkundliche Medizin, die ja immer auch eine materielle Grundlage hat. Aber selbst solche Wünsche werden konsequent ignoriert und haben gegen die von Lobbyismus geprägte Regierungspolitik keine Chance. Lediglich in der Schweiz mit ihrer Basisdemokratie konnte (sich) die Bevölkerung mittels Volksbegehren sogar die Bezahlung der Naturheilkunde durch die Kassen erzwingen.

Die weitgehend entrechtete Bevölkerung der übrigen modernen Industrienationen lässt sich die einseitige und in der zweiten Lebenshälfte wenig erfolgreiche Schulmedizin auch nicht ganz widerstandslos gefallen. Sie gibt Milliarden für naturheilkundliche Medizin und Mittel aus, was der Pharmaindustrie und ihren bis in Regierungen reichenden Lobbyisten ein Dorn im Auge ist. Das dürfte der Grund sein für die Behinderung aller weiter oben in der Gesundheitspyramide aufscheinenden Ebenen und den regelrechten Krieg gegen die naturheilkundliche Medizin.

In der alten Medizin der Vorfahren war das noch ganz anders. Ärzte der klassischen oder Traditionellen Chinesischen Medizin (TCM) waren nicht angesehen für ihre Akupunktur oder gar Operationen. Diese galten als schlechtes Zeichen und Notfallmaßnahmen und Hinweis für Versagen auf höheren Ebenen. Laut Legende wurden Ärzte im alten China nur honoriert, wenn die Bevölkerung gesund war. Heute leben Schulmediziner von ihren Misserfolgen mindestens so gut wie von überschaubaren Erfolgen durch Reparatur. PatientInnen mit chronischen Erkrankungen sind Goldgruben für die Pharmaindustrie und ihre Schulmedizin.

Besser angesehen als Akupunktur waren damals defensivere Maßnahmen wie Akupressur oder Moxibustion, die nur Druck oder Wärme auf die entsprechenden Punkte brachten. Als noch zielführender galt die rechtzeitige Vermittlung der passenden Chi-Gong-Übung. Das Ideal war, die Menschen mit dem entsprechenden Lebensstil in Form zu halten und im Sinne von Vorbeugung gar nicht erst krank werden zu lassen.

Ähnlich waren auch Kräuterpillen nicht das Ideal. Gesunde Ernährung als Medizin, um alle gesund zu erhalten, rangierte deutlich darüber. So weit war bei uns auch Hippokrates schon mit seiner Ansage: „Eure Nahrung sei eure Medizin, eure Medizin sei eure Nahrung." Für den Ahnherrn westlicher Ärzte war also schon in der Antike klar: Gesundheit verlangt gesunde Ernährung und diese steht über Pillen.

Was für Energielenkung und Ernährung gilt, betrifft alle „Säulen der Gesundheit". Die alte Medizin hatte große Vorteile, weil sie rechtzeitig ansetzte im Sinne von Vorbeugung anstatt späterer Schadensbegrenzung. Sie war tatsächlich minimalinvasiv. Die minimalinvasive Methode der Chirurgie ist dagegen durchaus zweischneidig. Nach meiner kurzen Chirurgiezeit würde ich dem Operateur lieber ein übersichtlicheres Arbeitsfeld zugestehen, wenn er schon in meinen Körper hineinschneiden muss, um Schlimmstes zu verhindern. Das mag sich heute ändern, wo Computer wie das Da-Vinci-System zunehmend Operationen übernehmen. Wenn Computer besser fliegen als Piloten, besser Schach spielen als Weltmeister, warum sollten sie nicht auch besser operieren? Das Ideal aber bleibt doch ein waches oder gar erwachtes Bewusstsein, das die Weichen weit oben in der Pyramide so stellt, dass Operationen weit unten überflüssig werden, weil das Leben im Fluss oder Flow ist.

Übung: Hierarchie in meinem Leben

- Welche Rolle spielt im Hinblick auf meine Gesundheit und mein Lebensglück das Bewusstsein? Wie weit bin ich vertraut mit den Spielregeln des Lebens, den *Schicksalsgesetzen*?
- Welche Rolle spielen Gefühle in meinem Leben? Wie wichtig sind sie mir? Wie weit gestehe ich mir Gefühle überhaupt zu?
- Traue ich mich, meine Emotionen auszudrücken? Oder neige ich dazu, aus meinem Herzen eine Mördergrube zu machen? Davon rät die Bibel ausdrücklich ab, weil gestaute Emotionen gefährlich sind.
- Welche Rolle spielen die „Säulen der Gesundheit" in meinem Leben? Wie wichtig nehme ich Ernährung? Esse ich bewusst Heilmittel?
- Ist bewusste Bewegung integraler Bestandteil meines Lebens oder bin ich irgendwann einfach irgendwie sitzen geblieben?
- Gönne ich mir genug Entspannung? Setze ich auf Meditation oder auf andere Entspannungsmethoden?
- Wie sehr genieße ich meinen Schlaf? Leiste ich mir Mittagsschlaf oder gar Tiefenentspannung, um meine Energie zu vermehren?

Ideale Hierarchie

Stellen wir uns einen mit den Spielregeln des Lebens vertrauten, bewussten Menschen vor, der die Herausforderungen des Lebens annimmt und sich von ihnen fordern und fördern lässt – einschließlich seiner genetischen Mitgift. Das Erb*gut* heißt nicht nur so, es ist eine gute und unsere wesentliche Basis, in der sich große Aufgaben und Herausforderungen verbergen mögen. Aber selbst letztere fordern heraus und fördern manchmal, wenn wir etwa an die US-Amerikanerin Helen Keller denken, die, blind und taubstumm geboren, solch ein leuchtendes Beispiel für so viele Mitmenschen wurde!

Eingedenk der Epigenetik wissen wir heute um die Möglichkeit, problematische Gene gar nicht erst einzuschalten oder, wo das Kind schon in den Brunnen gefallen ist, auch wieder abzuschalten, und dafür andere, hilfreichere in Gang zu setzen. Beides ist möglich durch virtuoses Spiel auf der Klaviatur der Säulen der Gesundheit: Ernährung, Bewegung, Entspannung, Atmung, persönliches Umweltbewusstsein. Noch viel wirksamer habe ich die höheren Ebenen der Gesundheitspyramide erlebt, wie die der Seele und des Bewusstseins.

Die Epigenetik als relativ neue Disziplin der Wissenschaft kann wie die ebenso neuen der Psychoneuroimmunologie und Psychosomatik so viel erklären und noch mehr Hoffnungen wecken und vor allem auch erfüllen.

Eine wirklich umfassende, ganzheitliche und nachhaltige Medizin wird bei richtiger Ebenen-Wahl und Durchführung sinnvoller Maßnahmen der Selbstheilung bewusste Menschen ermutigen, zu ihren seelischen Bedürfnissen zu stehen, ihre Gefühle wahr und wichtig zu nehmen und ihre Emotionen auszudrücken. All das wird im Einklang mit der Bewusstheit bezüglich der *Schicksalsgesetze* ein (Gesundheits)Verhalten fördern, das unser Körperhaus in Form bringt und hält und zur idealen individuellen Wohnung der Seele weiterentwickelt – sich dem Rhythmus des Lebens ständig anpassend. Während sich auf oberer Ebene Wissen in Weisheit wandelt, wird das Körperhaus allmählich den sich wandelnden Anforderungen entsprechend umgebaut und weiterentwickelt.

Solche Haltung und Einstellung kann uns viele körperlich und geistig-seelisch behandlungsbedürftige Symptome von vornherein ersparen im Sinne echter Vorbeugung. Selbst in dieses Leben in Form von Genen mitgebrachte Aufgaben sind damit leichter anzunehmen. Diesbezüglich sind wir noch ganz am Anfang, aber vieles kommt gerade in Bewegung.

Tatsächlich kenne ich eine Patientin mit einer eindeutigen genetischen Disposition zu Veitstanz beziehungsweise Chorea Huntington, die nun schon über 60 ist und sich den Ausbruch des Krankheitsbildes bisher mit offensiv gesundem Lebensstil und vielen nachhaltigen Veränderungen im seelischen Bereich erspart hat. Das ist – nach der bisherigen Genetik – gar nicht möglich, da das Krankheitsbild immer viel früher ausbricht – jedenfalls bisher. Aber die Erkenntnisse und Entwicklungsschritte der Patientin und ihr Glaube an die Epigenetik hat es ermöglicht. Die Schulmedizin spricht bei ihr zynisch von einem sogenannten „late-onset“, einem späten Ausbruch, womit sie nur zeigt, dass sie die epigenetische Beeinflussung des Erbgutes einfach noch nicht wahr und wichtig nehmen kann oder will.

Wie gut wir von oben aus der Pyramide Leben und Gesundheit beeinflussen können, zeigen viele Beispiele. In den gut 40 Jahren meiner ärztlichen Beratungs- und Seminartätigkeit war das sehr auffällig.

Insofern ist es ein Segen, die Treppe von oben nach unten zu kehren, im Bewusstsein, wie sehr obere Themen auch untere befruchten.

Be*ruf*ungen und Be*gab*ungen

Wer sich früh- und rechtzeitig seines inneren Rufes bewusst wird, daraus seine Berufung erkennt und die bis zum Beruf entwickelt, neigt ungleich weniger zu psychosomatischen Erkrankungen. In meinen Augen sind das alle Krankheitsbilder, weil ich noch nie eines ganz ohne seelische Beteiligung erlebt habe und nur sehr selten eines ohne jede somatische Auswirkung.

In anderen Worten: Wer sich der eigenen Begabungen bewusst wird, darin mitgebrachte Gaben erkennt und sie mit Hingabe zu geben beginnt, schützt sich vor Symptomen und Problemen. Auch das ist ein Aspekt der Vorbeugung.

Wo mitgebrachte oder aufgetauchte Aufgaben es erfordern, könnten sie im Einklang mit den Spielregeln des Lebens und auf der Grundlage der *Lebensprinzipien* Lösungen auf Ideenebene finden. Mit dieser Lebensphilosophie wird Vorbeugung zur Selbstverständlichkeit und zum Kinderspiel und selbst Heilung mitgebrachter (genetischer) Aufgaben manchmal noch möglich.

Als Bonus fällt uns dann auch noch die Fähigkeit zu, unsere (guten) Vorsätze ebenfalls auf der Ebene der *Lebensprinzipien* zu verwirklichen. Wer eingedenk des *Schattenprinzips* lebt, und die dunkle Seite von allem im Auge behält, kann sich *Heilsame Tugenden* frei und freudig leisten. Tatsächlich können wir auch ohne Tricks wie Affirmationen sehr *gut* leben, in des Wortes Doppelsinn. Heute ist wissenschaftlich belegt, dass sich ein gutes Leben durchaus gesundheitlich auszahlt und insofern sehr bewährt, wie in *Corona als Weckruf* belegt.

Enttäuschungen mit Silvestervorsätzen gehören dann der Vergangenheit an. Probleme lassen sich genau wie Symptome auf ihr Wesen, das ihnen zugrundeliegende Prinzip hin, durchschauen und durch etwas vom selben Prinzip, nur in konstruktiv-erlöster Aufprägung, ersetzen.

TEIL 4

SELBST IST DER MENSCH

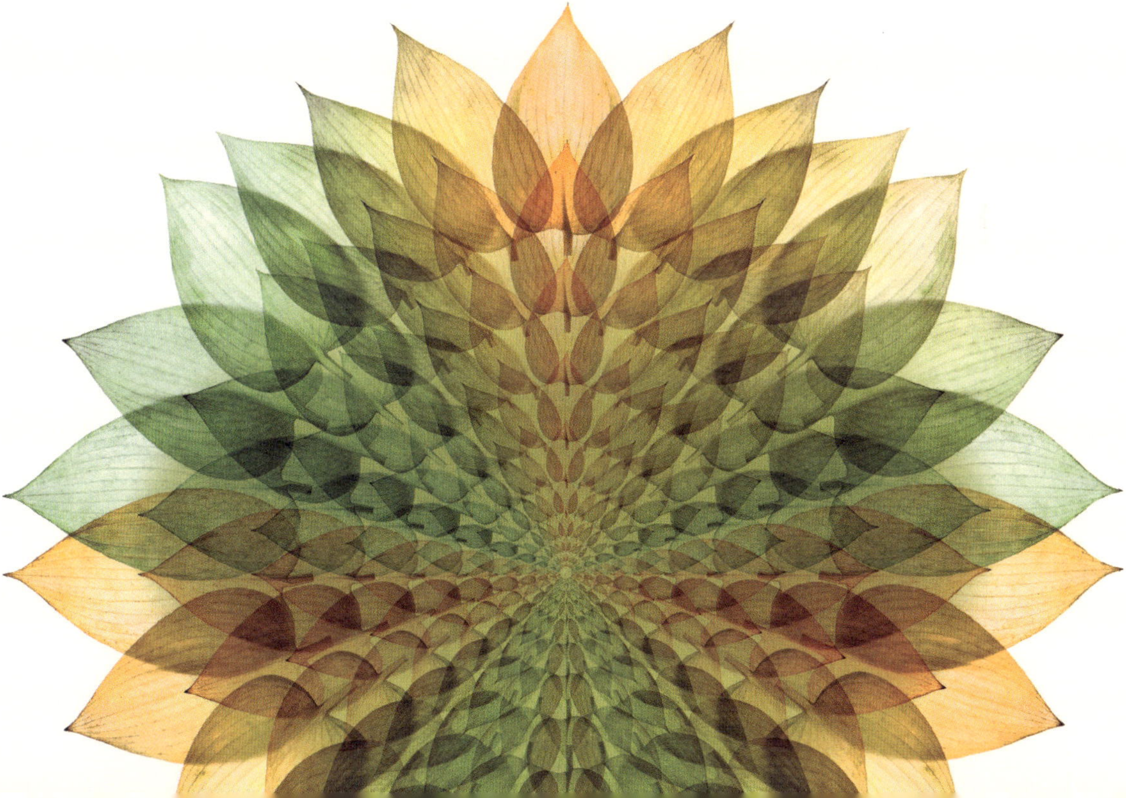

Praxis

Übungen und Rituale

Nach Erfahrungen aus guten vier Jahrzehnten als Arzt, leben Verhaltensmaßnahmen wie Übungen und selbst Ernährungs- und Bewegungsmethoden entscheidend von der geistig-seelischen Einstellung dabei. Ich teile voll und ganz Gerald Hüthers Auffassung, Begeisterung sei der beste Dünger fürs Gehirn. ***Was wir mit Hingabe und Liebe ausführen, steht unter einem guten Stern und kann uns und unserer Mit- und Umwelt Sternstunden bescheren.*** Mittlerweile ist die Neuroplastizität, die Fähigkeit unseres Gehirns, in jedem Alter noch zu wachsen und sich weiterzuentwickeln, belegt und mit dem Nobelpreis für Eric Kandel im Jahr 2000 wissenschaftlich abgesegnet. Wir lernen und verändern uns so viel besser, wenn es mit Gefühlen und Emotionen verbunden ist. Bei den (Wunder)-Heilungen, die ich miterleben durfte, Spontanremissionen laut Schulmedizin, war das stets ein, wenn nicht der entscheidende Faktor und spontan passierten sie nur aus Sicht unbedarfter Betrachter, die Bewusstsein und Seele außer acht ließen.

Wir alle kennen das. Wer verliebt ist, lernt die Sprache der/des Geliebten rasch und gut, egal für wie schwierig Linguisten sie halten. Ich kenne jemanden, der sogar Japanisch im Handumdrehen lernte, weil er sich für die

Sprache der Japanerin begeisterte, die ihn so sehr begeisterte. Auch Kinder lernen leicht und begeistert von begeisterten Lehrern, die sie begeistern.

Begeisterte und begeisternde Ärztinnen und Ärzte, Krankenschwestern, -pfleger, PhysiotherapeutInnen und DiätassistentInnen können selbstverständlich erfolgreicher zu einem neuen Lebensstil inspirieren, ihre PatientInnen leichter für deren eigenes Lebensglück begeistern und auch heilen. Was ein enthusiastischer Physiotherapeut alles außer Gliedern und Gelenken in Gang bringen kann, zeigt im Film „In Sachen Henry" dessen Physiotherapeut Bradley. Er holt Harrison Ford alias Henry zurück in ein neues Leben. Der aufgesetzte Erfolgstrip als Staranwalt, mit dem dieser versuchte, seinen Staranwaltsvater noch zu übertrumpfen, war mit seinem alten Gehirn untergegangen. Es war Bradleys Begeisterung, gewonnen aus eigenem Neuanfang nach schwerer Sportverletzung, die aus dem Krüppel Henry, dem egomanen Staranwalt, einen bis dahin ungelebten liebenden Ehemann und einfühlsamen Vater für seine Tochter und ein Herrchen für deren Hund zauberte.

Was wir mit Hingabe und Liebe ausführen, steht unter einem guten Stern und kann uns und unserer Mit- und Umwelt Sternstunden bescheren.

Die Schattenseite ist jedoch, dass die meisten Kinder weit hinter ihren Möglichkeiten zurückbleiben, entsprechend ihren weniger engagierten Lehrern. Auch die meisten PatientInnen bleiben meilenweit hinter ihren Heilungs- und Entwicklungschancen zurück wegen gestresster, alles andere als begeisterter und begeisternder Mediziner, deren Enthusiasmus ihnen schon im Studium abgekauft wurde – von gelangweilten Professoren und alles bestimmender Pharma-Dominanz. Letztlich gilt für alle Berufe und Beziehungen: Wo Routine einkehrt, bleibt Enthusiasmus auf der Strecke, und der Einfluss auf eigene und fremde Kinder und Erwachsene ist eher deprimierend.

Der Schatten für unser Unterfangen und ungezählte therapeutische und pädagogische Bemühungen ist ebenso gewaltig wie verheerend: Alle lediglich mechanisch durchgeführten Übungen sind von minimalem Wert und lohnen die aufgewandte Zeit nicht wirklich. Das Wort Be*mü*-*h*ung verrät es schon: Sie sind Mühe, diese aber nicht wert.

Bei Yoga und Tai Chi ist uns das bewusst, aber es gilt genauso für alle Meditations- und anderen Übungen. Wer nicht wenigstens anstrebt, dabei und im Alltag bei den täglichen Verrichtungen bei der Sache zu sein – beim Stehen, Gehen, Sprechen nicht in mechanische Routine zu verfallen und darin zu verharren, sondern bewusst zu spüren, zu handeln, zu leben, vergibt so große Chancen. Damit will ich keineswegs von Übungen abhalten, im Gegenteil, diese Gedanken sind als Steilvorlage gedacht, sie durch die entsprechende Einstellung und innere Haltung geradezu dramatisch zu verbessern und aufzuwerten. Wer sich für sie begeistern kann, weil Feuer und Flamme dafür und das Ziel klar vor Augen, hat schon fast gewonnen.

Die Treppe besser von oben nach unten zu kehren, bleibt also nicht nur richtig, sondern wird noch wichtiger. Ohne Begeisterung bleibt kaum mehr als die Bemühung und ihre Mühe, die allein kaum durchzuhalten sind, zumal sie auch wenig Erfolg bringen. Erfolg verlangt, den Spielregeln des Lebens zu folgen und braucht Freude am jeweiligen Projekt, aber auch Willen und die entsprechende Disziplin durchzuhalten.

Motivation und innerer Schweinehund

Bevor wir uns praktischer Selbstheilung ausführlich widmen, noch einige Gedanken zum *Schattenprinzip* und der Erklärung, warum so viele Menschen heute nicht umsetzen, was sie als richtig und wichtig erkannt und eigentlich beschlossen hatten.

Gemeinhin glauben die meisten, Motivation sei entscheidend für Glück und Erfolg. Da aber haben sie die Rechnung ohne den Schatten gemacht, der hier in Gestalt des inneren Schweinehundes auftritt als häufig erfolgreicher Gegenspieler der Motivation. Im Wort *Motiv*ation steckt Motiv, das Bild. Tatsächlich lebt unsere Motivation von Bildern wie denen unserer Seele, nächtlicher Träume, täglicher Phantasien und Gedankenwelten.

Die alles entscheidende Frage ist, ob unser Motiv oder inneres Bild stärker wirkt als der Widerstand des inneren Schweinehundes, einem Spezialisten für Ausreden, faule Kompromisse und Chef-Lobbyisten der Bequemlichkeit. Bilder haben jedenfalls größere Kraft als Zahlen und Argumente. Was ist uns schon geblieben von neun Jahren Geschichtsunterricht und all den Zahlen und Namen? Höchstens einige eindrucksvolle Bilder: Für mich das Scheitern der lange so erfolgreichen Heiratspolitik „Tu felix Austria nube“ der Kaiserin Maria Theresia, die ein Weltreich erheiratete und das martialisch von Krieg zu Krieg schrumpfende Preußen weit in den Schatten stellte. Und dann endet ihre Tochter Marie Antoinette auf dem Schafott in Frankreich – was für ein Schatteneinbruch! Oder Napoleon, der den Papst zu seiner Krönung nach Fontainebleau antanzen ließ und ihm dann im letzten Moment die Krone wegnahm, um sich selbst zu krönen. Du hast natürlich andere Bilder behalten, aber wie viele Zahlen von all den Kriegen? Die meisten wissen nur noch, wie lange der 7-jährige Krieg gedauert hat, aber nicht in welchem Jahrhundert er tobte.

Um die Stärkung der Motivation bemüht sich ein Heer von Trainern und Coaches. Tatsächlich ist es wichtig, das innere Bild vom Ziel mit Begeisterung zu füllen und mit Lebensfreude anzugehen. Vielfach ist aber der innere Schweinehund mit seinen Ausreden und seiner Faulheit einfach stärker, vor allem, weil er sich schon in einem gut etablierten Feld gemütlich einrichten konnte. Hier ist es nötig zu „stolpern", wie Heinrich Jacoby und Elsa Gindler es nannten und lehrten. Zu merken, dass man sich wieder unzweckmäßig verhält, ist die Voraussetzung, um neu zu probieren. Man sollte sich also nicht ärgern, wenn man sich bei alten Verhaltensweisen erwischt, sondern freuen, es zu bemerken und „Stolpern" für bewusstes neues Handeln zu nutzen. Auf Seiten der Motivation ist oft das Gewissen für uns tätig, die innere Stimme und der Innere Arzt, von Gottes Stimme ganz zu schweigen.

Wer oder was aber steckt hinter dem inneren Schweinehund, der unsere Motivation hauptsächlich boykottiert? Warum tun und schaffen wir nicht, was wir wissen und wollen, sondern fallen immer wieder zurück in alte, ungesunde Muster? Der innere Schweinehund hat sich bei den meisten der Inneren Stimme bemächtigt und nutzt sie, um das Lebensschiff in alten vertrauten Bahnen zu halten.

Die Innere Stimme kann die unseres Gewissens sein, die des Inneren Arztes, des Archeus, wie ihn Paracelsus nannte, die der Inneren Heilerin und sogar Gottes Stimme. Meister Eckhart sagte: *Ich sitze auf einem Stein und schweige und horche, was Gott in mir spreche.*

Übung: Setz also auch du dich hin – nicht zwingend auf einen Stein – und stell dir die Frage, was brauche ich jetzt vor allem? Horche nach innen auf den ersten aufsteigenden Gedanken.

Wenn die Antwort lautet: „Eine Tafel Milchschokolade", kannst du sicher sein, dass es (noch) nicht Gottes Stimme war, sondern die deines Inneren Schweinehundes, der sich deiner Inneren Stimme bemächtigt hat. Wenn du ewig nicht auf sie gehört hast, fällt ihm das besonders leicht. Aber auch gut zu wissen, wie du mit dir dran bist. Bezüglich der Arbeit an deiner Inneren Stimme ist dann jedenfalls noch Potential nach oben.

Die Innere Stimme lässt sich durch Übung von der des Inneren Schweinehundes über die des Gewissens bis zu der des Inneren Arztes, der entsprechenden Heilerin oder sogar zu Gottes Stimme weiterentwickeln. Wenn du für deine Vision brennst, ein Bild vom Ziel hast, für das du Feuer und Flamme bist, ist das schon eine Art Erfolgsgarantie.

Doch selbst wer sein neues Ziel, seine Lebensstilveränderung durchgezogen hat, muss dem Neuen immer noch ein Feld bauen. Solange das nicht fest in Bewusstsein und Körperhaus verankert ist, hat der Innere Schweinehund immer noch Chancen. Er setzt auf ein ziemliches Heer von Mitstreitern. Dazu gehören neben Bequemlichkeit und Faulheit auch etablierte Routinen und der Widerwille umzudenken.

Es ist wichtig zu verstehen, wer oder was dem Inneren Schweinehund seine Macht verleiht, um erwähnte Hindernisse aus dem Weg zu räumen. Längst haben sich in unseren Industrienationen Stressminimierung und kurzfristige Bedürfnisbefriedigung eingebürgert. Ein Stück Schokolade tut vielen kurzfristig gut, auch wenn sie langfristig schadet, jedenfalls in ihrer verzuckerten Milchschokoladen-Version. Wie bekommen wir diese Erfahrungen wieder aus uns raus? Hier hilft vor allem, klar zu erkennen, wie kurzfristige Bedürfnisbefriedigung langfristiges Elend bewirkt und dass Energiesparmaßnahmen im Organismus in unserer Zeit des Überflusses im selben Ausmaß kontraproduktiv wie im sozialen und wirtschaftlichen Leben notwendig sind.

Der Innere Schweinehund hat sich in der Vergangenheit in unser Bewusstsein eingeschlichen und sein Muster in unser Feld eingeschliffen, geradezu *graviert*. Das war möglich, weil er zwei wesentliche Bedürfnisse der Vergangenheit befriedigte:

1. Energieeinsparung und
2. Stressminimierung

Zu 1.: Energie in Form von Kalorien war die längste Zeit des menschlichen Sammlerlebens knapp für über 59 der 60 Entwicklungsminuten. Und unser Gehirn ist ein Energiefresser. Also hat der homo sapiens oder bono dafür Energiesparmaßnahmen und -mechanismen wie Routinen entwickelt. So kann das Hirn auf Energiesparmuster zurückgreifen und muss nicht ständig auf Hochtouren laufen, um sich auf Neues einzustellen, wie es beim Leben in ständiger Achtsamkeit nötig ist. Das begründet den Welterfolg von Routinen in Beruf, Partnerschaft und fast überall, selbst auf dem spirituellen Weg. Wir denken täglich über 50 000 Gedanken und 90 Prozent davon sind dieselben wie gestern. Das heißt, wir hängen fast ständig in alten Gedankenschleifen fest und beschäftigen uns mit dem Schnee von gestern. Deshalb sind alte Muster so hartnäckig und neue so schwer einzuführen.

Dieser Schatten ist gewaltig: Ohne es meist zu bemerken, werden wir zu Robotern und Beziehungen langweilig, Berufe zu Jobs und Leben zu Ansammlungen von Gewohnheiten.

Dabei ist der ursprüngliche Grund der Energieeinsparung längst entfallen. Heute sind Sternstunden der Achtsamkeit jederzeit möglich. Und diese ist der Schlüssel zum Leben im Augenblick des Hier und Jetzt.

Das ist die wundervollste Nachricht der Moderne: Wir haben heute mehr als genug Energie und je öfter wir im Augenblick leben, desto mehr verbraucht unser Gehirn davon. So werden wir statt dick geistig und körperlich fit. Wir können uns schon längst Achtsamkeit (mindfulness) leisten und Routinen in Rituale der Achtsamkeit wandeln.

Wille und Disziplin

Wolle als des Werkes Anfang, wisse um das hohe Ziel, wage alles für das Edle … ist Teil eines alten spirituellen Mottos, könnte aber auch uns noch immer gute Dienste leisten. Am Anfang steht tatsächlich der Wille, der zum ersten Lebensprinzip gehört. Ohne ihn kommt nichts in Gang. Das Wissen um das hohe Ziel kann uns begeistern und ohne diese Begeisterung, diesen Elan, lässt sich nicht viel verwirklichen. *Wage alles für das Edle* (Ziel), ruft auf, sich aus der Komfortzone zu bewegen, und mit allen verfügbaren Möglichkeiten für das Gute (Ziel) einzusetzen, den Kampf zu wagen. Bei diesem uralten, aber von seiner Wirkung zeitlosen Muster ist also auch schon der Wille bestimmend, der notwendig ist, um anzufangen und mit Disziplin einhergehen muss, um durchzuhalten.

Die Frage internationaler Sterbeforscher an Menschen auf dem Totenbett, was ihnen rückblickend am meisten leidtue, wird überall auf der Welt, sogar von Indigenen, mehrheitlich gleich beantwortet: das versäumte, nicht gewagte Leben.

Auf Platz zwei folgt bereits der Mangel an Disziplin, der verhinderte, als richtig Erkanntes durchzuführen und -zuhalten. Diese beiden Antworten sind international führend, dann erst diversifizieren sie sich je nach Kultur.

In der spirituellen Tradition ist die Bedeutung des Willens gut bekannt. Eine Zen-Geschichte berichtet von einem eifrigen Sucher, der den Zen-Meister beschwört, ihn als Schüler anzunehmen, weil es ihn so nach Erleuchtung verlange. Der Meister lehnt ab, ihm erscheint das Engagement nicht ausreichend. Der Mann aber beharrt auf seinem Wunsch. Da nimmt ihn der Meister mit zum nahen Fluss und bittet ihn, sein Gesicht der Wasseroberfläche zu nähern. Der Suchende tut wie ihm geheißen. Da packt ihn der Meister im Nacken und hält ihn unter Wasser bis er prustet und zu kämpfen beginnt. Erst als seine Gegenwehr nachlässt, holt der Roshi den nach Luft Schnappenden mit den Worten zurück: „Komm wieder, wenn du so nach Befreiung verlangst wie eben nach Luft.“

Disziplin kommt vom lateinischen „discipulus" = Schüler. Als Schüler des Lebens brauchen wir Disziplin, um die erreichten Erkenntnisse umzusetzen. Es braucht also den starken Willen zum Start und die Disziplin zum Durchhalten. Dabei ist die inspirierende Aussicht aufs Ziel wichtig, wie die Motivation eines starken Motivs oder eben Bildes, das Begeisterung auslöst und die Energie des Organismus mobilisiert. Inspiration für ein großes Ziel wird auch die notwendigen Neurotransmitter und Hormone in Gang setzen.

Schüler-Bewusstsein hat aber nicht nur mit Disziplin zu tun, sondern bietet auch die wundervolle Chance, beim Lernen Erfolg zu spüren und Glück zu empfinden.

Daher der Rat des Ostens: Wenn du irgendwo Meisterschaft erworben hast, fang etwas Neues an und tauch wieder ein in beglückendes Schüler-Bewusstsein.

Bei errungener Meisterschaft zu bleiben, birgt die Gefahr, auf Perfektion zu setzen oder in Routinen abzugleiten. Beides aber sind Sackgassen, auch weil ihnen die Begeisterung fehlt, die so viel bewegt.

Persönlicher Zwischen- oder Quick-Check:

1. Der Glaube kann Berge versetzen! Glaubst du das? Willst du deinen Willen einsetzen und diesen tiefen Glauben wagen?
2. Du kannst dein Leben fast nach Belieben regeln. Du musst dich nur genug lieben und am Gesundheitsregler drehen.
   a) Willst du das? Wagst du es?
   b) Magst du deinen Willen nutzen, um zu verstehen, warum sich der Gesundheitsregler so verstellen musste?
   c) Willst du, wenn du ihn erfolgreich umgestellt hast, die Disziplin aufbringen, das neue Feld im Leben zu verankern und einzuordnen?

d) Magst du deinen Willen dafür einsetzen, ein neues Feld aufzubauen und in welchen (Be)Reichen?

3. Das dauert einen guten Mondzyklus oder Monat. Hast du den Willen und die Liebe, dir so viel Zeit für dich selbst zu nehmen und zu gönnen?
4. *Krankheit als Symbol*: Welche Geschichte(n) erzählen dir die Krankheitsbilder deines Lebens? Welche Aufgaben tauchen darin auf?
5. Alles hängt mit allem zusammen: Körper-Geist-Seele – wenn du eine Stellschraube verstellst, folgen die anderen.
6. Bevorzugst du den eleganten Weg von der obersten Ebene aus, kehrst du die Treppe von oben nach unten?
7. Oder magst du es von unten nach oben angehen, nach dem Modell Hatha-Yoga: Du nimmst äußerlich die Position des Buddha ein und wartest, bis innerlich auch Buddha wird. Das dauert, aber funktioniert mit genügend Disziplin ebenfalls – über die Jahrzehnte – ein wenig.
8. Magst du die Säulen der Gesundheit nutzen, um dich in die Form deines Lebens zu bringen?
9. Bist du bereit, dich in Wald und Natur zu begeben, dir und deiner Gesundheit zuliebe?

Hilfe zur Selbsthilfe

Wer den Arzt, der alten Medizinlehre entsprechend, als den Pflegenden, Sorgenden sieht, und die (eigene) Natur als die Heilerin, steht in der Eigenverantwortung und ist auf Selbsthilfe bei seiner (Selbst)Heilung angewiesen. Damit sind wir auch auf christlicher Spur in unserer Tradition verankert, denn da beginnt alles mit Selbstliebe, sollen wir doch den Nächsten lieben wie uns selbst. Das gilt selbstverständlich für Ärzte wie PatientInnen. Nur wer für sich selbst sorgt, sich selbst liebt, kann gut auch für andere sorgen und sie und sich lieben und heilen.

Wir haben heute unter dem Einfluss der Pharmaindustrie und ihrem Lobbyismus, eingebettet in die Geld-Welt-Religion, deren tägliche Praxis der Konsum ist, eine Macher-Medizin, die die Selbstheilungskräfte geringschätzt und die Liebe, den Glauben und sogar den Sinn vernachlässigt und ignoriert.

Was aber noch schlimmer ist: Betroffene selbst, PatientInnen, folgen dem Trend in diese Richtung. Bei allem was wir heute tun, steht das Funktionelle und Materielle im Vordergrund, fast wie bei der Akkordarbeit, wo es nur um Stückzahlen geht und gar nicht um die Haltung und das Gefühl bei der Arbeit, von Begeisterung ganz zu schweigen.

Dabei kommt nur gut, was wir mit Begeisterung angehen, und das gilt insbesondere für die Selbstheilung, denn was hätte mehr mit uns selbst zu tun? Deshalb ist auch die Frage nach dem Sinn so vorrangig, um sich für (Selbst)Heilung zu begeistern oder was wir im Sinn haben, wie wir noch so ehrlich sagen. Was wir im Sinn haben, muss Sinn für uns und unsere Seele ergeben, uns mit Liebe erfüllen und motivieren, sonst bleibt es sinnlos. Wir sollten es auch bebildern im Sinne von: mit inneren Bildern begleiten. Meilensteine auf dem Weg dorthin sind Achtsamkeit und Körperfühlen. Das können uns „geführte Meditationen" vermitteln, Tagebuchschreiben mag darin unterstützen.

Rhythmus des Lebens

Dass Rhythmus ein grundlegendes Element des Lebens ist und damit auch zentral wichtig für die Medizin, ist seit Urzeiten bekannt. Unsere Vorfahren zogen als Nomaden umher und steter Wandel war ihr Leben. Der Vorsokratiker Heraklit formulierte sein „panta rhei – alles fließt". Der Glücksforscher Mihaly Csikszentmihalyi entdeckte das Geheimnis des Flow neuerlich und fand, wie glücklich sich Menschen im Fluss fühlen, das heißt, wenn sie in Resonanz mit sich und ihrer Umgebung sind, Kohärenz erleben. Auch Rudolf Steiner griff Heraklit auf mit seinem „Alles Leben ist Rhythmus“. Die moderne Physik weiß: Alles schwingt. Der französische Arzt David Servan-Schreiber setzte dieses Wissen um, als er die Herzfrequenz-Variabilitätsmessung in die Schulmedizin einführte. Sie belegt, dass nur lebendiger Rhythmus im Gegensatz zu maschinellem Takt von Leben zeugt.

Die vier Rhythmen der vier Elemente

Die vier Haupt-Rhythmen unseres Organismus sind uns unterschiedlich vertraut, aber alle lebenswichtig. Sie können viel über uns und unsere Situation verraten. Gerade auch, weil wir die des weiblichen Pols, Wasser und Erde, bisher kaum beachtet haben. Den des Erdelementes, die Peristaltik, haben wir bisher wenig und die Schulmedizin gar nicht wichtig genommen und von dem des Wasserelementes, dem Craniosakralrhythmus, nichts gewusst und die Schulmedizin hat ihn noch gar nicht akzeptiert. Aber das ist wie bei der Elektrizität. Es gab sie schon, als wir sie noch nicht entdeckt hatten, nur eben nicht in unserer Wahrnehmung.

Atemrhythmus

Der Atemrhythmus und die Lunge als Organ des Luftelements sind von entscheidender Bedeutung für unser Überleben, aber auch unser Leben in Gesundheit. Die Verlängerung des Ausatems wirkt entspannend, wie wir alle vom Ausatemseufzer wissen, den wir nach der Prüfung ausstoßen, wenn alles (gut) überstanden ist. Der Einatemseufzer ist dagegen der vor der Prüfung, der unter Spannung setzt. Dieser Effekt ist messbar: Einatmen stärkt den archetypisch männlichen Teil des vegetativen oder Eingeweide-Nervensystems, den Sympathikus, der für den Fight-or-Flight-

Modus von Kampf oder Flucht steht. Ausatmen führt in den archetypisch weiblichen Pol, den sogenannten Parasympathikus oder Vagus, der für Entspannung, Ruhe und Regeneration sorgt.

Übung: Wer seinen Ausatem verlängert, verschafft sich damit nachweislich Entspannung und fördert Regeneration. Der russische Arzt Konstantin Buteyko empfiehlt verlängerte Ausatmung und ausgedehnte Atempausen und hat damit – von Studien belegt – ausgezeichnete Erfolge bei AsthmapatientInnen. Es ist eine bewährte Methode, das Atemzentrum beziehungsweise den Atemregler zu einer Art Neustart oder neudeutsch Reset zu bringen. Zum Beispiel empfiehlt es sich, vor jeder Meditationsübung einige Male den Ausatem deutlich zu verlängern, um rascher in Entspannung zu sinken. Eine gute Methode ist auch, lange Mantren auf einen Ausatemzug zu singen oder zu denken.

Unser Atem lehrt viel über Psychosomatik. Er kann einerseits ruhig fließen und ist dann Ausdruck unseres Im-Fluss-Seins. Aber andererseits kann er auch stocken vor Schreck. Wir halten ihn vor Angst an oder spüren ihn hechelnd im Stress.

Der lange Atem der Sieger ist sprichwörtlich, und ein langsamer, getragener vor allem Ausatem als langsames Loslassen und der Einatem als kurze Inspiration und Aufladen mit Lebensenergie Prana sind dabei entscheidend. „Im Atemholen liegen zweierlei Gnaden“, dichtet Goethe, „die Luft einzusaugen, sich ihrer entladen“. Dieses Spiel der Polarität bewusst zu erleben, ist Meditation, Entspannung und Regeneration zugleich.

Also auch beim Atmen ist Geben seliger als Nehmen. Der lang(sam)e Ausatem verlangsamt den Atemrhythmus und verlängert das Leben. Schneller, hektischer Einatem verkürzt mit dem Rhythmus das Leben.

Der östliche Mythos der drei Schicksalsgöttinen greift das auf. Statt den Lebensfaden zu spinnen, zu messen und abzuschneiden wie die drei

Nornen der Germanen oder Schicksalsgöttinnen der griechischen Antike, teilt im östlichen Mythos die erste Göttin die Atemzüge aus, die zweite zählt sie ein Leben lang und die dritte holt uns zurück, wenn sie verbraucht sind. Das kommt der menschlichen Wirklichkeit sehr nahe. Wer mit hechelndem Atem durchs Leben hetzt, ist bald fertig mit den Atemzügen, den Nerven und dem Leben. Wer aber – etwa vom „verbundenen Atem" inspiriert – unterwegs ist, den erwartet ein langes, energetisch gehaltvolles Leben.

Übungen: Nutze nur ein paar Minuten diese Erfahrung des aufladenden kurzen Einatems und des langen, getragenen Ausatems und erlebe bewusst, wie du in Entspannung, Ruhe und Regeneration sinkst.

Herzrhythmus und Feuerelement

Der dem ebenfalls männlichen Feuerelement entsprechende Herzrhythmus ist unser schnellster. Wobei, wie beim Luftelement, auch hier der ruhige, langsame, aber kräftige Herzrhythmus am besten und längsten durchs Leben trägt. Bei beiden männlichen Rhythmen geht es also darum, sie zu vertiefen und zu beruhigen.

Übung: Wer seine Herzfrequenz jetzt kennenlernen mag, kann sehr einfach seinen Ruhepuls bestimmen. Dazu reicht es, im Sitzen im Kieferwinkel den Pulsschlag während 10 Sekunden zu spüren und zu zählen. Mit 6 multipliziert ergibt sich der Ruhepuls. Unter 60 spricht er für Ausdauersport, zwischen 60 und 72 ist ein guter Ruhepuls, darüber beginnt der Bereich der untrainierten und über 80 auch der vernachlässigten Herz-Kreislauf-Systeme.

Der Ruhepuls sagt einiges über unsere Beziehung zum Feuerelement und unsere Leistungsreserve. Mit 60 ist nach oben noch viel Luft beziehungsweise Feuer, und wir können unsere Leistung sehr steigern. Wer aber mit 90 schon normalerweise durchs Leben rattert, lebt bereits ständig am Anschlag und im Überlastungsbereich. Sein Herz bekommt zu wenig Ruhe und kann das nicht beliebig lange aushalten.

Das lässt sich durch Bewegung im Sauerstoffgleichgewicht ändern und bessern mit Bewegungsarten wie Waldlauf, der zusätzlich das Immunsystem stärkt, mit Schwimmen, Tanzen, Radfahren, Inlinern und der alten Langlaufart in der Loipe und im Ausdauerbereich und so weiter.

Was die Psychosomatik des Herzrhythmus angeht, ist sie bis in die Sprache bekannt. Unser Herz schlägt schneller vor Begeisterung, kann in Erwartung bis zum Hals klopfen oder bei Anstrengung rasen. Unregelmäßigkeiten verraten uns, dass es im übertragenen Sinn aus der Reihe tanzen und Kapriolen schlagen will. Wer das lieber in Herzensangelegenheiten im übertragenen Sinne tut, nimmt seinem Herzen einiges ab. Herzklopfen genießen wir sogar im übertragenen Sinn.

Übung: Lebe so, dass du dein Herz öfter spürst.

Darmrhythmus und Erdelement

Die weiblichen Rhythmen sind langsamer und brauchen manchmal Anregung, um gut durchs moderne Leben zu kommen. Der Darmrhythmus ist vielen gar nicht als solcher bewusst, aber tatsächlich laufen die rhythmischen Wellen der Peristaltik über unseren etwa zehn Meter langen Darm, um den Speisebrei voran bis zum Anus oder Ausgang zu befördern. Hier wird Materie verdaut und hier offenbart sich der langsame Rhythmus des Erdelementes.

Wir fördern diesen Rhythmus ebenfalls, indem wir ihn fordern, in diesem Fall durch ballaststoffreiches Essen und entsprechende Füllung des Darmes. Das fordert einerseits die wellenförmigen Darmbewegungen der Peristaltik heraus und fördert andererseits die Stuhlentleerung.

Ballaststoffe finden sich nur in Pflanzen, Tierprotein enthält gar keine. Insofern ist gut gekaute Pflanzenkost die beste Darmpflege. Sie reduziert die Wahrscheinlichkeit von Verstopfung um 100 Prozent und die von Darmkrebs, dem zweittödlichsten aller Krebse, um 90 Prozent. Wobei der Zusammenhang zwischen Verstopfung und Darmkrebs auch der Schulmedizin längst bekannt ist wie auch die Tatsache, dass Ballaststoffe nur in Pflanzenkost vorhanden sind. Trotzdem schafft die Schulmedizin nicht den Schritt, Pflanzenkost generell als Vorbeugung und Therapie bezüglich Dickdarmkrebs zu empfehlen – auch hier steht wohl das Diktat der Lobbyisten von Pharma- und Nahrungsmittelindustrie der Volksgesundheit im Wege.

Die nach der Peristaltik nächstbeste, weil nachhaltige und stetige Darmmassage bietet tiefe Atmung, denn unser Hauptatemmuskel, das Zwerchfell, spannt sich unter den Rippen wie eine Kuppel über Magen, Leber und Darm. Bei jedem Einatem flacht sich diese Kuppel ab und drückt diese Organe und die Darmschlingen nach unten, mit jedem Ausatmen steigen Zwerchfell und Darm wieder hoch. Der Atem sorgt so für dessen ständige Massage und die seines Inhaltes. Wer das Darmkonvolut allerdings in (s)einen Kugelbauch ausgesourct vor sich herträgt, verliert diese wichtige Darmmassage. Insofern ist auch eine feste Bauchdecke wichtig, das heißt, gut trainierte Bauchmuskulatur.

Die Psychosomatik des Darmes wird ebenfalls an der Sprache deutlich: Viele haben schwere Brocken zu schlucken, die sie offenbar nicht ausreichend kauten, andere haben ziemlich zu beißen an vielem – nicht nur am Essen. Wer das Leben insgesamt schwer verdaut, hat es schwer und ist gut beraten, für gute Verdauung auf allen Ebenen zu sorgen.

Wer andererseits die Darmrhythmik in Gang hält, kann nicht nur sein Körperhaus besser versorgen, sondern auch lange, gesund und genussvoll darin leben. Schon Hippokrates wusste: Der Tod sitzt im Darm. Der österreichische Fastenarzt F. X. Mayr bestätigte es in unserer Zeit und schenkte uns (s)eine so überaus wichtige Kau-Schule, die Wert darauf legt, jeden Bissen zu kauen, bis alles Wertvolle daraus befreit ist und die Kost zu Brei wird.

Ein gesunder Darm ist – stellvertretend für das Erdelement – ein solides Fundament für ein erfülltes, langes Leben, weil Freund Hein oder Gevatter Tod nicht ständig im Darm lauert, um frühzeitig heimzuläuten, sondern zu unserem Freund wird, wie es wunderbar der Film „Die Bücherdiebin" zeigt.

Übung: Lege die Hände flach auf deinen unteren Bauch und beobachte, ob er beim Einatmen herauskommt und sich beim Ausatmen zurückzieht. Wo das nicht der Fall ist, ändere es dahingehend.

Wasser- oder Craniosakralrhythmus

Natürlich hat auch das Wasserelement (s)einen, wenn auch erst spät entdeckten und in der Bevölkerung noch relativ unbekannten Rhythmus. Hier das Abwasser des Urins zu bemühen, bleibt unbefriedigend, ist das doch nur ein Abfallprodukt des Herz-Kreislauf-Systems des Feuerelementes. In den Nieren gefiltert, wird es anschließend über den Harnleiter in die Blase ausgeschieden. Sein Rhythmus wird nur bei Nieren- und Blasensteinen, dann allerdings sehr schmerzhaft, deutlich, wenn Koliken genannte Geburtswehen den Stein auszutreiben suchen.

US-Osteopath John Upledger entdeckte erst in unserer Zeit den Craniosakralrhythmus. Als er seine Entdeckung veröffentlichte, schrieb ich gern das Vorwort für die deutsche Ausgabe („Auf den Inneren Arzt hören"). Damit war ein dem weiblichen Seelenelement würdiger Rhythmus des Wasserelementes entdeckt. Unser Gehirn und Rückenmark sind von

Hüllen, den sogenannten Gehirnhäuten, Dura- und Pia-Mater (lat. mater = Mutter), eingehüllt. Zwischen dieser „harten" (lat. dura = hart) und „frommen" (lat. pia = fromm) Mutter fließt das Nervenwasser, der Liquor der Schulmedizin, und sorgt für Schutz und Rhythmus unserer wesentlichen zentralen Nervenstrukturen. Dass dieses zentrale Wasser zwischen zwei „Müttern" fließt, betont noch seinen weiblichen Charakter und lässt auf die Symbolsicherheit früher Anatomen schließen.

Unser Gehirn ist also von Wasser umgeben, das diese Zentrale schützend einbettet. Beide Häute oder Mütter sind ihm schützende Hüllen, die sich nach unten fortpflanzen und auch das ganze Rückenmark bis hinunter zum heiligen Bein, dem Os sacrum, und Rückenschild des Beckens einhüllen. Auch im Inneren des Gehirns gibt es in Gestalt der Ventrikel große Seen gefüllt mit Nervenwasser oder Liquor.

Das Wissen, dass über dieses Nerven-Wasser-System rhythmische Wellen laufen, die entsprechend fühlige Menschen spüren und mit ihrer Hände Schwingung auch sanft von Kopf und Becken aus beeinflussen können, ist ebenso neu wie faszinierend. Dass dieser zentrale Rhythmus so lange übersehen wurde, zeigt wie insgesamt und bis heute der weibliche Pol in der westlichen Medizin vernachlässigt wird.

Erst kürzlich wurde auch das innere, sogenannte glymphatische System des Gehirns entdeckt, das wahrscheinlich in Verbindung damit steht. In den Tiefschlafphasen der Nacht ziehen sich unsere Gehirnzellen zusammen und das Gehirn wird über die entstehenden Zwischenräume durchspült und gereinigt. Schon lange wissen wir, dass die Stoffe, die sich schlechterenfalls zum sogenannten Alzheimertoxin zusammenballen, das Gehirn vermauern und der Schulmedizin irrigerweise als allein verantwortlich für Alzheimer gelten, nur nachts entsorgt werden. Sicherlich über dieses neu entdeckte glymphatische System.

Wer dächte da nicht an Paracelsus' Bild von Mikrokosmos Mensch = Makrokosmos Erde. Wie die Erdteile vom Wasser der Weltmeere umgeben sind und in sich große Seen haben, gilt das auch im Kleinen. So wie die Wasser der Erde zusammenhängen und sich austauschen ist das auch im Innern, wo das Hirnwasser der Ventrikel mit dem umgebenden zwischen den beiden Müttern in Verbindung steht. Leider kam dieses Analogiedenken, das bis Aristoteles die Welt beherrschte, aus der Mode. Dabei könnte es uns so Wesentliches enthüllen.

Mit seiner Hilfe hat etwa der Engländer William Harvey den Blutkreislauf über hundert Jahre vor den Chirurgen entdeckt. Er schloss in seiner berühmten Arbeit, so wie die Planeten sich um die Sonne drehen, kreise auch das Blut um das Herz. Noch 120 Jahre nach dieser Entdeckung hat sich der bayerische Chirurg Reisinger darüber öffentlich lustig gemacht, weil er bei seinen vielen Operationen keinen Blutkreislauf entdeckt habe. Dass im Münchner Klinikviertel zwar eine Straße Reisingers Namen trägt, aber keine Harveys ist bezeichnend für die Schulmedizin in Bayern.

Wer den Craniosakralrhythmus spürt und seine fühlenden, heilenden Hände an diesen Puls des (Nerven-)Lebens legt und diesen im heilsamen Sinne beeinflusst, kommt über das Seelenelement Wasser und seinen Rhythmus unserer Essenz sehr nahe. Froh machte mich diese Entdeckung, weil damit dem letzten Element ein eigener angemessener Rhythmus zukam und – wie zu erwarten – den vier Elementen vier Rhythmen entsprechen.

Seitdem sind Jahrzehnte vergangen und die Craniosakraltherapie hat sich auf ihre sanfte Art einen festen Platz in der Komplementärmedizin erobert, auch wenn die meisten von uns diesen sanftesten Rhythmus von den vier Hauptrhythmen am wenigsten spüren. Aber gerade das entspricht dem wässrigen Seelenelement, wie auch die anatomische Bezeichnung Mütter seiner einhüllenden Häute.

Meditationsübung: Fange ganz bewusst und vorsätzlich an, Heraklits „panta rhei – alles fließt“ entlang der Wirbelsäule, unserer Weltachse, von Kopf bis Becken zu spüren oder dir jedenfalls intensiv vorzustellen – im Sinne von „Fake it until you make it“.

Geborgen in vier Rhythmen

Insgesamt fühlen wir uns im Fluss des Lebens, im Flow, glücklich und geborgen, wenn die vier Hauptrhythmen in Harmonie sind und unseren Organismus in Schwingung halten und in Schwung bringen. Das erleben wir als beschwingt und frei in unserem Rhythmus und in Resonanz mit uns und der Welt. „Let’s go with the flow – lasst uns mit dem Fluss fließen“, raten sich spirituell motivierte junge Leute und meinen damit, Angebote des Schicksals wahr und wichtig zu nehmen, sich ihnen zu öffnen und fließend, das heißt, ohne Widerstände mit dem (Lebens-)Fluss zu leben.

Aber auch hier gibt es – nach dem Polaritätsgesetz – den Gegenpol, und manchmal wird es wichtig, gegen den Strom, vor allem den Mainstream, der dem Mahlstrom der gewohnten Routinen entspricht, zu schwimmen, denn nur so erreichst du die Quelle.

Daneben gibt es weitere Rhythmen. Die Periode ist ebenso natürlich wie selbstverständlich Ausdruck weiblichen Lebensrhythmus’. Jedesmal entspricht es einem Schlusspunkt, wenn die Gebärmutter sich rhythmisch zusammenzieht und die abgelöste Schleimhaut ab- und ausstößt. Auch die Geburtswehen sind Ausdruck des Rhythmus’ der Gebärmutter und der großen Mutter und ihres Rhythmus, der das Leben erhält, und Voraussetzung ist für Wiederanfang und Neugeburt. Dass Rhythmus allgemein zum vierten Lebensprinzip und damit zum Mütterlichen, Weiblichen und Kindlichen und der Tugend der Fürsorge gehört, wundert uns da nicht.

Der Rhythmus des Tages bestimmt unser Leben wie der der Wochen, der des Jahres und der Lebenszeitalter. In jedem Teil spiegelt sich das Ganze nach dem Pars-Pro-Toto-Gesetz. Im Mittag des Tages erkennen wir die Lebensmitte, in seinem Abend den Lebensabend, im Einschlafen das Entschlafen. Unter rhythmischen Kontraktionen der Wehen werden wir aus dem Wasserreich geboren und landen im Luftreich, getragen vom Atemrhythmus – vom ersten Atemzug als Einstieg in die Welt der Polarität bis zum letzten und der Rückkehr in die Einheit.

Der Atemrhythmus verbindet sich mit dem des Herzens und Blutes und beide archetypisch männlichen Rhythmen versorgen uns ein Leben lang mit (Lebens)Energie. Die weiblichen sanfteren und verborgener fließenden Rhythmen halten einerseits unser Gehirn und damit Denken in Form und schützen es andererseits. Die peristaltischen Wellen des Darmes entsorgen, was wir nicht mehr brauchen und aus dem Kot des Homo wird wieder Humus und bleibt dem Kreislauf des Erdelementes erhalten. Die Gehirnwindungen entsprechen optisch den Schlingen des Darmes. Darin wird oben das Immaterielle, unten das Materielle verdaut.

Der Zauber von Synergien und Analogien

Das Kleine und das große Ganze spiegeln einander, wie wir von Paracelsus wissen. Das belegt nun auch die Naturwissenschaft immer eindrücklicher. Wie im Zusammenspiel der Rhythmen liegt in der Zusammenarbeit all unserer Organe und Gewebe, Zellen und Atome ein zauberhaftes Beispiel von Synergien und damit ein Weg, wie diese Welt doch noch zu retten ist. Wir könnten wieder zur Gemeinschaft des Anfangs zurückfinden, zur Kooperation, wo alle zusammenwirken und gemeinsam so viel mehr erreichen als es die Einzelnen allein vermögen. Mit der enorm gewachsenen Menschheitsfamilie wird das aufwendig, aber mit Hilfe digitaler Medien doch gut denkbar. Und es könnte in einzelnen Ländern beginnen und von dort die Welt überzeugen und friedlich erobern. Kommuni(kati)-on könnte garantieren, dass alle immer auf dem letzten und besten Stand sind. Dadurch würden sich wundervolle Synergien ergeben, ist doch das Ganze so viel mehr als die Summe seiner Teile.

Es gab sogar in der Psychologie einen Ansatz in diese Richtung. Bei Alfred Adler finden sich in seiner Sozialpsychologie entsprechende Erkenntnisse, sieht er doch das soziale Umfeld als entwicklungsentscheidend an, aber andererseits hält er auch das Streben nach Vollkommenheit für ein „angeborenes Faktum, das in jedem Menschen vorhanden ist".

Heilungsbiotope als Orte der Synergie

Synergien, die gesundheitliche Wirkungen fördern und enorm verstärken, sind etwa Fasten und Wandern, letzteres im Wald und über Wiesen – und manchmal obendrein barfuß. Wenn eine Gruppe dabei noch singt, was die Oxytocin-Produktion nachweislich anregt, kommen fünf heilsame Aspekte zusammen und bilden eine wundervolle Synergie. Fasten stärkt das Immunsystem ähnlich wie Waldbaden, Wandern hält fit und bringt in Form, Barfußgehen sorgt für Elektronen und ersetzt Antioxidanzien, Singen bringt alle in denselben Atemrhythmus und ist nachweislich stimmungsaufhellend und mit seiner Ausschüttung des Kuschelhormons Oxytocin sehr gesund.

Auch pflanzlich-vollwertige – obendrein glutenfreie – *Peace-Food*-Kost und *Kurzzeitfasten* ergeben eine phantastische Kombination. Zusätzlich barfuß geerdet beim Seminar im Wald(saal) wie in TamanGa Gedanken tanken zum Thema Selbstheilung und Abwehrstärkung, schafft mit ebenfalls fünf heilsamen, abwehrsteigernden Aspekten wunderbare Synergien. Sie lassen sich noch mit Mittagsschlaf oder noch besser mittäglicher Tiefenentspannung verbinden, mit Zu-Bett-Gehen vor 22 Uhr in einer Atmosphäre ohne Wellensalat durch WLAN-Freiheit und Netzfreischalter. Morgen- und abendliche Bürstungen bei einem Leben in Häusern, die statt auf Störfeldern auf Kraftplätzen stehen, können weitere (Selbst)Heilungsaspekte hinzugewinnen. Da sich alle diese Einzelfaktoren im Sinne der Synergien nicht nur addieren, sondern potenzieren, lassen sich so verblüffende Heilungsbiotope wie TamanGa verwirklichen. Kommen da noch zwischenmenschliche Aspekte wie das Bewusstsein, zu Gast auf Mutter Erde zu sein, wie auch gegenseitiges Verständnis und Empathie hinzu, baut sich ein Heilungsfeld auf, das mit Energiehöhepunkten wie Sitzungen mit „verbundenem Atem" in freier Natur verblüffende (Selbst)-Heilungswunder ermöglicht.

An solch einem Ort der Kraft und positiven Heilungsenergie die letzte Phase meines Arztlebens wirken zu dürfen, erfüllt mich mit Dankbarkeit, einem weiteren Aspekt und Mosaikstein im Feld des Heilungsbiotops. Mit diesem Feld als Vorbild lässt sich vielleicht ähnliches bei dir zu Hause verwirklichen oder doch ansatzweise ein entsprechender Kraftplatz bauen und beleben.

Mit dem Tag das Leben retten

In Anbetracht der Analogie zwischen Tag und Leben ergeben sich – auf den ersten Blick – unglaubliche Chancen und auf den zweiten entsprechende Lösungen. Mit den vier Ursachen und dem Quantenfeld unbegrenzter Möglichkeiten im Auge, ist so vieles möglich, und es ist nie zu spät, eine glückliche Kindheit zu haben und Vergangenheit wie auch Zukunft(sangst) zu heilen, um endgültig in der Gegenwart anzukommen.

So lässt sich mit einem bewussten Tagesanfang, etwa einer Sonnenaufgangs-Meditation zur Geburt des Tages, wenn die stärkste Energie wirkt und Morgenstund noch Gold im Mund hat, rückwirkend ein Geburtstrauma bessern, zu Mittag die Um- und Einkehr der Lebensmitte üben und abends vorausschauend Lebensabend und -abschied vorbereiten, aber auch am Feierabend feiern. Wo Einschlafen und Tagesende nach vollbrachtem Tagwerk und der Übergang in die Welt der Träume gelingen, ist auch ein friedliches Entschlafen und ein erfüllender Wandel im Kreis der eigenen Bilder gesichert. Gutes Einschlafen erlebt, wer mit seinem Tagwerk fertig wurde, gutes Entschlafen, wer das mit dem Leben und seinen Aufgaben schafft.

So wird jeder Tag zum Übungsfeld, wie der Film „Und ewig grüßt das Murmeltier“ mit Bill Murray in der Hauptrolle so inspirierend vorführt. Diesen Film „schauen“ und von da an üben, ist eine bezaubernde Übung. Wer das Leben als eine Kette von Tagen und Übungs-Einheiten erkennt, hat genug zu tun und schon fast gewonnen.

Den Morgen für sich entscheiden – den Tag gewinnen

Wer sich dem natürlichen Rhythmus von Tag und Nacht wieder anpasst, kann enorm viel für sein Leben gewinnen. Mit Sonnenaufgang zu erwachen, schenkt die beste Energie. Selbst moderne Menschen erleben noch die Frische morgendlicher Luft und wie die Lebensenergie Prana zu besten Ideen, Einfällen und Geistesblitzen inspiriert. Jede Einatmung oder *Inspiration* ließe das erleben. Nicht nur der Osten, auch unser Volksmund weiß: *Morgenstund hat Gold im Mund*. Das gilt für alles, was aus dem Mund kommt, aber beschränkt sich längst nicht darauf. Meine viel-und-70 Bücher habe ich zwischen Sonnenaufgang und Mittag geschrieben und werde das gerne weiter tun, solange ihr mich lest.

Wer mit dem Sonnenlauf lebt und seine innere Uhr mit der großen Sonnenuhr am Himmel koordiniert, erfährt verblüffende Energiezuwächse. Vor allem, wenn er sich diesem großen Rhythmus willig fügt und ihm bewusst folgt. *Natür*lich wird er früher am Abend müde.

Wer aber früher zur Ruhe kommt, erlebt obendrein, wie die Stunden des Schlafes vor Mitternacht mehr zählen, nach meiner Erfahrung tatsächlich doppelt. Das heißt, um 22 Uhr ins Bett zu gehen ergibt bis Mitternacht schon den Erholungswert von vier Stunden Schlaf. Mit weiteren vier Stunden erreichen wir insgesamt acht Stunden Schlaf, und es ist erst vier Uhr morgens. Wir kommen also spielend zurecht zu Sonnenaufgang und in die Gänge. Im Osten nutzen spirituelle Menschen diese besondere Zeitqualität zum Wichtigsten in ihrem Leben, zu Meditation und Gebet und damit Entwicklung, geistig-seelischem Wachstum Richtung Einheit.

Nachtleben, wie es die Moderne (miss)versteht, ist ein schwerwiegender und Beschwerden (be)wirkender Irrtum. Abends noch „einen drauf zu machen", weil der Tag längst nicht gegeben hat, was man sich von ihm und vom Leben versprach, verschlechtert die Lebenssituation weiter. Es führt zu Raubbau und Mangel an Regeneration und geht auf Kosten des weiblichen Pols. So wird der Wecker notwendig, aber er wendet die Not nicht, sondern verschärft sie, beendet er doch die Ruhe- und Regenerationsphase, bevor diese natürlicherweise von selbst endet und wirklich abgeschlossen ist.

Der weibliche Pol *kommt so zu kurz,* das Hirn ist nicht fertig gespült, der Rest des Orchesters der Organe nicht *ausgeschlafen* und -geruht und nicht vorbereitet für den Tag. Das Ergebnis ist ein verschlafener Typ, ein

„Verpennter" oder gar „Penner", der den besten Anfang im wahrsten Sinne des Wortes *verschläft.* Da aber nach dem drittwichtigsten der Schicksalsgesetze im Anfang alles liegt, geht hier schon gleich zu Beginn vieles schief oder daneben. Nachtleben stört den natürlichen Rhythmus und zerstört langfristig und nachhaltig die Gesundheit. Statt des natürlichen, von den großen Lichtern des Himmels, Sonne und Mond, geprägten Rhythmus und des von Mutter Natur geprägten Tageskreises entwickelt sich einer von Teufels Gnaden.

Abend und Nacht retten – den weiblichen Pol zurückgewinnen

Um aus solchen Teufelskreisen auszusteigen, ist der frühe Morgen so hilfreich wie der frühe Abend, in dem ein ebenso wundervoller Schlüssel liegt. Jeden Feierabend zu feiern, kann die Abende auf bezaubernde Weise retten, statt sie mit letztlich nervenden Ablenkungen zu füllen. Auf die Nerven geht, was unser Nervensystem zu lange an- und schließlich überspannt und ihm in Folge noch die fürs moderne Leben so besonders notwendige ausreichende Regeneration raubt. Das Ergebnis ist Raubbau, wie wir ihn im Makrokosmos an Mutter Erde und im Mikrokosmos an unserer Gesundheit treiben.

Wichtig ist, uns dort abzuholen, wo wir gerade sind und uns diesbezüglich nichts vorzumachen und Dinge schönzureden, die es (noch) gar nicht sind. Wer nach einem wie auch immer gearteten Arbeitstag gleichsam vor dem Fernseher zusammenbricht, ist immer noch gut und leicht zu retten und aus diesem geistig-seelischen Elend zu befreien. Der erlösende Prozess der Selbstheilung ist einfach. Du kannst in deinem Fernsehsessel sitzen bleiben, nur statt dem vorgegebenen Programm dein eigenes wählen. Da ich in (m)einem Arztleben mehr Spielfilme als Pharmaka verschrieben habe, ist das Buch *Hollywood-Therapie – was Filme über uns verraten* entstanden und kann der Seele erhebende Filme nahebringen. Sie sind nach den schon vertrauten 12 Lebensprinzipien geordnet und können insofern Zugang zu Heilung, Vorbeugung und Verwirklichung von Vorsätzen auf (ent)spannende Art vermitteln. Der Folgeband *Spielfilm-Therapie* widmet sich überhaupt Krankheitsbildern und ihrer (Selbst)Heilung.

Mein Vorschlag ist, sich auf einen ausgewählten Film wirklich einzulassen, um seine verschiedenen Deutungsebenen bis in die Tiefe zu erfassen und anschließend früh ins Bett zu gehen. So aus den Filmbilder- gleich in die Seelenbilderwelten der Träume zu wechseln, die einander weitgehend entsprechen, weil aus derselben Quelle der rechten weiblichen Hirnhälfte stammend, erlaubt eine ideale Vorbereitung und Einstimmung auf die Nacht. So lässt sich über Filme Abend für Abend zurückerobern und in eine Kette von Feierabenden wandeln, die seelisch auf die Nacht abfärben.

Mit Abend und Nacht gewinnen wir den ganzen archetypisch weiblichen Teil des Tages zurück und schaffen die ideale Ausgangsbasis, auch seine archetypisch männlich helle Seite zu wandeln und auf sanfte Art in Angriff zu nehmen.

Übung: Gerade wenn du keine Zeit für so etwas übrig zu haben meinst, starte mit der Serie der neun Filme zur Zeit aus erwähntem Buch. Danach wird dir das Phänomen Zeit nicht nur näher, sondern auch zugänglicher sein, und du wirst viel gewinnen – Zeit und mehr.

Die Zwischenzeit strukturieren

Jeder Teufelskreis lässt sich aufbrechen und -lösen und in eine Glücksspirale wandeln. Voraussetzung ist, dich abzuholen, wo du bist, statt dich darüber Illusionen hinzugeben. Es braucht also eine gute Portion Eigenehrlichkeit gleich von Anfang an, sowie den Willen und die Disziplin, Erkenntnisse auch umzusetzen. Wer glaubt, er sei schon auf der vorletzten Stufe der (Jakobs)Leiter und hat doch erst ihre Mitte erreicht, kommt nicht mehr weiter (voran). Losgehen kannst du nur, wo du wirklich bist. Jemand, der aus der Ferne die Leiter sieht, ist da besser dran, erkennt er doch seine wirkliche Position und kann sich auf den Weg begeben.

Urmuster des Lebens

Mittagsschlaf oder Powernap

Den Tag als kleinste Einheit des Lebensmusters können wir mit Mittagsschlaf, Powernap oder *Tiefenentspannung* in zwei Hälften trennen und zauberhafte Möglichkeiten nutzen. Dabei hilft die Kenntnis des Urmusters:

Mitten im weißen Yang-Feld symbolisiert der schwarze Punkt die Essenz des Yin und mitten im schwarzen Yin-Feld der weiße Punkt die Essenz des Yang. Sowohl im Mikrokosmos Mensch wie im Makrokosmos Erde verdeutlicht sich das. In unserem Körperland entspricht der Rumpf dem archetypisch männlichen Yang, beherbergt aber mit den weichen, weiblichen Brüsten die Essenz des Yin, so wie der unterhalb der Taille liegende weibliche Unterleib mit dem männlichen Glied, besonders ausgeprägt in seiner harten, phallischen Form, die Essenz des Yang spiegelt. Auf der Erde entspricht die obere, reiche Hälfte über dem Äquator dem archetypisch männlichen Yang, hat aber in den Slums von Kairo, Istanbul oder London auch Yin-Anteile, so wie die unterhalb des Äqua-

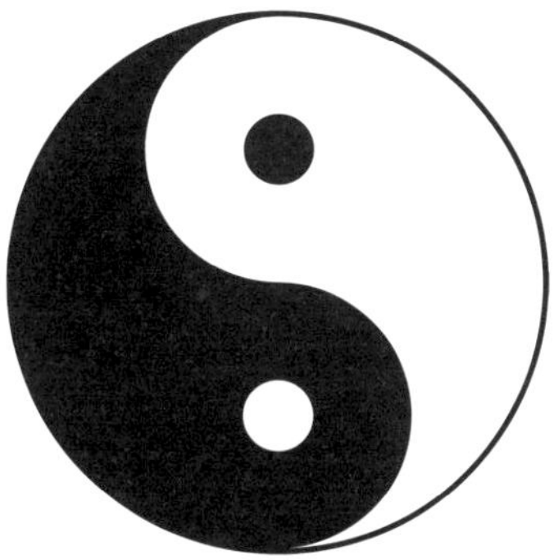

tors gelegene arme Südhalbkugel in São Paulo oder Sydney auch reiche Industrie- und Yang-Bereiche.

In unserem Leben ist diesem Muster leicht gerecht zu werden: In der Yin-Hälfte der Nacht haben wir in den REM- (rapid eye movement) oder Traumphasen auch archetypisch männliche Anteile, die sich durch dieselben Beta-Gehirnwellen auszeichnen wie die Tagesaktivität.

Dem Urmuster entsprechend sind wir gut beraten, in die von Beta-Gehirnwellen gekennzeichnete Tagesaktivität auch (Schlaf)Phasen mit archetypisch weiblicher Hirnaktivität wie Alpha- und Theta-Wellen einzubauen: Etwa Mittagsschlaf – neudeutsch Powernap – oder noch besser Tiefenentspannung, die immer Alpha-Wellenmuster garantiert und mit der Zeit sogar in die Trancetiefe von Theta-Wellen führt.

Insofern verwundert es nicht, wenn – wissenschaftlich belegt – regelmäßiger Mittagsschlaf die Herzinfarktwahrscheinlichkeit um über 50 Prozent senkt. Selbst wer das nur an drei Tagen in der Woche schafft, reduziert sie immer noch um über 30 Prozent. Wer mittags und spätnachmittags oder frühabendlich solch tiefgehende Regenerationspausen einbaut, wandelt das übliche Energieprofil des Tages dramatisch zu seinen Gunsten. Statt eines Energiehypes am Vormittag, sozusagen eines Dromedar-Tagesprofils, das wissenschaftlich verbürgt ist, ließe sich mit einem Mittagsschlaf ein zweiter – ebenfalls studiengesicherter – Energiehype, also ein Kamelmuster gewinnen. Nach meinen persönlichen und Erfahrungen mit SeminarteilnehmerInnen lässt sich mit der spätnachmittäglichen oder frühabendlichen Tiefenentspannung noch ein dritter Hype am Abend hinzugewinnen und das Tagesenergieprofil eines Glücksdrachens verwirklichen. Dabei geht es nicht nur um dreimal so viel Energie, sondern um viel mehr, da das Ganze mehr ist als die Summe seiner Teile – und Synergien geradezu anzieht!

Chancen des Pars-Pro-Toto-Denkens

Grundsätzlich findet sich dieses Muster vom Großen bis zum Kleinsten und in jedem Teil ist wieder das Ganze enthalten, wie folgende Abbildung verdeutlicht:

Auch dieses Muster kann sehr praktische und erfolgversprechende Auswirkungen haben. Unterteilen wir die helle Hälfte, also die lichte, archetypisch männliche Tagesseite danach, ergibt sich eine obere Hälfte oder am Vormittag viel Energie für archetypisch männliche Aktivitäten. Am Nachmittag, beginnend mit der Mittagsruhe, ist mehr Ruhe und Regeneration angesagt.

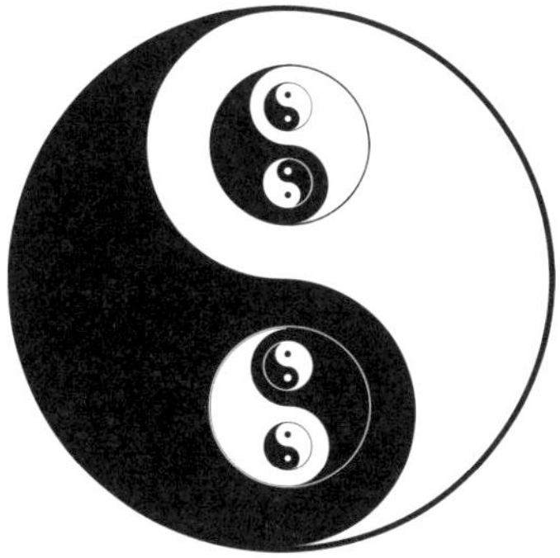

Wie erwähnt, schreibe ich meine Bücher nur am Morgen und am Vormittag, am Nachmittag höchstens Artikel und manchmal am Abend – wenn nicht anders möglich – noch Mails. Tatsächlich habe ich da mit über 70 noch deutliches Entwicklungspotential Richtung mehr Regeneration.

Gefahren der Einseitigkeit

Die nebenstehende Abbildung zeigt ein Muster, vor dem ich warnen möchte:

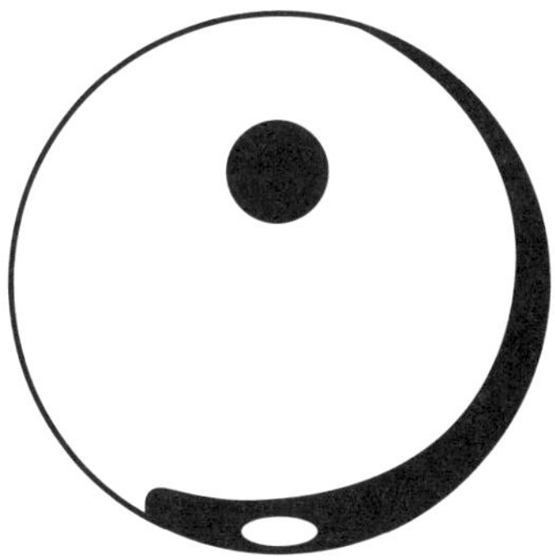

Alle Arten von Einseitigkeiten rächen sich über kurz oder lang. Unterdrückung der Frauen und des weiblichen Pols hat offensichtlich allen nur geschadet. Die Diskriminierung Andersfarbiger war ein schrecklicher historischer

Irrtum, Rassismus ist es bis heute, und führt ebenfalls zu Kriegen, nur anderer Art. Einseitiges Ausbeuten und Niedermachen von Mutter Erde beeinträchtigt das Leben und somit uns alle. Die Unterdrückung unserer weiblichen Seite oder Anima schadet selbstverständlich ebenfalls allen, auch wenn der minderbegabte Teil der Männer es immer noch nicht begreift.

Die Säulen der Gesundheit

Dieser auf Hippokrates zurückgehende Ausdruck verwies schon vor Jahrtausenden auf die bereits erwähnte entscheidende Hierarchie. Bereits Hippokrates stellte ganz oben in den First des Tempels der Gesundheit das Bewusstsein.

Im Bewusstsein der Spielregeln des Lebens, mit der Seele und ihrer Welt der Gefühle und Emotionen im Einklang, lassen sich unsere Verhaltensweisen optimieren und die „Säulen der Gesundheit" nutzen, den Körper in Form zu bringen und zu halten. Auf der Grundlage unseres *Individualgewichts* können wir der Seele ein passendes Haus oder eine Wohnung bauen, in der wir Gefühle und Emotionen genießen und der Geist ein optimales Heim in der *Haupt*sache, dem Kopf, vorfindet, die bei uns nicht zufällig an oberster Stelle steht. Dadurch wird Darunterliegendes keinesfalls weniger wichtig und wertvoll, sondern ist gleichermaßen unserer Verantwortung unterstellt.

Unter den Säulen der Gesundheit, die es ebenfalls alle ähnlich wichtig zu nehmen gilt, ergibt sich trotzdem eine Hierarchie. An erster Stelle steht die Ernährung und ihr Gegenpol, das Fasten, weil sich damit am leichtesten am meisten bewegen lässt. Darauf folgen Bewegung, Entspannung und Regeneration, Atem und die Umweltsäule.

Andererseits ist klar, für unser Überleben steht an erster Stelle gute Luft, an zweiter gutes Wasser und erst an dritter gute Ernährung. Und natürlich brauchen wir zum Leben, das so viel mehr ist als Überleben, auch das Feuer der Begeisterung und insofern wieder alle vier Elemente. Das ist bei den vier Rhythmen so wie bei den Säulen der Gesundheit.

Die Säule der Ernährung

Peace Food und die daraus folgenden Kochbücher sind immer auch im Hinblick auf (Selbst)Heilung und Ernährungsmedizin entstanden wie etwa *Peace-Food-Ketokur.* Meine Erfahrungen mit der Heilung durch Ernährung und ihren Gegenpol Fasten sind umfassend und vielfältig und erfüllen mich immer wieder mit Dankbarkeit. Insofern hier nur eine kurze Zusammenfassung:

Naheliegend ist, die jahrhunderttausende alte Erfahrung unserer Ahnen zu berücksichtigen und nichts Gefährliches, Giftiges und Schädliches zu essen. Sie mussten das wohl unter Schmerzen und Schlimmerem lernen, wir dürfen es dankbar von ihnen übernehmen und müssen Schierling und Knollenblätterpilz nicht neuerlich probieren.

Die meisten Probleme, die wir heute bezüglich Ernährung haben, sind allerdings von uns neu- und hausgemacht. Inzwischen stammen – laut Studie des Schweizer Bundes – 93 Prozent der mit der Nahrung aufgenommenen Gifte, darunter Dioxin, aus Tierprotein. Wer sich weder vergiften noch gefährden und schaden will, lässt Tierprotein also besser sein. Bestärken kann darin, dass die heute gesündesten Menschen mit der höchsten Lebenserwartung die in allen Lebensphasen pflanzlich-vollwertig lebenden Adventisten in Südkalifornien um die Stadt Loma Linda sind. Bei ihnen sind über Hundertjährige normal und die Gegend gehört zu den wissenschaftlich gut untersuchten sogenannten „blauen Zonen“.

Pflanzlich-vollwertige *Peace-Food*-Kost geht noch über vegan hinaus, denn Weißmehl und Zucker, Whiskey und Wodka, Zigarren und Zigaretten sind zwar vegan, aber keineswegs gesund. Viele Krankheitsbilder, neben Herzattacken und Krebs, den beiden für uns Moderne gefährlichsten, lassen sich mit pflanzlich-vollwertiger Kost vermeiden oder doch sehr bessern. Nach Dr. Caldwell Esselstyn lässt sich damit das Herzinfarktrisiko auf null senken. Schon von Arterio- beziehungsweise Coronarsklerose verschlossene Herzkranzgefäße öffneten sich wieder, wie er mit mir zur Verfügung gestellten Angiographien belegte.

Tatsächlich senkt diese Kost den CRP-Wert, den wissenschaftlich bewährten Entzündungsmarker des Organismus. Danach ist pflanzliche Vollwertkost bei allen Infektionen, wozu auch Grippewellen wie die Coronapandemie gehören, vorbeugend hilfreich. Das gleiche gilt für Allergien und Autoaggressionskrankheiten wie Hashimoto, Rheuma oder MS. Es gibt umgekehrt kaum ein mir bekanntes Krankheitsbild, das sich nicht mit pflanzlicher Vollwertkost positiv beeinflussen lässt. Sie entspricht weitgehend der unserer frühesten Sammler-Vorfahren, ist also bestens und längstens erprobt, und wir sind optimal an sie angepasst. Ich nutze sie seit einem halben Jahrhundert und erlebe, wie gut sie uns, unseren Organen und Geweben tut.

Außerdem brauchen wir – nicht nur, aber auch, – für geistige Frische viel Licht, das wir über Lichtbäder über die Haut und über Pflanzen durch den Darm aufnehmen. Die vom deutschen Physiker Fritz-Albert Popp Biophotonen genannten Lichtpakete finden sich am meisten in frischen Wildkräutern, Biogemüse und -früchten. Popp sprach von Bio-Lumineszenz. Dieses Leuchten des Lebens geben wir wieder ab als Ausstrahlung oder Charisma. Neben der Frische geht es auch um innere Wärme. Wir wollen uns nach dem Essen nicht nur energievoll, sondern auch wohlig warm fühlen. Dazu können wir auf die Lehren des Gelben Kaisers zurückgreifen, der schon vor Jahrhunderten mehr über diese Qualität der Nahrung wusste als die Ernährungslehre der Schulmedizin bis heute. ***Wir brauchen entsprechend unserer Konstitution unterschiedlich viel Wärme aus der Kost, und Pflanzen enthalten sie in verschiedenem Ausmaß.*** Dass Ingwer wärmt und Minze kühlt, spüren noch die meisten. Im Taschenbuch *Das Geheimnis der Lebensenergie in unserer Nahrung* finden sich neben einem einfachen Test, um den eigenen Typ festzustellen, auch ausführliche Tabellen zur Zuordnung der Kost zu den jeweiligen Typen.

So ergibt sich eine Pyramide gesunder Ernährung: Die breite Basis besteht aus pflanzlich-vollwertiger Kost, die nachweislich alle unsere Bedürfnisse erfüllt, lediglich B12 ist unbedingt und Omega-3, DHA, EPA empfehlenswert zu substituieren. Innerhalb dieser Basis ist zu prüfen, ob es persönlich vorteilhaft ist, auf Gluten, den Getreidekleber, zu verzichten. Wahrscheinlich ist das bei über zwei Drittel der Bevölkerung der Fall. Weiter ist zu klären aufgrund von Familienbelastungen, ob es vorteilhafter ist, eine fettreduzierte Kost zu wählen, wie es Caldwell Esselstyn für Gefäß- und Herz-PatientInnen empfiehlt oder, im Gegenteil, eine eher ketogene. Diese ist bei Typ-1-, -2- und -3-Diabetes, bei neurodegenerativen Krankheitsbildern wie Alzheimer, Parkinson oder MS und in verschärfter Form auch bei Krebs oder einfach auch nur für Abnehmwillige empfehlenswert.

Für die mittlere Ebene der Pyramide lautet die Empfehlung: so viel frische Rohkost wie möglich, so viel wärmende (Koch-)Kost wie notwendig.

Vier Glanzlichter

Im Spitzenbereich der Pyramide ließe sich einordnen, was viele junge Leute heute unter Biohacking verstehen, spezielle Ernährungszusätze zur

Selbstoptimierung im Hinblick auf Stimmung, Lebensgefühl und -energie. Es geht dabei vorrangig um die Neurotransmitter Serotonin, Dopamin, das Wachstumshormon HGH (Human Growth Hormone) und das Kuschelhormon Oxytocin. Neurotransmitter oder Hormone sind körpereigene Botenstoffe. Serotonin gilt als Wohlfühlhormon, Dopamin als Belohnungs- und Glückshormon. Die Vorstufen beider sind in der schon erwähnten kleinen roten Amorex-Pille vorhanden, die wegen des richtigen B12 und Vitamin D sowieso empfehlenswert ist. Es muss wegen der Galenik auch eine Pille sein und keine Kapsel. Letztere entleeren ihren Inhalt auf einmal in die Blutbahn, wohingegen speziell zusammengesetzte Pillen eine verlangsamte allmähliche Freisetzung ermöglichen und bei morgendlicher und abendlicher Einnahme einen durchgehenden, ausreichenden Spiegel sicherstellen. Als drittes im Bunde ist HGH zu erwähnen, das nach sechs Stunden Fasten vom Organismus ausgeschüttet wird und für die aufgeräumte, zupackende Fastenstimmung verantwortlich ist. Mit *Kurzzeitfasten,* das so viel Zeit und Geld spart, erhalten wir HGH neben so viel Gesundheit gratis.

Das Quartett bezaubernder Stimmungsbooster vervollständigt das Kuschel- und Bindungshormon Oxytocin, für das gegebenenfalls leicht zu sorgen ist, etwa durch die Löffelchen genannte Schlafposition und viel sinnlichen Körperkontakt, aber, wie wir gesehen haben, auch gemeinsames Singen. Viel zu schmusen ist neben dem noch zu erklärenden Schmausen gesundheitlich sehr anzuraten.

Deshalb empfehle ich – wo möglich – diese Schlafvariante, die auch gesundes, kühles Schlafen in viel frischer Luft fördert, weil Kuschler sich gegenseitig wärmen. Dabei produzieren sie Kuschelhormon, welches die Verbundenheit stärkt und Geborgenheitsgefühle vermittelt wie bei unseren frühen Vorfahren in deren kalten Höhlen. Dazu *Kurzzeitfasten,* das auch nichts kostet und so viel Gesundheit bringt, wie auch das gesunde Wachstumshormon HGH.

Persönlich nehme ich morgens und abends Amorex, das sich leicht und sogar ohne Wasser schlucken lässt und die Vorstufen von Serotonin und Dopamin liefert. Hergestellt von einem Drei-Frauen-Betrieb, fördert es nicht einmal die Pharmaindustrie. Ansonsten schlucke ich nur noch Omega-3-DHA-EPA, weil mir die Versorgung mit diesen entscheidenden beiden Fettsäuren zu aufwendig ist. Da müsste ich wegen der schwachen Umwandlungsrate mehr Walnuss-, Lein- und Hanföl zu mir nehmen als mir lieb ist. Und das Präparat gibt es vegan aus Süßwasseralgen.

Ein perfekter Einstieg oder Kurzzeitfasten und die 7-Tage-Woche als Herausforderung

Der einfachste Einstieg in den Ernährungsumstieg und ins Fasten ist *Kurzzeitfasten*. Wer seine Tage wie beschrieben am Anfang in den Morgen- und am Ende in den Abendstunden strukturiert, ist schon auf bestem Wege und in einer Art Poleposition: Ein guter Feierabend folgt aus einem guten (frühen) Morgen. Und schon sind wir unterwegs zu uns selbst.

Wo jede Form von Naschen während des (Abend)Films und danach unterbleibt, ergibt sich bereits ein erster Ansatz von *Kurzzeitfasten,* das heißt, zwölf Stunden Fasten und Regeneration für den Darm, und das Frühstück wird wieder zu Breakfast oder Fastenbrechen. Dafür reicht es oft schon, den Fernsehsessel vom Salzstangen- oder Süßigkeitenspender zu entfernen und den inneren Schweinehund im Auge zu behalten.

Sind auf diesem Weg einige Wochen gut gelaufen, wird sich mit der Vorfreude auf allabendlich erhebende Filme die Stimmung insgesamt heben. An einem Samstag kann der nächste bereits angebahnte Schritt folgen. Einfacher geht es kaum: Wir schlafen aus und verschlafen einfach das Frühstück. Stattdessen bleiben wir im Bett, und haben es gut, könnten etwas sehr Schönes erleben, etwa ein Liebesfest, das in der frischen Energie des Morgens oft noch zauberhafte Überraschungen bietet. Oder wir lesen Faszinierendes, schauen einen (ent)spannenden Film, widmen vielleicht das Wochenende einer Filmserie oder wechseln mit dem „Outlander" auf fesselnde Art zwischen dem alten Schottland der Clans und dem der Moderne. So lässt sich in zwei Tagen, einem langen Wochenende von Freitag- bis Sonntagabend, tief in andere Welten eintauchen.

Statt dem morgendlichen Essen am Samstag empfiehlt es sich, viel zu trinken: von warmem bis zu kaltem Wasser, je nach Geschmack, über abwechslungsreiche Tees bis zu frisch gepresstem Saft. Letzterer ist samt seiner Gewinnung ein besonderes Morgengeschenk.

So ist das Frühstück einfach zu vergessen, und mittags ist Zeit für einen guten Brunch, ein Schmausen ohne Einschränkungen – Schmusen mit dem Essen sozusagen. Letzteres meint, wirklich genussvoll langsam und gut zu kauen und seinen Magen-Darm-Trakt so richtig zu verwöhnen. Beim Essen geht es längst nicht nur ums *Was* und *Wie viel*, sondern vor allem auch ums *Wann* und *Wie*. Und diese beiden nehmen wir uns gerade vor. Den Brunch zur Mittagszeit so richtig zu genießen, bedeutet, wirklich Mahl- statt Schlingzeit zu halten. Die Kost wird dadurch tatsächlich kostbar(er) und gewinnt die Qualität von Heilnahrung. Auf solch einen späten Frühstücksbrunch lass ein frühes Abendessen folgen, vielleicht mit nur fünf Stunden Abstand. Dadurch kann sich die Essensmenge auch rasch und nebenbei einpendeln. Besonders wichtig ist dabei das Wie in Gestalt von genussvollem Schmausen, das viel Zeit kostet und kostbarer Kost am besten entspricht. So können Kiefer und Zähne ausgiebig zum Zuge und Mahlen kommen und dir deine Heilkost zubereiten und die Geschmacksknospen zum Schmecken.

Ein Trick, um den Übergang vom Schlingen zum Schmausen zu erleichtern: Lege das Essbesteck wieder weg, wenn du einen Bissen in den Mund geschafft hast. Erst wenn alles zu (Obst-, Gemüse-)Saft oder Brei zerkaut ist, greif neuerlich zum Essbesteck. Kaum ist der nächste Bissen hinter deinen Zähnen verschwunden, lege das Besteck wieder weg. Das dauert, aber dieses Ritual lohnt sich. Mit dem *Wann* gleich das *Wie* in den Griff zu bekommen und diesen Griff immer wieder vom Werkzeug zu lösen, wird rasch zu einer hilfreichen Strategie.

Am Sonntag fährst du genauso fort – später Brunch und frühes Abendessen im Schm(a)use-Modus. Den österreichischen Ausdruck „Nachtessen“ solltest du von nun an einfach streichen und vergessen. Die Nacht gehört deinen Träumen, Essen deinem täglichen Genuss.

Der Montagmorgen wird spannend, denn da wartet ein neuerliches Geschenk auf dich: Durch frühes Aufstehen mit der Sonne und (d)ein Zeit-Spar-Geschenk kannst du genüsslich ausschlafen. Denn du bekommst heute noch all die sonst übliche Zeit zum Frühstückbereiten und -essen zum längeren (Aus)Schlafen und -ruhen. Später, ausgeschlafener und -geruhter aufgestanden, gehst du nüchtern, aber bereit- und gutwillig zur Arbeit. Dort nutzt du mit Wasser, Tee oder verdünntem Saft den Vormittag nebenbei zum Nachspülen deines Gehirns und anderer Organe deines Orchesters. Mit der Zeit wirst du merken, dass du morgens so viel *von ihr hast,* dass du dich sogar noch auf den Tag vorbereiten kannst, was schon Karrieregefahr und gute Laune heraufbeschwören mag, denn nichts trifft dich mehr unvorbereitet, und das wiederum sorgt für Entspannung. Kommt da noch Mittagsruhe hinzu, ergibt sich eine wunderbare weitere Synergie.

So geht es die ganze Woche weiter und du gesundest von Tag zu Tag, während sich das Orchester deiner Organe besser einspielen kann, durch die in Gang kommende Synergie von Ausgeschlafensein, wertvollem Schlaf vor Mitternacht, erhebenden Abenden, regenerierenden Nächten, verbesserter Verdauung im konkreten wie im übertragenen Sinn. Denn das Leben will nicht nur verstanden, sondern auch verdaut werden. *Kurzzeitfasten* ist der moderne Jungbrunnen für den ganzen Organismus. Damit drehen wir erfolgreich am Tagesrhythmus und essen auf Dauer weniger von besserer Qualität langsamer und genussvoller. Unserem Organismus verschaffen wir überaus wertvolle Regeneration und gewinnen viel Zeit und damit auch Geld, vor allem aber Gesundheit. Seit über 40 Jahren erlebe ich das nun schon und habe sicher eine Villa eingespart, mit weggefallenen Kosten der Kost, aber mehr noch der gewonnenen Zeit und vor allem dem Gesundheitsgewinn.

Die angeführte Synergie von einfachen, die Gesundheit fördernden Methoden, Mitteln und Maßnahmen hat dazu geführt, dass ich nicht einen Tag in über 40 Arztjahren wegen Krankheit ausfallen und pausieren musste. Für Arbeitspausen gibt es wirklich bessere Gründe.

Das *Wie viel* des Essens wird sich so erstaunlich schnell einpendeln. Auf den Brunch folgendes Abendbrot, sollte mehr ein -essen sein, denn Brot ist längst nicht mehr, was es einmal war. Das Brot der frühen Jahre, das Christus beim letzten Abendmahl brach und um das wir im Vaterunser bitten, ist längst nicht mehr dasselbe. Inzwischen dürfen ihm in der konsequent industriehörigen EU an die tausend Chemikalien beigemischt werden, darunter solche, die nur dem besseren Reinigen der Backmaschinen dienen. Außerdem enthält es, statt der ursprünglich vollwertigen, heute vor allem raffinierte, das heißt, nicht mal halb-, sondern minderwertige Kohlenhydrate, die bewährtesten Krank- und Dickmacher neben Fabrikzucker.

Wer bei diesen Lebensstilveränderungen über ein Jahr nicht bei seinem Individualgewicht ankommt, hat keinen Grund zum (Ver)Zweifeln. Dann liegt es an der Psyche und die ist meist stärker, weil höher in der Hierarchie angesiedelt. In *Mein Individualgewicht* findet jede/r ihr/sein Muster, den entsprechenden Gewichtsregler sowie wirksame Wege, daran zu drehen.

Die Kette solchermaßen strukturierter Tage ergibt wundervolle Wochen, Monate, Jahre und Jahrzehnte, ist doch der Tag Abbild des Lebens, und das setzt sich aus lauter einzelnen Tagen zusammen. Würden wir jeden so bewusst leben und wahr und wichtig nehmen wie unseren letzten, wäre schon alles gewonnen. Jeder Tag ist eine vollkommene Übung des ganzen Lebens, wie der erwähnte Film „Und täglich grüßt das Murmeltier" veranschaulicht.

Die vier W des Essens: das Was und Wie viel

Wie vier Rhythmen gibt es auch vier W des Essens. *Wann* und *Wie* haben wir schon leicht und spielerisch als Freunde gewonnen, sind sie doch ebenso einfach wie genussvoll: spät brunchen und früh zu Abend essen mit kurzem Abstand dazwischen. Und das *Wie:* immer schmausend und genussvoll, den ganzen Geschmack und das volle Aroma der Kost auskostend.

Schritt für Schritt – oder neudeutsch step by step – erobern und gewinnen wir unser neues Leben. Die verbleibenden beiden W des Essens, das *Was* und *Wieviel* ergeben sich nach diesem Vorspiel genauso leicht und spielerisch. Um den erdigen Rhythmus der Verdauung zu optimieren und nicht nur, aber vor allem den zweitgefährlichsten Krebs, den des Dickdarms zu vermeiden, muss es ballaststoffreich sein, also pflanzlich. Tierprotein liefert uns keinerlei Ballaststoffe, dafür aber 93 Prozent der mit der Kost aufgenommenen Gifte. Wer Giftiges, Gefährliches und Schädliches meiden will und von Detox träumt, muss zuerst und vor allem Tierprotein weglassen. Die verbleibenden 7 Prozent der Gifte zu reduzieren, gelingt mit vollwertiger Biokost. Damit sind wir bei *Peace-Food,* denn vegan allein reicht nicht, weil nicht alles Vegane gesund ist, wie Kornschnaps und Cornsirup belegen.

Wer möglichst viel (Lebens)Energie essen möchte, ist mit frischer, pflanzlich-vollwertiger Rohkost am besten bedient. Um sich nach dem Essen auch wohlig warm zu fühlen, hilft die Lehre von der thermischen Qualität der Lebensmittel des erwähnten Gelben Kaisers, deren Essenz sich im Taschenbuch *Geheimnis der Lebensenergie* findet.

Wer sich noch einen Glanzpunkt an der Spitze seiner persönlichen Ernährungspyramide gönnen will, kann einfach und genussvoll Notwendiges mit Angenehmem verbinden. B12 braucht bei unseren heutigen Hygienestandards jede Peace-Food-Esserin. Das in jedem Fall resorbierbare Methyl-Cobalamin findet sich im erwähnten Amorex.

Wer schon den Jungbrunnen *Kurzzeitfasten* nutzt, bekommt noch kostenlos genügend Wachstumshormon HGH für die aufgeräumte, zupackende Aufbruchstimmung des Fastens und ist mit den Neurotransmittervorstufen aus der kleinen roten Pille – und hoffentlich Oxytocin – bestens für gute Stimmung in einem erfüllten Leben (aus)gerüstet.

Mit heißem Herzen und kühlem Kopf

Dieses spontan einleuchtende Motto mutierte in den letzten Jahrzehnten ins ungesunde Gegenteil. Unser Körper kühlt – von japanischen Forschern nachgemessen – zunehmend ab. Wir haben in den letzten 50 Jahren ein halbes Grad Körpertemperatur eingebüßt, und damit auch Herz und Blut abgekühlt. Dieser jetzt objektivierte Prozess aber dürfte schon länger anhalten und wahrscheinlich lag die Durchschnittstemperatur wirklich einmal bei 37 Grad, heute aber näher bei 36. Wie bedeutsam dieses eine Grad fürs Immunsystem ist, haben wir gesehen. Denn wie jedes Grad Fieber die Abwehrkraft mehr als verdoppelt, bedeutet deren Abnahme um ein Grad auch ihre Halbierung. Sicher hat es auch damit zu tun, dass die körperliche Bewegung, die natürlich wärmt, in der Arbeitswelt so stark zurückgegangen ist. Es liegt aber wohl auch daran, dass wir in Herzensangelegenheiten so cool wurden und dafür immer hitziger und mit heißem, ja überhitztem Kopf, sozusagen hitzköpfig agieren. Ein Hitzkopf ist nirgendwo von Vorteil und ein kaltes Herz immer und überall gefährlich. So wundervoll kühler Kopf und heißes Herz sind, so bedenklich ist die moderne Umkehrung. Dabei sind natürlich weder Feuer- noch Wasserelement an sich gut oder schlecht, sondern alles zu seiner Zeit und an seinem Platz.

Früher waren Ordnungstherapien wie etwa die von Dr. Maximilian Bircher-Benner oder Sebastian Kneipp angesehen und sorgten für Ein*ordnung,* wie sie „Integrale Medizin“ anstrebt. Wo etwa Begriffe nicht mehr stimmen wie bei der Verwechslung von Verantwortung und Schuld, von Vorbeugung und Früherkennung, entsteht Unordnung, und eine unordentliche Medizin schadet PatientInnen wie ÄrztInnen. In der Ordination ging es früher um Einordnung und Erkenntnis der Hierarchie der Maßnahmen und das rechte Maß.

Was ist zu tun? Wie lässt sich Begeisterung in den Herzen entfachen, und Wärme zurück ins Körperland kanalisieren? Wie einen kühlen Kopf bewahren angesichts unter den Nägeln und beinahe überall brennender Konflikte und Probleme?

Begeisterung, die – wie eingangs gezeigt – auch unserem Kopf und seinen vernünftigen Projekten so sehr nützt, hat offenbar – nomen est omen – zentral mit dem Geist zu tun. Sie lässt sich mit Inspirationen und Visionen entfachen.

Wärme in den Körper bringt nachhaltig und spürbar Muskelbewegung. Das Herz ist unser zentraler Muskel, ihn können wir fordern und fördern. Beides hängt so eng zusammen wie die Worte sich gleichen.

Fordern wurde in meiner Lebenszeit immer verpönter, und ohne es sich recht einzugestehen, ist dabei auch die Förderung auf der Strecke geblieben. Deutlich wird das im körperlichen Bereich, wo die Anforderungen etwa im Turnunterricht deutlich zurückgingen, was körperlichen Verfall frühzeitig förderte. Aber LehrerInnen mussten die Anforderungen senken, denn den Kindern fehlten immer mehr frühkindliche Erfahrungen wie Rennen, Klettern, Balancieren und Herumtoben in frischer Luft. Statt wenigstens die Zahl der Turnstunden zu erhöhen, wie in Österreich die Pädagogen Gaulhofer und Streicher schon vor über hundert Jahren forderten, wurde der Körper weiter hintangestellt, und die Kinder verloren an Körpergefühl.

Wer dagegen mit Begeisterung einerseits und Disziplin andererseits körperliche Bewegungsprogramme erlebt, kann im Bewusstsein wie im Herzen wieder Feuer entfachen und ist auf wundervollem Weg zu sich selbst und anderen. Und das ist bis ins hohe Alter möglich.

Natürlich muss das Bewegungsprogramm zu dir passen und ist entsprechend deinen Möglichkeiten zu dosieren. Bezeichnenderweise ist moderates Kreislauftraining fürs Herz am gesündesten, also etwa ehrgeizfreies, genussorientiertes Laufen oder Gehen im Sauerstoffgleichgewicht, was bedeutet, sich nur so schnell zu bewegen, wie Lunge und Herz ausreichend Sauerstoff aufnehmen können und du nie ins Hecheln kommst. ***Wer sich beim Laufen gerade noch unterhalten kann, ist gesund unterwegs, aber schweigend wäre noch gesünder.*** Durch den Wald, die Wiesen oder das Leben zu hecheln, führt auf die Verliererstraße im Sinne von angestrengter, aktiver Lebenszeitverkürzung. Fordern und fördern, statt überfordern ist die gesunde Devise. Und alles an seinem Platz und auf der richtigen Ebene. Wo nämlich stetige Forderungen nach Hilfe und Unterstützung zunahmen und erfüllt wurden, brachten sie denkbar schlechte Ergebnisse. Stand lange Zeit die Unterstützung der Schwachen im Vordergrund, wuchs deren Anzahl – wie auch umgekehrt. Da gilt weiter John F. Kennedys legendärer Satz an die US-Jugend seiner Zeit: „Frag nicht, was Amerika für dich tun kann, frag, was du für Amerika tun kannst." Und das Gute ist: Gutes zu tun, tut uns – wie ausführlich in *Corona als Weckruf* belegt – selbst so gut.

Fasten als Gegenpol zum Essen

Fasten wird in der heutigen Zeit des Überflusses immer wichtiger. Es hat seine Renaissance schon vor der pflanzlich-vollwertigen Ernährung erlebt. Otto Buchinger sen. hat es wiederbelebt und bis heute gibt es die Buchinger-Kliniken, wo Fasten von Ärzten begleitet streng nach den Erkenntnissen der Medizin durchgeführt wird. Dr. Helmut Lützner, heute über 90, hat es darüber hinaus popularisiert und weiterverbreitet. Inzwischen entdeckte sogar die Wissenschaft das Fasten. Prof. Michalsen vom Immanuel-Krankenhaus in Berlin belegte in einer Studie, wie sehr Fasten den CRP-Wert senkt, das heißt, die Entzündungsbereitschaft des Organismus reduziert und insofern bei allen infektiösen, allergischen und autoaggressiven Krankheitsbildern hilft. Prof. Valter Longo (UCLA) belegte, wie nach vier Fastentagen schon über 40 Prozent des Immunsystems regeneriert ist. In den USA wird es deshalb auch bei Krebs parallel zur Chemotherapie angewandt, weil der Verdacht der frühen Fastenärzte jetzt wissenschaftlich belegt ist: Fasten stärkt gesunde Zellen und schwächt kranke. Das heißt, Fasten macht Krebszellen anfälliger für die Wirkung chemotherapeutischer Zellgifte und stärkt gesunde Zellen gegen ihre (Neben)Wirkungen.

In meinen gut 40 Arztjahren habe ich jährlich in vielen Fastenwochen Hunderte in ihrem Fasten betreut. Seit sieben Jahren begleite ich im Frühjahr und Herbst Tausende Fastende online bei der „Individualgewichts-

Challenge". So ist in über vier Jahrzehnten ein großer Erfahrungsschatz mit dieser hochwirksamen Therapie entstanden, die, günstiger als alle anderen, den besten Einstieg in nachhaltige Gesundheit bietet. Fasten ist eine ideale Antwort auf die Todesursache Nummer eins in unseren Industrienationen, denn es normalisiert in aller Regel Hochdruck als Vorstufe von Herzattacken, selbst ausgeweitete insuffiziente Herzen kommen – im Röntgenbild sichtbar – wieder in Form. Krebs als Nummer zwei der Todesursachen wird damit geradezu ausgehungert, da weitgehend von Glukose lebend, die sich schon nach der ersten Fastennacht erschöpft, in der alles Glykogen verstoffwechselt wird. Fasten ist eine komplett ketogene „Ernährungsform", da der Körper nur noch auf mehr oder weniger reichlich vorhandenes Fettgewebe und geringe Mengen Eiweiß, die sich in alten Baustellen angesammelt haben, zugreifen kann. Entscheidend ist aber, bei Krebs nach der Fastenzeit mit noch strengerer ketogener Kost fortzufahren als in *Peace-Food-Ketokur* beschrieben und mit zahlreichen Rezepten bebildert. Praktisch ist es nicht so leicht, einfach den Kohlenhydratanteil weiter zu reduzieren und den Fett- und Eiweißanteil zu erhöhen. Seit neuestem gibt es die Möglichkeit, mit Keto-Pulver, das wie Kakao schmeckt, nachzuhelfen, was nicht nur die strenge Keto-Variante bei Krebs erleichtert, sondern auch Diabetiker, PatientInnen mit neurodegenerativen Erkrankungen und einfach nur Abnehmwillige unterstützt (www.heilkundeinstitut.at).

Damit beim Fasten kein wesentliches Eiweiß abgebaut wird, ist es wichtig, währenddessen die Muskulatur weiter zu fordern und zu fördern, denn nach dem Motto „Use it oder loose it" wird unbenutzte Muskulatur abgebaut. In einer vierwöchigen Fastenkur mit zusätzlichem Muskeltraining vor 40 Jahren erlebte ich an mir selbst, wie deutlich messbar Muskulatur während des Fastens sogar aufbaubar ist. Ich markierte mit einem

Permanentmarker je zwei Bereiche an meinen Oberarmen, Oberschenkeln und Waden, trainierte entsprechend und maß das Ergebnis nach einem Monat.

Auch wenn damals die Wissenschaft behauptete, das sei unmöglich, weil sie den entsprechenden, inzwischen aber entdeckten Stoffwechselweg noch nicht kannte, war der Zuwachs eindeutig. Mir wurde das zur nachhaltigen Lehre: Alles, was man selbst nicht (er)kennt, für nicht existent und unwahr zu halten, ist kindisch oder schulmedizinisch. Es erinnerte mich an meine Tochter, die anfangs beim Versteckspiel glaubte, durch Zuhalten ihrer Augen könne sie auch vor unseren Augen verschwinden. Meine Bizeps-, Quadrizeps- und Gastrocnemius-Muskulatur hatte im Zentimeterbereich bewiesen, wie Muskeln bei Fastenden nicht nur nicht abnehmen müssen, sondern sogar wachsen können. Also gilt es beim Fasten die Muskulatur zu üben, vor allem die des Herzens.

Fasten und pflanzlich-vollwertige Kost sind einzigartige Möglichkeiten, in eigener Regie zu gesunden.

Völlig kohlenhydratfreie Fasten-„Kost“ aus eigenem Fett reduziert Krebstumore deutlich, wie die Breußkur oft – und auch in einer wissenschaftlichen Überprüfung – zeigte. Allerdings kam der Krebs anschließend nicht selten vehement zurück, weshalb es – wie gesagt – entscheidend ist, danach mit streng ketogener Kost fortzufahren. Diese Erfahrungen sind in *Krebs – Wachstum auf Abwegen* beschrieben.

Somit ist Fasten eine ebenso einfache wie günstige Antwort auf die beiden großen Geißeln der Moderne und vor allem auch eine wundervolle Vorbeugung. Hildegard von Bingen ging von 35 Lastern oder Süchten aus, wie sie Krankheitsbilder, ohne Unterschiede bezüglich körperlicher, seelischer und sozialer Ursachen nannte. 29 davon ließen sich mit Fasten heilen, lediglich fünf blieben unberührt und nur eine verschlimmerte sich, die Hybris oder Arroganz.

Tatsächlich ist letztere – auch nach meiner Erfahrung – Gefahr und Schatten bei allen mit Ernährung oder eben dem Gegenpol Fasten verbundenen Methoden. Nicht wenige Fastende und sich speziell Ernährende halten sich für etwas Besseres und ganz Besonderes. Aber eine bekannte ist nur noch eine halbe Gefahr. Insgesamt ist mir außer *Peace-Food*-Kost keine Methode bekannt, die so breit helfen kann. Mit entsprechendem Dank an die heilige Hildegard, die übrigens erst 2012 offiziell heiliggesprochen wurde. In ihr haben wir ein weiteres Beispiel dafür, wie sehr der alte Erfahrungsschatz unserer Vorfahren zu Gesundheit und (Selbst)-Heil(ung) beitragen kann. Außerdem ist die Benediktinerin ein leuchtendes Beispiel, wie viel weiter oft die Bevölkerung ist als die Obrigkeit, denn im Volk galt sie schon lange als Heilige, während sie beim Vatikan bei vier vorherigen Überprüfungen durchfiel.

Gelingt es, den alten Schatz der Medizin mit den neuen Methoden wissenschaftlicher Forschung zu kombinieren, eröffnen sich wundervolle Möglichkeiten, ein gesundes, unvergleichlich längeres und erfüllteres Leben zu verwirklichen. Einige Beispiele, wie moderne Technik im Verbund mit altem Wissen Wunder wirken kann, werde ich am Ende vorstellen. ***Fasten und pflanzlich-vollwertige Kost sind einzigartige Möglichkeiten, in eigener Regie zu gesunden*** und im Bunde mit den Selbstheilungskräften sogar länger gesund zu leben als das noch heute üblich ist.

Keine Methode der Naturheilkunde hat sich mir als wirksamer erwiesen als die Kombination dieser beiden, *Bewusst Fasten* als Einstieg in den Umstieg und anschließende Ernährungsumstellung auf pflanzlich-vollwertiges *Peace-Food*. Da Fasten auch nachhaltig und sanft von allen möglichen Abhängigkeiten befreit, ist es ideal als Ausweg aus Sucht nach Süßem, nach Gluten, dem Getreidekleber, nach Milchprodukten, Fleisch, Alkohol, Nikotin und so weiter. Ich durfte sogar miterleben, wie selbst Heroinabhängige damit ungleich leichter ihren Entzug bewältigten. Bei Alkoholismus kam es in all den Jahrzehnten nicht einmal zum Delirium tremens, der gefährlichsten Entzugskomplikation dabei.

Die Säule der Bewegung

Herz-Kreislauf-Training im Sauerstoffgleichgewicht

Für die Gesundheit, auch besonders im Alter, ist diese moderate Bewegungsart am besten, bei der wir nie ins Hecheln kommen, sondern immer gut bei Puste bleiben. Entsprechende Ausdauersportarten ohne Kampf und Konkurrenz interessieren allerdings die meisten Männer wenig. Was sie anspricht, wie Fuß-, Hand- und Volleyball, Tennis, Squash und alles, wo *mann* die meiste Zeit zu wenig und kurze Zeit zu viel tut, ist gesundheitlich eher kontraproduktiv. Sehr gut hingegen eignen sich Laufen beziehungsweise Joggen, Nordic Walking, Berg(auf)wandern, Inlinern, Schwimmen (nicht baden), Tanzen und so weiter – also alles, was zu stetiger, gleichmäßiger Bewegung führt bei vollem Atem, aber ohne Hecheln und Hetzen, stattdessen aber leichtem Schwitzen. Golf gehört nicht dazu. Es ist zu wenig anstrengend, auch wenn Golfer noch so oft und gern das Gegenteil behaupten. Immerhin ist es eine gute Konzentrationsübung. Was Ausdauertraining angeht, sagte mal ein Freund, komme es knapp nach Nasenbohren, vielleicht aber doch mehr auf der Ebene von Spazierengehen und frisurschonendem Baden. Besser als nichts, ist es bei weitem nicht genug. Wer sich jeden Tag eine halbe Stunde im Sauerstoffgleichgewicht bewegt, wird allmählich herzkreislaufmäßig in Form kommen und sich wohler fühlen. Sein Ruhepuls wird sich und ihn beruhigen und zurückgehen, das heißt, sein Herz kommt in Form und in Schwung. Allerdings kann das bei Frauen, die schon als Mädchen weder fit noch in Form waren, auch ziemlich lange dauern. Wo es mit Freude geschieht, kann es zusammen mit Ernährungsumstellung das Abnehmen sehr unterstützen. Für sich allein bewirkt es – studienbelegt – diesbezüglich praktisch nichts.

Krafttraining

Krafttraining bietet eine absolut sichere Methode zu Muskel- und damit Gewichtsaufbau. Untergewichtige können damit den ihnen mehr entsprechenden, größeren Raum einnehmen und sich und den vermittelten Eindruck stärken. Kraft zu haben, ist immer gut, wobei Männer sich klar sein sollten: Auch wenn sie selbst auf Aussehen stehen – den meisten Frauen geht es doch mehr um Ansehen. Da bringen eingeölte Muskelberge oft weniger als Humor. Natürlich lässt sich Kraft aber auch im immateriellen Bereich entwickeln.

Für Frauen ist günstig, sich vorher über das angestrebte Figurbild und die es vermittelnden Muskeln klar zu werden – am besten mit einer Trainerin, die weiß, welche Muskeln an welchen Maschinen aufgebaut, welches Bild ergeben. Eine einmal aufgebaute Form lässt sich nämlich nicht so leicht wieder zurücknehmen. Da verschwand schon so manche ausgeprägt weibliche Figur in einem doch sehr männlich anmutenden Asthanga-Yoga-Body.

Für Männer ist es einfach, sich einen Cornetto-Archetyp anzutrainieren. Für die Gesundheit sind Skelettmuskeln natürlich nicht annähernd so wichtig wie der Herzmuskel. Wo sie zum Panzer verkommen, werden sie zum Schatten.

Übungen im Flow der Geschmeidigkeit

Hier sind langsam fließende Chi-Gong-, Tai-Chi- und auch Yoga-Flows geeignet, aber auch die Übungen nach Feldenkrais. Dabei wird – wissenschaftlich nachweislich – Gelenkschmiere oder Synovialflüssigkeit gebildet, die unsere Bewegungen fließend und geschmeidig hält, dem Motoröl vergleichbar. Damit läuft und funktioniert es wie geschmiert.

Kommt pflanzlich-vollwertige Ernährung, statt der schon üblichen Übersäuerung durch Mischkost hinzu, fällt es kinderleicht, bis ins fortgeschrittene Alter – auch, was die Gelenke angeht – im Fluss zu bleiben.

Bewusstseinsgymnastik und mustergültiges Lernen

Diese Form von Brain-Gym, wie US-Amerikaner sagen, ist in verblüffender Weise in der Lage, unsere Koordinationsfähigkeit, Flexibilität und sogar Intelligenz zu steigern, weil sie die Bildung neuer Nervenverbindungen beziehungsweise Synapsen anregt.

Außerdem können wir dabei eine ungleich schnellere und erfolgreichere Form des Lernens lernen.

Die Säule der Entspannung

Wir wissen inzwischen, wie wichtig Entspannung und Regeneration sind. Das Herz braucht eine gute Pause beziehungsweise längere Diastole nach der kurzen Anspannung der Systole. Auch der lange Atem der Sieger lebt vom Loslassen des Ausatems. Meditationsübungen zielen auf Ruhe, Stille und die Mitte im konkret körperlichen Sinn und letztlich immer auf Gedankenleere im Bewusstsein. Entspannung ist ihr Wesen.

Seit Jahrhunderten aber gehen wir im Westen in die Gegenrichtung, verkürzen die Ruhephasen und erhöhen die Lebens- und vor allem Arbeitsgeschwindigkeit. Geschwindigkeit ist so zum entscheidenden

Stressfaktor geworden. Überall und schon seit längerer Zeit hören wir, wie notwendig es wäre, das Tempo herausnehmen. Wir nicken beschaulich wie auch zur östlichen Lebensweisheit: „Wenn du es eilig hast, mache einen Umweg!", und hetzen gleich weiter. Unsere Atemzüge seien abgezählt und zuteilt, sagt uns der Mythos der östlichen Schicksalsgöttinnen. Warum nehmen wir uns nicht die Zeit für den langen, fließenden (Aus)-Atem der Sieger?

Zugentgleisungen gehen meist auf überhöhte Geschwindigkeit zurück. Im Leben ist es ähnlich: Wer hetzt, ist schneller fertig. Hetzen ist trotzdem zur Devise der modernen Arbeitswelt geworden, auf der zeitlichen wie übertragenen Ebene, denn Mobbing ist letztlich Hetze. Inzwischen gilt das sogar fürs ganze Leben und das ist weder nachhaltig noch natürlich. ***Mutter Natur hetzt nie, und das dürfte ein weiterer entscheidender Grund sein, warum sie für uns so gesund ist*** und Aufenthalte in ihr (Selbst)Heilung fördern. Aber auch gute Arbeit braucht Zeit, um nachhaltig zu wirken. Das wissen gute Hand- wie Kopfarbeiter. Ausgezeichnete Hirn- und Handwerker nutzen aber auch die Qualität der Zeit. Wer die Qualität erhöht, etwa, weil er im Fluss beziehungsweise Flow arbeitet und darin aufgeht, kann tatsächlich an der Quantität sparen, weil ihm die Arbeit leicht, flüssig, rasch von der Hand geht. Er macht es gleichsam mit links, vom weiblichen Pol.

Geschwindigkeit ist Weg pro Zeit. Sie erhöht sich, wenn möglichst viel Strecke in möglichst kurzer Zeit bewältigt wird. Wer den Marathon mit höchster Geschwindigkeit läuft, wird erster und gewinnt Gold. Wohl bei Olympia, aber nicht im Marathon des Lebens. Da gilt vielmehr die östliche Weisheit: Der Weg ist das Ziel. Diese Haltung braucht Zeit. Erhöhen wir in der Gleichung aber die Zeit unter dem Strich, werden wir langsamer und wahrscheinlich achtsamer und bewusster. Das aber bringt im Leben auf vielen Ebenen mehr. Da ist im Auge zu behalten, dass unsere Herzen die allgemein eingerissene Hetze nicht ein Leben lang ertragen, sondern früher aufgeben und die Lebensstrecke, den zurückgelegten Weg, so verkürzen. Ähnlich erlahmen unsere inneren oder Lungenflügel rascher, wenn sie durchs Leben hechelnd bei schlechten Luftverhältnissen missbraucht werden und verkürzen ebenfalls die Lebensstrecke. Nun sind Abkürzungen bei uns ja sehr beliebt, aber viele verkürzen eben auch das Leben. Wer bei der Geschwindigkeitsgleichung die Zeit unter dem Strich vergrößert, sich zu Deutsch mehr Zeit nimmt und gönnt, reduziert die Geschwindigkeit, verlängert aber das Leben. Diese mathematisch-medizinische Betrachtung sollte doch sogar modernen Menschen einleuchten.

Wer diesen Zusammenhang durchschaut, kann sich einige Probleme ersparen und seine Chancen auf (Selbst)Heilung erhöhen. Denn wie kam es zu vielen unserer Probleme? Bei der rasenden Entwicklung der modernen (Industrie-)Kultur ist das Bewusstsein schon lange nicht mehr mitgekommen, ganz zu schweigen vom trägen Erbgut, das viele Generationen braucht für Anpassungen. Zur Zeit meines Examens waren Computer noch gar kein Thema. Heute bist du ohne hilflos und jedenfalls weg vom Fenster. Ich habe mein erstes Buch *Bewusst Fasten* noch mit der Hand geschrieben und das nächste diktiert, zu *Krankheit als Weg* war ich auf die Schreibmaschine zurückgegangen, während ich für Herz(ens)probleme schon (m)einen ersten Mac nutzte. Als einer der ersten, der ein spirituelles Buch auf dem Computer schrieb und dabei so viel Zeit sparte und Freude gewann, überblicke ich diese Zeitspanne dankbar und gern, die meine und die Welt verändert hat. Mir hat der Laptop die Qualität des Schreibens enorm verbessert und auch die Quantität der Zeit sehr verringert. Aber ich habe bis heute kein einziges Computerspiel gespielt, dazu ist mir Lila, das kosmische Spiel des Lebens, doch zu wichtig und bedeutungsvoll.

Heute lässt sich ärztlicherseits feststellen: Unser Organismus ist einfach nicht für das Tempo bestimmt, das Vater Staat und sein System mittlerweile vorgeben. Wir kommen da einfach nicht mehr mit, bleiben zurück und auf der Strecke. Wollen wir das? Oder wollen wir wieder mehr Zeit ins Leben hineingeben? Denken wir nur an die Lernübungen bei Tai Chi und Klick-Klack, und was es bringen kann, kurzzeitig mehr Zeit zu investieren, um langfristig so viel zu gewinnen und längst nicht nur Zeit.

Immer deutlicher zeichnet sich ab, wann und wo die Entwicklung kippte und wir heute gegensteuern müss(t)en. Wo wir an Übermengen von Industriefutter verfettend, in überwärmten Zentralheizungs-Wohnungen sitzend, zu wenig Bewegung und Schlaf genießend, den Stress nicht mehr am Ende des Arbeitstages und nicht mal im Urlaub enden lassen, besteht dringender Umsteuerungs- und Handlungsbedarf. Da haben wir etwas Wesentliches verpasst und wenn wir nicht aufpassen, verpassen wir das Leben. Dann landen wir nur zu leicht – wie heute wissenschaftlich belegt die große Mehrheit – deprimiert auf dem Totenbett und haben das Leben vergeudet, weil gar nicht erst gewagt.

Ausweg: Wie wäre es, das eigene Tempo zu finden, bei dem dir alles leicht von der Hand geht und du die anstehenden Dinge wie mit links erledigen und bewältigen kannst? Anfangs mal viel Zeit im Hinblick auf Quantität in etwas hineinstecken, was du dann meist mehr als zurück bekommst an Lebensqualität.

Übung: Versuche nun – im Anschluss an den Einstiegsgedanken zu diesem Kapitel – nur für eine Minute ganz ohne Gedanken zu bleiben.

Gut, du hast sicher gemerkt, wie lange eine bewusste Minute ist, aber die Übung wird kaum gelungen sein. Wenn doch, darf ich dir an dieser Stelle zur Erleuchtung gratulieren, denn das würde eine Minute Gedanken-Freiheit bedeuten. Den Übrigen erleichtern wir die Übung: Denke eine Minute an deinen liebsten Menschen, dein Lieblingswesen oder einfach nur den liebsten Gedanken.

Die Säule des Atmens

Sie war bei Hippokrates noch gar kein Thema, weil wohl kein Problem. Die Luftqualität ist noch heute auf vielen Inseln der Ägäis vorbildlich. Bei der Betrachtung des Atemthythmus´ war schon seine zentrale Stellung erkennbar, brauchen wir doch ständig Luft und können nicht mal eine Minute ohne sie sein, ohne in (Atem)Not zu geraten. Der Atem vermittelt auch die nachweislich heilsamen Effekte der Wald-, aber auch der Meeres- und Bergluft. Er ermöglicht uns Sprache wie auch Singen, letztlich die Kommunikation beim Sprechen bis zur Kommunion, wenn wir uns eins fühlen. Schließlich war es Gottes Odem, der dem aus der Adama, der roten Erde geformten Adam, das Leben einhauchte.

Inzwischen wurde der Weg der Entspannung über verlängerten Ausatem zu unserem Standard in der „geführten Meditation“. Aber auch im Alltag ist der bewusste Ausatemseufzer ein immer noch weit unterschätztes Geschenk an dich selbst bei und spätestens nach jeder der unzähligen Stresssituationen im modernen Leben. Damit kannst du den Stress, kaum ist er aufgetaucht, gleich wieder entladen. Der Atem ist immer zur Stelle, begleitet uns auf Schritt und Tritt den ganzen Weg durch die Welt der Gegensätze – vom ersten bis zum letzten Atemzug.

Der mir wichtigste Aspekt ist der „verbundene Atem“, den ich seit vier Jahrzehnten kenne, schätze und nicht mehr missen möchte. Der Name sagt schon alles, wir verbinden Ein- und Ausatem zu einem einzigen Fluss und überschwemmen uns so mit Luft, Sauerstoff oder Lebensenergie Prana. Wie immer wir diese Energie nennen, sie schafft in unserem Organismus Ordnung und kämpft die Lebensenergiebahnen frei. Ich kenne keine andere Übung, die auch nur annähernd so rasch Einheitserfahrungen ermöglicht oder doch in deren Nähe führt. Eine ungekannt tiefe Entspannung am Ende einer Atemsitzung lässt sich praktisch garantieren. Die Durchführung ist überaus einfach, wenn du auch während der ersten Sitzungen Anleitung und Hilfe brauchst. Da die Energie mit der Zahl der TeilnehmerInnen geradezu exponentiell wächst, ist es ratsam, sich einer Gruppen-Atemsitzung mit möglichst vielen Atmenden anzuschließen. Je mehr mitatmen, desto wahrscheinlicher und häufiger sind Erlebnisse der Selbstheilung im Energieüberfluss. Sie können über die Maßen beglückend sein, und es gibt bei mir kaum eine Seminarwoche, wo sich nicht eine Gelegenheit zu solch einer Erfahrung bietet. Im Ratgeber *Jetzt einfach atmen* finden sich darüber hinaus eine Fülle von Atemübungen.

Die Umweltsäule

Der alte Slogan unserer (Groß)Mütter wird mit wissenschaftlicher Absicherung immer populärer: Viel frische Luft wird heute und besonders in Pandemiezeiten immer wichtiger. Frische, gute Luft ist heute der größte Mangel vielleicht nicht auf Erden, aber gewiss in den Industrienationen. Schlechte Luft fordert – laut WHO – am meisten Todesopfer unter allen Umweltproblemen.

Neben der Luft ist für unsere Gesundheit und Selbstheilung auch das Sonnenlicht sehr wichtig, erlaubt es unserer Haut doch das biologisch am besten verfügbare, am nachhaltigsten wirkende Hormon D zu produzieren. Da der Organismus beziehungsweise unsere Haut es selbst herstellen kann, ist es also mehr Hormon als Vitamin und längst nicht nur für die Knochengesundheit notwendig, wie man früher angenommen hat. Inzwischen wissen wir: Die meisten Organe verfügen über Vitamin-D-Rezeptoren und brauchen es dringend und ständig. Mit Studien lässt sich belegen, dass wir mit ausreichender Vitamin-D-Versorgung die Pandemie ungleich besser und mit viel geringeren Opfern überstanden hätten. Die gute Nachricht ist, es ist sehr leicht zu schlucken und im doppelten Sinn günstig. Das ist aber auch zugleich die schlechte Nachricht, denn so hatte die alles bestimmende Pharmaindustrie kein Interesse daran. Die Politik ging so weit, die Bevölkerung in Lockdowns einzusperren, obwohl Sonne, Vitamin D, frische Luft und Waldbaden viel besser gewesen wären. Die Lockdowns entwickelten sich nebenbei zu Knockdowns für den Mittelstand, der seit Jahren auf der Abschussliste steht. Das Gute vom Schlechten: Die Umwelt konnte aufatmen, die Menschen suchten anschließend vermehrt die Natur auf und konnten in den Wäldern ihre Abwehr stärken. Sie erinnerten sich obendrein an bereits erkämpfte Grundrechte und begannen für sie einzustehen.

Frische, gute Luft ist heute der größte Mangel vielleicht nicht auf Erden, aber gewiss in den Industrienationen.

In einer sich erholenden Umwelt könnte der Schrecken der Pandemie so auch etwas Heilsames haben und zum Erwachen führen im Hinblick auf Schutz der Umwelt und Respekt vor der Mitwelt. Wir könnten und sollten sogar viel weiter gehen als zum alten Status quo. In *Corona als Weckruf* habe ich diese Chancen und Möglichkeiten des Neustarts ausführlich dargestellt, begründet und empfohlen.

Wir dürften dringend auch ein neues Gefühl für die Erde und ihre Kraftplätze entwickeln und etwa beim Bauen nicht nur auf die Ausnutzung der Quadratmeter achten, sondern auch auf die Qualität des Raumes wie von Dr. Roberta Rio im Buch „Topophilia" beschrieben. So ließen sich besondere Kraftplätze zur Selbstheilung ausfindig machen, die sich für Meditationsübungen, Entspannung, Regeneration und Ruhe besonders eignen in unseren vier Wänden und in der umgebenden Natur.

Zur Umwelt gehört schließlich auch unsere zweite Haut. Wie wäre es darauf zu achten, ob unserer ersten Haut gefällt, was wir ihr an Stoffen zumuten? Schnitt und Farben unserer Kleidung sagen einiges über unseren Stil und Geschmack, die Qualität der Stoffe über unseren Tastsinn und unser Empfindungsvermögen. Die Haut ist unser mit Abstand größtes Organ und kleidet uns außen und innen aus. Sie bedeckt bei weitem nicht nur Gesicht und Hände, wo sie immerhin einige Aufmerksamkeit erhält. Maria Magdalena salbte Jesus die Füße und zeichnete ihn als Chrestos, den Gesalbten, aus. Wir könnten unsere Haut selbst verwöhnen mit natürlichen Ölen und Salben, aber vor allem sie uns gegenseitig verwöhnen. Um sich in einer Partnerschaft mit Düften streichelnd zu verwöhnen, braucht es gar keine Massageausbildung, sondern „nur" Zeit und Liebe. Das könnte unseren Tastsinn anregen und uns vielleicht auch aufregen und die Brücke zu Sinnlichkeit und Genuss schlagen und sogar der Sinnfindung näherbringen.

Und natürlich ist da noch die große Umwelt, der wir inzwischen leider erst nach entsprechenden Naturkatastrophen wie Stürmen und Überschwemmungen, Bränden und Erdrutschen Gehör und Beachtung schenken. Auch hier gilt, was wir freiwillig verwirklichen, braucht das Schicksal nicht zu erzwingen. Organe melden sich mit Schmerzen und Symptomen erst, wenn wir sie missachten, genau wie wesentliche geistig-seelische Themen wie Wachstum, Herzlichkeit und Liebe. Hören wir auf Paracelsus und seine uralte und weiterhin gültige Gleichung Mikrokosmos Mensch = Makrokosmos Erde, dann dürfte das bei Mutter Natur und Erde ganz entsprechend sein.

Alltagsmedizin und -tipps – Sinnenlust und -freuden

Getreu unserem Motto, die Treppe von oben nach unten zu kehren, fangen wir ganz oben an, mit dem Kopf, der Hauptsache, dabei aber immer das große Ganze im Auge behaltend. Unsere persönliche Weltkugel thront auf unserer Wirbelsäule beziehungsweise Weltachse, um die sich alles dreht – jedenfalls in unserem Leben. Unser Kopf oder Haupt ruht auf dem Atlas, dem obersten Wirbel oder den Schultern des mythischen Titans Atlas. Der Zauberstab unserer Weltachse kann wegen seiner Beweglichkeit wirbeln und wegen seiner Stärke als Säule auch vieles (er)tragen und bildet so und auch in seiner Doppel-S-Form und dem Wechsel von harten Wirbeln und weichen Bandscheiben die Polarität auf ganzer Länge in uns ab. Das Doppel-S steht für den Richtungswechsel und die Dynamik, entlang der sich die Energie- oder Kundalini-Schlange des Ostens aus ihrem Nest in der Beckenschale zum Scheitel- oder Kronen-Chakra, dem 1000-blättrigen Lotos, erhebt. Insofern sind wir alle, ob wir es schon wissen oder noch nicht, Schlangenbeschwörer. Zugleich ist unser Becken ein Musikinstrument. Da ist Musik drin und wir sollten auf ihm – nach Lust und Laune – spielen und es bewegen. Seinen hinteren Bereich bildet das Os sacrum, Ausgangspunkt der Energie-Schlange, weshalb es wohl auch in unserer Kultur „heiliges Bein" heißt. Allerdings erwarten Menschen christlicher Kulturen unter der Gürtellinie hinten nichts Heiliges mehr, was wohl erheblich zur Ignorierung dieser entscheidenden Energie beigetragen hat, die sich aus dem hierzulande grundsätzlich verdächtigen Becken erheben möchte. Da unten fängt die energetische Entwicklung an. Folglich ist uns dieser archetypisch weibliche Bereich Aufgabe und gehört von Anfang an in die Entwicklung zu Gesundheit und (Selbst)Heil(ung) integriert. Ziel „Integraler Medizin“ ist, – unsere Füße oder Wurzeln tief verankert in Mutter Erde – zu wagen, den Kopf zum Vater im Himmel zu erheben und uns in unserer Ganzheit zu erkennen und anzunehmen, beziehungsweise sogar zu lieben.

In der *Haupt*sache, die so viel mehr als eine Sache ist, haben wir mit Augen, Ohren, Nase, unserem Riecher, den Geschmacksknospen, mindestens vier unserer fünf beziehungsweise sechs Sinne. Im Ohr ist sogar noch der Sinn zu Hause, der uns über unsere Lage im Raum orientiert. „Mindestens“, weil wir in der Gesichtshaut auch noch über jene Sinnesorgane verfügen, die uns den Tastsinn schenken, der das Berührungserleben vermittelt. Und in den mimischen Muskeln liegen auch noch jene Nervenspindeln, die uns das Empfinden für unsere Stimmung ermöglichen und darüber, wie unser Körperinstrument gestimmt ist.

Unser sechster Sinn ist wahrscheinlich ähnlich mit der Gehirnzentrale wie mit Herzensgefühlen und Bauch(Gefühl) verbunden. Jedenfalls ist der Kopf mit seiner Ballung an Sinnesorganen auch ein Zentrum der Sinnlichkeit. Diese ist mit allen Sinneswahrnehmungen verknüpft und geht weit über die enge Beziehung zur Sexualität hinaus. Wobei wir heute wissen, dass auch der Orgasmus letztlich im Kopf entsteht, wenn auch meist von den primären und sogar sekundären Geschlechtsregionen ausgelöst. Aber immerhin ist er auch von woanders auslösbar. Bernhard Ludwig, der österreichische Kabarettist und Wissenschaftler, sprach gern vom Ohr-gasmus und rief den Auriculo-Genital-Trakt des Nervensystems zur Erforschung aus.

Jedenfalls ist der ganze große Bereich der Sinnesorgane und der daraus folgenden Sinnlichkeit bei uns – obwohl so wichtig – weitgehend unterschätzt. Das führt einerseits zu einem erschreckend unsinnlichen und damit wenig genussvollen (Er)Leben und andererseits und noch wichtiger zu einer Blockade im Hinblick auf die Sinnfindung, ohne die das Leben sinnlos bleibt. Tatsächlich ist in der Tiefe vieler unserer modernen Probleme der Mangel an Sinnhaftigkeit zu finden. Ergibt ein Beruf keinen Sinn außer Geldverdienen, ist es eher ein Job mit all den Gefahren bis hin zu Burnout und jedenfalls mangelnder Erfüllung. Verliert sich in einer Partnerschaft der gemeinsame Sinn, ist die Gefahr der Auflösung groß, etwa auch, wenn der gemeinsame Sinn im Aufziehen der Kinder lag und die allmählich flügge wurden. Was sinnlos wird, ist nicht durchzuhalten und insofern nicht von Dauer. Das ist tatsächlich auch gut so, denn wir können dann auf die Suche nach neuem und wirklichem Sinn gehen.

Nutzen wir also unsere Sinne(s-Eindrücke), um uns bewusst aus Natur und Kultur zu bedienen. Sie können uns beein*druck*en ohne Druck zu verursachen und schenken erst die so wichtige (Sinnen- und Lebens)Freude. Lassen wir uns also von unseren Sinnen beschenken und unser Leben mit Sinnlichkeit und Sinn füllen. Was wird am Ende zählen? Wirklich das Geld auf der Bank? Oder die kostbaren Sinneseindrücke und sinnlichen Augenblicke, die wir unseren Sinnen gestatteten einzulassen und -zufangen in der Schatzkammer der Seele? Sind Sternstunden nicht immer mit Sinnlichkeit oder Sinn oder beidem verbunden?

Über die Augen als Fenster der Seele lassen sich berührende Bilder ins Album unserer Seele sammeln, über die Ohrmuscheln wundervolle Tonfolgen und Melodien auf- und einfangen und Orientierung im (Lebens)-Raum gewinnen, durch unsere Nase die Düfte von Mutter Erde und Frau Welt genießen und über den Riecher, das gute Näschen, tiefe Ahnungen, über die Knospen in Zunge und Gaumen den Geschmack des Lebens kosten und über Tastorgane liebevolle Berührungen im Gesicht von Wetter, Wind und Wasser und vor allem liebevollen Menschen. Das Ge*sicht* heißt nach der Sicht und den Augen, hat aber offensichtlich so viel mehr zu bieten an Sinn(es)-Erfahrungen und -Erlebnissen.

Lassen wir sie also bewusst leben und lieben sie, unsere Sinn(es)Organe, während wir ihnen ermöglichen zu spielen und dabei Sinnlichkeit zu empfinden und Sinn zu gewinnen. In dieser Hinsicht ist natürlich auch unser Gehirn ein wesentliches Sinnesorgan, kann es doch allem Möglichen Sinn geben und uns wiederum vermitteln.

Mit der Wissenschaft und ihrer Analyse haben wir viele Erklärungen gewonnen, aber noch mehr Wesentliches entzaubert. Warum nicht unsere Welt wieder verzaubern – über unsere Sinne Sinn finden und mehr. Wie sagte Bruder David: „Nur in der Liebe finden wir Sinn. Wenn wir in Liebe aufgehen, werden wir Sinn."

Jede Übung, in der wir Sinn sehen und die wir mit Bewusstsein und noch besser Begeisterung füllen, verstärken wir unheimlich. Hier liegt ein entscheidender Schlüssel für die kommenden zwölf Übungen. Über die Sinne können wir auch die Polarität verstehen und erleben, mit den Augen sehend, aber auch schauend, mit den Ohren hörend, aber auch horchend und der inneren Stimme sogar gehorchend (lernen). Wir können Gesichts- und Hörsinn nutzen, um für den männlichen Pol Informationen einzusammeln, sie lassen sich aber auch genießen, um Gefühle zu erleben.

Mit den Augen dürfen wir nach vorn *sehen* und Vorsicht und Vorausschau üben, wie buchstäblich der Titan Prometheus, der Freund der Menschen. Wir können aber auch zurück*schauen*, nach hinten blicken und *Rücksicht nehmen* auf uns und andere – wie sein Gegenpol Epimetheus. Aus dem Zurückblicken dürfen wir lernen. Aus der Geschichte ist so viel zu lernen, aus der eigenen individuellen wie der kollektiven. Die österreichische Dichterin Ingeborg Bachmann sagte: „Die Geschichte lehrt dauernd, aber sie findet keine Schüler.“ Das können und sollten wir individuell wie kollektiv ändern. Aus unseren Anfängen, der aus Notwendigkeit eng verbundenen Gemeinschaft, lässt sich die Grundlage und Kraft für die Zukunft gewinnen, wie in *Corona als Weckruf* dargestellt, ja geradezu beschworen.

Wer anfängt, neben dem Hören auch zu horchen und dabei besonders die innere Stimme bedenkt und dem ersten aufsteigenden Gedanken (s)eine verdiente Chance gibt, wird Augen machen, was sich alles aus dem eigenen Innern ergibt.

Wir könnten an Speisen riechen und sogar schon beim Betreten eines Geschäftes wie Hasen oder gar Wildschweine schnuppern und Witterung aufnehmen. Vieles würde so schon *deut*lich, und wir könnten uns damit viel ersparen – von Geld über schlechte Nahrung bis zu ebensolchen Erfahrungen. Aber wichtiger wäre noch, seinen guten Riecher zu entwickeln und am Leben zu beteiligen, um ein Näschen für die Dinge und weit darüber hinaus vor allem für (Mit)Menschen zu entwickeln. Wen *man* und besonders *frau* nicht riechen mag, mit dem kann sie letztlich nichts anfangen und sollte es auch gleich sein lassen, es endet jedenfalls damit, dass er *ihr stinkt*.

12 einfache Übungen

Übung 1: Lächeln als Ausdruck und Chance

Wie wäre es, unser Gesicht mehr zu spüren und ihm zu erlauben, öfter zu lächeln? Es kann lernen, statt lächerlich zu grinsen bezaubernd zu lächeln als Vorstufe, um öfter zu lachen. Übung macht die Meister(in) und Lachen ist ihr Zaubermittel. Lachyoga mag nicht der Weg für alle sein. Andererseits, wer öfter lacht, dem ist auch mehr zum Lachen (zumute), es braucht nicht mal so viel Mut. Vor allem über sich selbst zu schmunzeln, zu lächeln und schließlich lauthals zu lachen, ist ein wundervoller Selbstheilungsweg. Von Roshis, verwirklichten Zen-Meistern, ist bekannt, wie sie oft im Augenblick der Befreiung in schallendes Gelächter ausbrachen, weil rückblickend alles so leicht erschien und sie es gar nicht fassen konnten, sich so angestellt zu haben. Vielleicht fördert das ja mutige Selbstversuche.

Wenig ist jedenfalls so gesund – muss ich nach gut 40 Arztjahren und vielen Eigenversuchen feststellen – wie immer öfter über sich selbst zu schmunzeln, liebevoll zu lächeln und manchmal laut zu lachen – über all das Theater, das man rückblickend inszeniert hat und das unter Gelächter wie ein Kartenhaus zusammenfallen darf. Es ist eben nie zu spät, die Vergangenheit zu reparieren und richtigzustellen.

Ein genialer Punkt des Beginns war und ist für mich bezüglich bewussten Übens das Bermudadreieck, dieser kleine Bereich zwischen Nasenwurzel und Augenbrauen, wo so leicht der Keim entsteht, an dem sich schlechte Stimmung zusammenbraut. Es ist aber auch der Ort der Einsicht, des dritten Auges und zugleich 6. Chakras Ajna. Wer hier für Klarheit und Klärung sorgt, kann erleben, wie sich von diesem zentralen Punkt statt Gewittern auch Hochstimmungsfronten ausbreiten. Die Technik ist so einfach und aus den „geführten Meditationen" hinlänglich bekannt: auf den Punkt die Aufmerksamkeit lenken und an Lächeln denken, und schon wird genau hier ein zuerst kleines Lächeln entstehen und sogleich die Tendenz mitbringen, sich auf Augen, Stirn und Wangen und von dort auf seine sanfte Art über das ganze Gesicht auszubreiten. In Gedankenschnelle kannst du dir dieses Lächeln auch unter die Haut gehen lassen, sogar bis auf die Knochen und gedanklich bis zum Energie-Rad des 3. Auges oder 6. Chakras, was die Tiefenwirkung des Lächelns und nebenbei auch Einsicht fördert.

Übung 2: Das Ohr als Landkarte des Körpers

In deinem Ohr liegt in Form von Reflexzonen dein Körper wie kurz vor der Geburt als Embryo. Du kannst also über deine Ohren deinen ganzen Organismus massierend erreichen. Nimm für einen Moment alle Einbauten aus deinen Ohrläppchen und beginne sie zwischen Daumen und Zeigefingern beidseits zu kneten und zu massieren, bis sie so richtig glühen oder sich jedenfalls deutlich erwärmen. Damit förderst du die Durchblutung deines ganzen Kopfbereiches einschließlich Gehirn. Wenn du dir dessen bewusst bist und sogar noch Begeisterung hinzukommt, kann dein Geist davon sehr profitieren. Das ist eine perfekte Übung um aufzuwachen, ganz konkret am Morgen oder wann immer tagsüber notwendig. Zum Beispiel habe ich mir damit mal einen Premierenbesuch bei den Salzburger Festspielen gerettet, die wir im letzten Moment, nach einem anstrengenden Praxistag todmüde, gerade noch erreichten.

Anschließend kannst du mit deinen Daumen und Zeigefingern vom Ohrläppchen an der äußeren Ohrmuschelbegrenzung nach oben, zuerst über den Ohrrand die Halswirbelsäule durchkneten, dann die Brustwirbelsäule und schließlich im oberen Bereich die Lendenwirbelsäule, wo einen vielleicht einmal in alten Zeiten ein Lehrer am Ohr gepackt hat. Ab hier kannst du mit deinen Zeigefingern in all den Tälern und Schluchten des Ohres weiter massieren und wirst an allen möglichen Regionen und Organen des Organismus vorbeikommen und so nach Kopf und Wirbelsäule auch den übrigen Körper bequem und nachhaltig erreichen. Natürlich kann hier – wie immer – eine gewisse Regelmäßigkeit zusätzlich heilende Effekte bringen.

Für alle an den Symptomen niedrigen Blutdrucks Leidenden ist das jedenfalls auch eine sehr hilfreiche Möglichkeit, denn um mit den Händen die Ohren zu erreichen, reicht die Kraft ja immer.

Übung 3: Neben äußerem Duschen auch für innere Durchspülung sorgen

Die Zeit-Qualität des Morgens ist auch wunderbar geeignet, den Organismus und speziell das Gehirn so richtig durchzuspülen. Letzteres hat in der Nacht schon Spülungen im Rahmen des glymphatischen Systems erlebt und wird mit genügend Flüssigkeit viel besser in Fluss kommen. Als 70-Jähriger mag ich abends nicht mehr reichlich trinken, da das blasentechnisch meine Nachtruhe stören könnte. Also trinke ich schon am Vor- und Nachmittag für den ganzen Tag. Falls ein älterer Herr oder eine stillende Mutter nachts zu oft aufwachen würde und gar nicht mehr in Tiefschlaf- und Traumphasen käme, wäre das in dieser und manch anderer Weise äußerst kontraproduktiv. Es könnte bis zu optischen Halluzinationen führen, wenn unterdrückte Traumbilder ins Tagesgeschehen drängen. Bei mir eignet sich morgens dafür grundsätzlich anregender und gesunder grüner Tee sehr gut, den ich mit Kräutertees aus dem TamanGa-Garten abwechsle.

Das regt bei vielen neben dem Durchspülen der Organe auch besonders die Darmtätigkeit an, sodass ich zum Beispiel nach 1,5 Litern Tee oder in der Sommerhitze in TamanGa auch von der Mondquelle, meinem persönlichen Wasser, schon vieles Überflüssige loswerde und den Tag solchermaßen unbeschwert beginnen kann.

Übung 4: Bürstenmassage von oben nach unten und von außen nach innen

Von meinen italienischen Freunden und Kollegen Cristina und Biagio mit einer entsprechenden Bürste beschenkt, habe ich vor Jahren diese Übung übernommen. Sie, homöopathische Ärztin, und er, Neurologe, berichteten erstaunliche, mich motivierende Ergebnisse im Hinblick auf Symptome und Krankheitsbilder. Vor allem aber muss ich sagen, nach erster Abwehr und Widerwillen gegenüber den relativ harten Bürstenborsten habe ich diese Übung liebgewonnen und zu (m)einem Morgen- und oft auch Abendritual befördert. Morgens werde ich davon wundervoll wach und bestens durchblutet, zumal ich von außen über die zahlreichen Reflexzonen der Haut die ganze Innenwelt des Körpers erreiche. Selbst die Schulmedizin (aner)kennt die sogenannten Head'schen Zonen, wenn sie auch viel zu wenig darauf eingeht. Auch hier sind natürlich keine Reichtümer zu verdienen, aber viele PatientInnen an die Gesundheit zu verlieren. Insofern empfehlen nur Ärzte und nie Mediziner diese Übung.

Sich von Kopf bis Fuß, beziehungsweise von Kopf und Händen zum Herzen und von den Füßen aufwärts zu ihm abzubürsten und so dem ganzen Körper Gutes zu tun, ist ein Geschenk an dich. Sich selbst zu bürsten, ist so viel angenehmer als sich von anderen im übertragenen Sinne abbürsten zu lassen. Wenn Letzteres, dann nur konkret und im Rückenbereich beginnend – und nur von liebevollen Menschen mit ebensolchen Händen.

Am Kopf ließen sich die Ohren einer besonderen Bürstung unterziehen wegen der dort schon entdeckten Reflexzonen, der Basis der französischen Ohr-Akupunktur. Aber auch das Gesicht ist nach einer Eingewöhnungszeit gut zu bürsten und besonders der so faltenanfällige Hals, denn Bürsten soll nach glaubwürdigen Berichten auch gegen dieselben helfen. Am Oberkörper ist in der Damenwelt auf der Brustvorderseite die Lemniskate oder liegende Acht zu empfehlen, aber auch der Bauch ist empfänglich, und natürlich genießen auch Nacken und Oberkörper diese liebevoll-raue Form der Zuwendung. Becken und insbesondere die Hüften sind besonders dankbare Abnehmer solch intensiver Streicheleinheiten.

Hier ließ sich schon mehrfach Hüftgelenksaustausch erst verschieben und dann absagen. Ähnliches ist von erschöpften und verbrauchten Knien zu berichten, vor allem in Verbindung mit dem nächsten Punkt, der Kokosölmassage. Die Beine genießen wie die Arme diese Behandlung und bedanken sich mit strafferem Gewebe, was gar nicht nur von Damen lobend erwähnt und begeistert begrüßt wird. Die Füße schließlich sind wie die Hände geradezu eine Domäne dieser Methode, sind dort doch Reflexzonen für alle Regionen, Organe und Gewebe des Organismus. Zugleich entwickelt sich daraus mit der Zeit auch eine gute Gleichgewichtsübung, wobei es natürlich im Sitzen bequemer ist.

Wer sich täglich morgens und abends nur solch eine Fußreflexzonenmassage gönnt, wird staunen, was diese einfache Methode in Eigenregie in täglich wenigen Minuten zu bewirken vermag. Sie vermittelt schon morgens ein waches Gefühl für wundervolle Tage und abends gute Durchblutung für erweckende und beglückende Träume und tiefe Regeneration entsprechend schöner Nächte.

Der erste Schattenaspekt ist hier, dass ich bei Krampfadern oder der Neigung dazu nicht zu meiner robusten Bürstenwahl raten kann. Andererseits haben mir TamanGa-Gäste, die diese grobe Variante auf dem Nachttisch in ihrer Klause vorfinden, gestanden, nach einem Intermezzo mit einer sanfteren Kuschelbürste zu Hause doch zu meiner robusteren Version übergegangen zu sein. Der ursprüngliche Hinderungsgrund habe sich unter ihrer Anwendung sogar gebessert, möglicherweise, weil die Haut allmählich besser durchblutet und widerstandsfähiger wurde.

Der zweite Schatten ist hier, wie günstig die Methode kommt. Selbst unsere speziell robuste Bürste aus Holz und Naturborsten kostet nicht mehr als ein Taschenbuch und obendrein wenig, wenn auch eigene Zeit. Gemessen am gesundheitlichen Effekt ist es ein Schnäppchen im Selbstheilungsarsenal. Aber gerade solche betrachten Bequemlichkeit und Faulheit verpflichtete innere Schweinehunde mit Argusaugen.

Übung 5: Mein Panaceum oder Allheilmittel: Kokosöl

Tatsächlich kenne ich kein anderes (Selbst)Heil(ungs-)Mittel, das so vielseitig einsetzbar ist wie Kokosöl: Vom gesunden Brotaufstrich über Hauttherapeutikum äußerlich und innerlich als Nervennahrung, als Massage- und Heilmittel bei Gelenkproblemen bis zum natürlichen Gleitmittel bei Frigidität oder einfach aus Lust. Kokosöl enthält die bei neurodegenerativen Krankheitsbildern wie Alzheimer, Parkinson oder MS so wesentlichen MCT-Öle (medium-chain triglycerides) sowohl für Therapie als auch Vorbeugung. Es ist insofern ein wundervoller Bestandteil der *Peace-Food-Ketokur*, die bei Krebs so notwendig oder einfach zum Abnehmen empfehlenswert ist.

Wie im Kapitel „Bürsten" erwähnt, ist die Kombination beider Methoden besonders bewährt im Sinne der Synergie. Idealerweise wird das Gelenk erst mit steigender Intensität gebürstet, was beim Knie bedeuten würde, Waden und Oberschenkel einzubeziehen und die Knie lediglich zu betonen. Anschließend ist das Kokosöl intensiv einzumassieren, bis es wirklich in die Tiefen der Hautporen eingezogen und an der Oberfläche kaum noch spürbar ist. Das geht bei fast jedem Gelenk. Natürlich ist es bei schlecht erreichbaren Gelenken wie denen der Wirbelsäule notwendig, sich von jemandem bürsten und massieren zu lassen. Aber auch das schafft schöne Synergien, weil es sich so zu einem noch sinnlicheren Erlebnis entwickeln kann. Oft lässt sich ja das Notwendige mit dem Angenehmen verbinden. Wie etwa bei der Zeckensuche nach einem intensiven Kurstag in der Natur, hängt alles vom richtigen Partner ab. Wer da eine mutige Wahl trifft, kann selbst der Jagd nach diesen elenden Blutsaugern noch etwas Schönes abgewinnen.

Ideal wäre auch noch die Bedeutung des Gelenks, beim Knie etwa das 10. Lebensprinzip und die Thematik Demut einzubeziehen und sich mit dem Audioprogramm *Selbstheilung* ans Finden der eigenen, ganz persönlichen Be-Deutung zu wagen. Bei den Hüftgelenken geht es ums 9. Lebensprinzip, die großen Schritte und Reisen und vor allem die Lebensreise und deren Sinn, bei den Sprunggelenken um die 11. Lebensbühne und das Thema, auf dem Sprung zu sein, den Absprung zu bekommen auf seine eigene, originelle Lebensbahn. Bei den Ellbogen dreht sich vieles ums 1. Lebensprinzip und die Durchsetzung, bei den Fingergelenken ums 3. Prinzip, das Zugreifen und darum, das Leben in den Griff zu bekommen.

Selbst bei der Erkrankung Dupuytren, wo sich die Sehnenplatte im Handinnern verhärtend zusammenzieht, ließ sich mit Einmassieren von Kokosöl viel Besserung erreichen.

Übung 6: Mit kreisenden Chi-Gong-Kugeln den Dreh herausbekommen

Bei dieser Übung lässt man zuerst in jeder Hand einzeln und später in beiden sogenannte Chi-Gong-Kugeln kreisen, ohne dass sie sich berühren. Die Kugeln gibt es aus Metall, wo sie meist einen kleinen Ton aus dem Innern erklingen lassen, oder auch aus Stein und dann natürlich still. Anfangs ist das ein ziemliches Geklapper, wenn die Kugeln aneinanderstoßen. Mit der Zeit aber gelingt es zunehmend besser, sie ohne dass sie sich gegenseitig berühren in den Fingern erst einer und dann beider Hände kreisen zu lassen, was diesen eine verblüffende Beweglichkeit und sanfte Massage verpasst. Über die Reflexzonen erreichen wir wiederum den ganzen Organismus mit all seinen Organen, wie auch Anfangs- und Endpunkte vieler Meridiane, aber zusätzlich und vor allem ist es geeignet, die eigene Beweglich-, Geschicklich- und Handlungsfähigkeit zu erhöhen, das Leben einfach besser und dabei doch entspannt in den Griff zu bekommen.

Indem man die Richtung wechselt, lässt sich in dieses Ritual einige Abwechslung bringen, bis die Kugeln in beiden Händen geschmeidig ihre Kreise ziehen und ihr Lied singen. Persönlich lasse ich dabei gern im Geist Rilke erklingen:

Ich lebe mein Leben in wachsenden Ringen,
die sich über die Dinge ziehen.
Ich werde den letzten vielleicht nicht vollbringen,
aber versuchen will ich ihn.
Ich kreise um Gott, den uralten Turm,
und ich kreise jahrtausendelang;
und ich weiß noch nicht: bin ich ein Falke, ein Sturm
oder ein großer Gesang.

Übung 7: Gleich morgens Wärme in Herz und Leben bringen

Gegen die Coolness der Seele, die sich zunehmend in unserer sinkenden Körpertemperatur spiegelt, hilft, sich morgens schon fürs Leben zu erwärmen. Mit Trinken von warmem oder heißem Wasser, im Sinne der indisch-ayurvedischen Medizin, kann das ganz materiell geschehen. Ähnlich gut wirkt warmer oder heißer Tee, besser noch, wenn er auch seinem Wesen nach wärmt, wie Ingwer- oder Fencheltee oder indischer Chai aus Schwarztee mit Gewürzen wie Zimt, Ingwer, Kardamom und Nelken. Zusätzlich ließe sich nicht nur warmes, sondern innerlich wärmendes Essen genießen, wie der morgendliche Haferbrei der Germanen aus dem kühlen Norden mit Zimt und überhaupt Speisen, die mit wärmenden oder sogar erhitzenden Gewürzen (hot spices) wie Pfeffer das Verdauungsfeuer anregen und uns von innen heraus erwärmen.

Natürlich lässt sich der Körper auch mit Wärmeanwendungen von außen aufheizen, wobei das Tepidarium mit relativ niedriger Temperatur von 37 bis 38 Grad nach meinen Erfahrungen ungleich gesünder ist als die übertriebene finnische Sauna mit 95 Grad. Aber dazwischen gibt es alle Temperaturvarianten von 45 Grad in der Infrarotkabine, die 56 Grad Biosauna bis zur Schwitzgrotte um 60 Grad, die den Körper von außen und nicht so nachhaltig erwärmen wie sportliche Bewegung von innen. All diese Methoden werden sinnvollerweise mit kurzen Kaltanwendungen kombiniert. Alle aktive Erwärmung wie durch Bewegungsprogramme erweist sich langfristig als wirksamer als passive durch äußere Wärmezufuhr.

Nachhaltiger und wirksamer erscheint mir bei Anwendungen von außen noch der Ansatz vom Gegenpol mit Kälte wie eiskalten Bädern im Sinne des Niederländers Wim Hof, der Atemübungen mit Kaltwasseranwendungen kombiniert, was – wissenschaftlich nachweisbar – eine Abwehrsteigerung über Stärkung des Immunsystem bewirkt.

Beides ist auch wundervoll zu verbinden: In Montegrotto haben wir Erfahrungen gemacht mit dem Wechsel zwischen Kaltwasserschwimmen bei Temperaturen unter 16 Grad und anschließendem Wechsel in 36 Grad körperwarmes Thermalwasser, wo sich die in der Kälte zusammengezogenen Gefäße spontan wieder erweitern und ein Kribbeln von Lebendigkeit die zunehmende Durchblutung anzeigt. Es empfiehlt sich, so lange im Warmwasser zu bleiben, bis dieses Prickeln nachlässt und verschwindet und dann erst wieder neue Kältereize zu setzen. Viele Runden mit diesem Temperaturgefälle von 20 Grad trainieren ganz spürbar die Anpassung des Organismus und Immunsystems. Wasser-Pfarrer Sebastian Kneipp hätte sicher seine Freude an diesem Ganzkörperkneippen und dieser Ausweitung seiner Methode der Abhärtung, wobei aus meiner Sicht hier das Gefäßtraining die entscheidende Rolle spielt.

Eine weitere Steigerung nutze ich persönlich im Winter mit Entspannungszeiten im heißen Whirlpool bei 39 bis 40 Grad und anschließendem Schwimmen in bis zu 14 Grad kaltem Wasser. Auch hier haben mehrere Runden hintereinander zwischen längeren Warm- und kürzeren Kaltwasserphasen deutlich belebenden Effekt, der sich in kribbelnder Vitalität in allen Gliedern bei der Rückkehr ins Warmwasser zeigt. Inzwischen freue ich mich gleichermaßen auf Lesen, Meditieren, Atemübungen im heißen Wasser und Schwimmen im eiskalten. Wichtig und natürlicher ist dabei – aus meiner Sicht – im kalten Wasser für aktive Bewegung wie raschem Schwimmen zu sorgen, während man im heißen Wasser ruhig ruhig bleiben kann. Persönlich empfinde ich ruhiges Verharren im eiskalten Wasser auch nach einiger Zeit noch unangenehm trotz konzentriertem Atmen.

Die beste Variante für mich ist, schon früh morgens ganz heiß auf den neuen Tag mit seinen Möglichkeiten und Chancen zu beginnen. Das gelingt am leichtesten, wenn du deine Begabung(en), dein Thema und deinen (Lebens)Sinn gefunden hast, und darauf brennst, diese Gaben mit Hingabe dem Leben zu geben, deinen Ruf in deinem Innern vernimmst und darin deine Berufung wenigstens ahnst und dein Herz dafür brennt, daraus deinen Beruf zu entwickeln. Wer Feuer und Flamme für sein Thema ist, braucht sich um seine Körpertemperatur nicht zu sorgen.

Vielleicht kannst du dann mit Friedrich Nietzsche fühlen, der sagte:

Ja! Ich weiß, woher ich stamme!
Ungesättigt gleich der Flamme
glühe und verzehr ich mich.
Licht wird alles, was ich fasse,
Kohle alles, was ich lasse:
Flamme bin ich sicherlich.

Und die Krönung wäre natürlich, diese (er)wärmenden Methoden im Sinne von Synergien zu verbinden, um deine Betriebstemperatur wieder zu erhöhen, dem Immunsystem und dir zuliebe. Lass dir warm ums Herz werden, lebe sogar aus heißem Herzen und brenne auf jeden Tag, und das Feuer der Begeisterung wird sich und dich entflammen. Und das lässt sich wundervoll am Morgen beginnen, mit einer Meditationsübung im heißen Whirlpool und anschließendem Schwimmen im eiskalten Pool. Wer mit diesem Wechselspiel den Tag beginnt, kann sich so auch gleich auf die Wechselfälle des Lebens einstellen und ihnen mit Offenheit begegnen und gerecht werden.

Übung 8: Links- oder Rechtshänder?

Geschickt sind wir, wo unser *Schick*sal, das *geschickte* Heil (lat. salus = Heil) uns hin*schickt*. Grundsätzlich haben wir nach allen großen Traditionen und Religionen die Wahl, unserem Schicksal freiwillig zu folgen, was viel Er*folg* nach sich zieht, oder – frei nach Nietzsche – uns vom Schicksal widerwillig hinter sich herzerren zu lassen.

Im Vaterunser beten wir „Dein Wille geschehe". Das können wir uns sparen. Darum müssen wir gar nicht bitten, denn das geschieht sowieso. Die Frage ist nur, wie wir uns dazu stellen. Gegen unser Schicksal machen wir – nach meinen Erfahrungen – keinen Stich. Mit ihm sind wir andererseits wundervoll beschützt und – bestens gelenkt – auf dem Weg zu einem erfüllten, individuellen Leben.

Test: Klatsche dir einmal Beifall, weil du auf dem Weg der Selbstheilung schon so weit vorangekommen bist und schaue dir dabei zu. Welche Hand bewegst du mehr, die rechte oder die linke? Es ist diejenige, die vom Schicksal zu deiner Führungshand bestimmt ist. Bewegst du deine Linke mehr, bist du sicher als LinkshänderIn gemeint und ins Leben geschickt.

Patschst du mit beiden gleichermaßen wie oft Kinder, bist du wahrscheinlich ein(e) umtrainierte(r), also verbogene(r) LinkshänderIn, denn Rechtshänder wurden kaum je zu Linkshändern umgepolt.

Es ist zugleich eine Dumm- und Gemeinheit, auf unverantwortliche Weise ins Leben anderer einzugreifen und schon Kinder auf die falsche Spur und schiefe Bahn zu bringen. Aber es war in meiner Kindheit üblich und geht – bei unbedarften Eltern – noch bis heute weiter. Es ging so weit, in der Volksschule die Linke von LinkshänderInnen an den Stuhl zu binden beziehungsweise zu fesseln, um ihre Benutzung zu blockieren oder die Benutzer vorbeugend zu bestrafen.

Das Ergebnis sind dann später ungeschickte Jugendliche und Erwachsene mit *zwei linken Händen, Potscherte* in Österreich und *Tollpatsch(ig)e* in Deutschland – und ganz selten auf dem Gegenpol begnadete Schlagzeuger wie Phil Collins oder Pianistengenies.

Linkshänder haben – laut Studie der Uni Wien – Zugang zu beiden Gehirnhälften, Rechtshänder nur zur gegenüberliegenden linken. Insofern überrascht es nicht, dass wir unter herausragenden, als Genies bekannten Menschen so viele Linkshänder finden wie beide Alberts, Einstein und Schweitzer, wie Goethe und Schubert, Marie Curie und so weiter. Von den vier Beatles waren bis auf George Harrison alle Linkshänder. Zu unser aller Glück grassierte im Angelsächsischen die Unsitte, Linkshänder zu verbiegen weniger. Insofern melden sich dort gut 40 Prozent, wenn ich nach Linkshändern fahnde, während es bei uns deutlich unter 10 Prozent sind. Stellen wir uns vor, die Beatles wären statt in Liverpool in Berlin, Wien oder Zürich aufgewachsen. Es hätte gar keine Gitarren für John Lennon und Paul McCartney gegeben. Wahrscheinlich hätte man sie zu Blockflöten verdammt und der Welt so viel inspirierende Musik vorenthalten.

In meiner Gymnasialklasse erlebten wir alle einen solch *link*ischen Tollpatsch, den bei der Wahl zu Fußballmannschaften keine Seite wollte. Mit zwei linken Händen und Füßen stand er sich selbst im Weg und war mehr neben als bei sich. Erst viel später auf Umwegen Internist geworden, schlug mit der Endoskopie seine große Stunde, da man dazu zwei geschickte Hände brauchte. Seine Rechte war wenigstens gut trainiert, aber die linke lief rasch zu ihrer vorherbestimmten Hochform auf und ließ ihn verspätet zum Endoskopiestar aufsteigen.

Wie viel wäre ihm erspart geblieben ohne den Versuch, alle auf den rechten, archetypisch männlichen Weg zu zwingen. Die Sprache fördert diese Unsitte weiterhin mit Ausdrücken wie rechtens und rechtgläubig, alle wollen Recht bekommen und keiner mag link(isch)e Typen. Das findet sich selbst im Englischen mit Ausdrücken wie „the right way" oder „righteous". Immerhin haben sie sich und ihrer Kultur die Vergewaltigung von Linkshändern erspart und damit viel gewonnen.

Wie könnte die Selbstheilung von verbogenen Linkshändern aussehen? Naheliegend und bewährt ist, allmählich die linke Seite wieder mit ins Spiel des Lebens zu bringen, vielleicht nicht gleich links zu schreiben, aber zu essen, Sportgeräte wie (Tisch)Tennis-, Squash- oder Beachballschläger in die Linke zu nehmen. So lässt sich oft auch ein Ungleichgewicht in der Fähigkeit beider SpielerInnen ausgleichen, wenn der/die Bessere den Schläger in die andere Hand nimmt. Dabei allerdings wird er insgesamt natürlich noch besser.

Links und rechts stehen auch für Anima und Animus, die uns nach C.G. Jung beide (Lebens)Aufgabe sind. Als Mädchen geboren, steht erst die Entwicklung der Anima an. Aber spätestens nach der Lebensmitte verlangt auch die archetypisch männliche Seite, der Animus, Beachtung und Integration. Als Junge ins Leben geschickt, stehen zuerst Animus und das

Mannwerden auf dem (Lebens)Programm. Aber ab der Lebensmitte geht es vermehrt um die Verwirklichung der Anima, der archetypisch weiblichen Seite des Lebens.

Letztlich ist es für Links- und Rechtshänder hilfreiches Gehirntraining, die andere Seite mit ins Spiel des Lebens zu bringen. Wer seine beiden Seiten wahr und wichtig nimmt und ins Leben integriert, wird vollkommener und wie die Sprache so ehrlich sagt, auch integr(iert)er.

Ähnliches gilt für oben und unten: Um den Kopf gefahrlos zum Vater im Himmel zu erheben, ist es wichtig, tiefe Wurzeln in Mutter Erde zu schlagen. Hier ist die Reihenfolge für alle gleich, zuerst geht es um die Verwirklichung der archetypisch weiblichen Basis***. Menschen(Kinder) brauchen wie Bäume starke Wurzeln, so wie hohe Häuser besonders tiefe Fundamente.*** Auf dem spirituellen Weg ist es von entscheidender Bedeutung, die Chakren von unten nach oben zu entwickeln. Beim biblischen Bild der Jakobsleiter versteht es sich von selbst, wie bei jeder Leiter unten zu beginnen.

Übung 9: Barfuß gehen, statt Antioxidanzien schlucken

Wer täglich eine halbe Stunde barfuß auf Mutter Erde unterwegs ist, gönnt sich auch diese Variante einer erstaunlichen Fußreflexzonenmassage. Und er kann elektromagnetische Ladungen an Mutter Erde loswerden. Es ist dasselbe Prinzip wie beim Blitzableiter, bei dem Erdung ebenfalls das entscheidende Moment ist. Auch beim Strom im Haus und jedem Stecker haben wir uns an die Wichtigkeit der Erdung gewöhnt. Warum nicht also auch bei uns als ganzen Menschen? Wir spüren doch, wie wir uns beim Laufen auf Teppichböden aus Plastikmaterialien elektrostatisch aufladen und wie es funkt und knistert, wenn diese sich entladen. Obendrein bekommt der Barfußgeher aber noch all die Elektronen von der Erde geschenkt, die sein Organismus braucht, um freie Radikale zu entschärfen, die für Aufruhr im Körper sorgen und die biochemische Ordnung gefährden. Freie Radikale entstehen bei allen möglichen Prozessen im Organismus. Es sind Moleküle mit Atomen, die ein Elektron in ihrer Hülle verloren haben und nun buchstäblich auf Jagd im Organismus gehen, um Ersatz zu finden. Dabei können sie – gleichsam in der Verzweiflung ihres Mangels – anderen Molekülen Elektronen entreißen und damit weiteres Chaos anrichten. Wir können sie mit Heilmitteln, die über einen Überschuss an Elektronen verfügen, befried(ig)en, wie etwa mit Melatonin.

Freie Radikale waren nie problematisch für Naturmenschen wie unsere Vorfahren, die sich weder mit Gummi- noch Plastiksohlen von Mutter Erde isolierten. Menschen wie sie, die ihr Leben barfuß verbrachten, waren diesbezüglich immer gut versorgt.

Wir können – wie heute wissenschaftlich belegt – über nackte Fußsohlen beliebig freie Elektronen von Mutter Erde aufnehmen. Diese sind genauso wirksam bezüglich der Sättigung freier Radikale wie die inzwischen immerhin entdeckten Antioxidanzien. Statt sie zu kaufen und zu schlucken, können wir sie uns täglich von Mutter Erde schenken lassen. Voraussetzung ist nur, dass wir uns nicht von ihr isolieren, was wir mehrheitlich mit Gummi und Plastiksohlen tun oder mit Barfußgehen auf Plastik wie bei Teppichböden oder auf Holz wie bei Parkett.

Die natürliche Aufnahme von Mutter Erde durch direkten Kontakt mit ihr hat auch den Vorteil, kein weiteres Problem unabsichtlich zu inszenieren. Schlucken wir nämlich etwa regelmäßig Melatonin wie viele US-Amerikaner, dann hört die Zirbeldrüse auf, eigenes, natürliches zu produzieren und man wird abhängig vom Ersatz. Hören wir mit der Einnahme wieder auf, bringt uns der entstehende Mangel in Entzug. Das Eingreifen in die Biochemie des Organismus hat tatsächlich rasch Nebenwirkungen, weshalb ich es persönlich auf die beiden erwähnten natürlichen Präparate beschränke, deren positive Effekte ich kenne und die nebenwirkungsfrei Fehlendes ersetzen. Denn die Schattenseite wäre, wirklich Fehlendes wie etwa Insulin bei Diabetes oder Schilddrüsenhormon nach Operationen nicht zu ersetzen. Natürlich ist aber auch hier die noch bessere Lösung, Reste einer Schilddrüse und der Inselzellen bei Typ-2-Diabetes zu reaktivieren.

Barfußlaufen ist ein bewährtes Mittel, denn Laufen ist an sich bereits gesund und hilfreich, und schon sind wir wieder bei den Synergien. Wer läuft, bei dem läuft etwas, wer geht, bei dem geht etwas – im Leben. Gehen wir im Wald barfuß, nehmen wir obendrein noch den abwehrsteigernden Effekt des Waldbadens mit, die Massage der Reflexzonen unserer Fußsohlen, die nach Ingham und Marquart den Körper mit all seinen Organen abbilden, und wir beenden nebenbei den Mangel an Antioxidanzien und die moderne Überladung mit elektromagnetischen Ladungen. Und wieder landen wir beim Lebensstil unserer frühesten Vorfahren, dessen Verlassen Schatten hervorbrachte, die wir anfangs gar nicht ahnen konnten.

Übung 10: Gleichgewicht

Wer Gleichgewicht im Leben anstrebt, ist gut beraten, es als Ritual auch im Körper anzustreben. Eine Übung, um ins Gleichgewicht zu kommen: beide Füße nebeneinander, die Arme zum Balancieren zu den Seiten ausstrecken, zuerst mit den Handflächen nach unten zu Mutter Erde, die auch für Stabilität steht, und mit den Augen einen festen Punkt vor sich fixieren. Dann einen Fuß leicht anheben und das Gleichgewicht halten. Sobald das gut geht, die Hände nach oben zum Himmel öffnen, um Inspiration von oben zu empfangen und in die Vorstellung gehen: tief in Mutter Erde verwurzelt, den Kopf in den Himmel zu recken.

Wem das schon gut gelingt, der kann den freien Fuß weiter anheben und schließlich am anderen Oberschenkel einspreizen, so weit oben wie es geht und so nah am Damm wie möglich. Wer noch einen Schritt weiter gehen kann und die Hände über dem Kopf zur katholischen Gebetshaltung oder zum indischen Namasté zusammenlegt, ist schon in der entsprechenden Yogaübung in Balance und mag das eine Zeit lang genießen.

Das Stand- oder Verwurzelungsbein lässt sich natürlich auch noch wechseln wie auch Standpunkte im übertragenen Sinn, und je bewusster es geschieht, desto nachhaltiger kann so eine Übung das Bewusstsein verändern und erweitern. Je nach Orientierung kann man das auch Yoga nennen oder einfach beim Zähneputzen auf einem Bein stehen. Wobei es dabei noch besonders förderlich ist, sehr bewusst zu putzen, um die Zähne ebenfalls im übertragenen Sinn richtig gut zeigen zu können als blitzend weiße Waffen im Mund und guten Biss zu entwickeln, ohne bissig und verbissen oder gar zerknirscht zu werden.

Übung 11: Smoothie-Trick für die lichte Tageshälfte

Morgens kannst Du statt des Frühstücks gut einen grünen oder je nach Zutaten auch bunten Smoothie genießen. Das lässt sich am besten mit einem kurzen morgendlichen Spaziergang kombinieren, der dich die Frische des neuen Tages erleben lässt und auf dem du Grünzeug für den Smoothie sammelst. Das kannst du mit Wasser oder Saft, mit Apfel oder Birne in einem hoch drehenden Mixer schaumig schlagen und genießen. Der originale grüne Smoothie von Victoria Boutenko ist beliebig mit Eryfly zu süßen, das gar nicht am Stoffwechsel teilnimmt, und je nach Gewichts- und Figur-Ambitionen zu verfeinern.

Wer morgens die Hälfte seines grünen Smoothies trinkt, tut damit dem *Kurzzeitfasten* keinen Abbruch, aber sich und seiner Gesundheit einen großen Gefallen. Das Geheimnis des Smoothies ist das Chlorophyll der Pflanzenzellen, das nicht nur – wie erwähnt – den Mundgeruch beim Fasten neutralisiert, sondern auch belebend auf den Organismus wirkt. Geschmacklich ist der Smoothie in alle möglichen Richtungen zu variieren, er sollte nur als Morgengetränk beim *Kurzzeitfasten* kalorisch nicht (zu) üppig geraten. In den *Peace-Food*-Kochbüchern finden sich eine Reihe diesbezügliche Ideen, Anregungen und Anleitungen.

Übung 12: Die Rettung der Mittagszeit

Die zweite Hälfte des Smoothies kannst du je nach Gewichtslage auffüllen. Wer sein *Individualgewicht* schon verwirklicht hat, kann Nahrhaftes wie Bananen und Avocados, aber auch Feigen und Datteln und damit ordentlich Nährwert hinzugeben.

Willst du zunehmen, entsprechend viel, willst du im Gegenteil abnehmen, kannst du dich einschränken, wobei etwas Banane für viele das angenehme Gefühl einer gewissen Fülle und damit Sättigung ins Spiel bringt. Das Ergebnis, abgefüllt in eine Literflasche, ist dein Mittagessen, verteilbar auf die freie Stunde der Mittagspause.

Am Anfang der Mittagsstunde trinkst und genießt du das erste Drittel. Anschließend empfehle ich einen kurzen Mittagsschlaf, neudeutsch Powernap, oder noch besser eine Tiefenentspannung wie auf der CD oder dem Download *Erquickendes Abschalten mittags und abends*. Für Letztere kannst du den Stuhl nutzen, auf dem du arbeitest, ansonsten eignet sich auch jedes Stück Teppich(Boden). Nach diesem ersten Drittel deiner Mittagsstunde ist Zeit für das zweite Drittel Mittagssmoothie. Anschließend geht es zum Gehen oder heute Walken, später vielleicht sogar mit entsprechenden Stöcken, idealerweise in Mutter Natur oder wenigstens in einem Park und zur Not auch durch ruhige Straßen. Je nach Fitnessstand kannst du in moderatem oder forciertem Tempo eine halbe Stunde gehen. Und anschließend mit dem letzten Drittel des Smoothie (D)eine nachhaltig gesunde Mittagspause beenden. Die altbewährte Gesundheitsregel „Nach dem Essen sollst du ruhn oder tausend Schritte tun" hast du doppelt erfüllt: 20 Minuten ruhen, 30 Minuten gehen und 10 Minuten essen beziehungsweise trinken. Das ist eine optimale Pause für deine Fitness, deine Regeneration und Gesundheit. Am Abend kannst du dir die morgens und mittags beim Essen eingesparte Zeit zurückgeben und sorgfältig einkaufen, mit Liebe zubereiten und mit Hingabe genießend schmausen.

Ideen aus der TamanGa-Natur-Kur

Mit einer Hängematte kannst du dich nach Hildegard von Bingen zwischen vorzugsweise zwei Buchenstämme hängen und schwingen und meditativ ins lichte Grün schauen, durch das die Sonnenstrahlen in deinen natürlichen Buchendom fallen, wie bei uns in TamanGa. So kannst du Grünkraft oder Viriditas aufnehmen, die dein Energieniveau auf so schöne Art erhöht. Heutzutage kannst du natürlich anschließend noch dein Handy nutzen, um eine geführte Meditation zu erleben, die thematisch dazu passt. Die Mischung aus Waldbaden, dich hängen und schwingen lassen und Grünkraft ergibt bezaubernde Synergien.

Mehr Feuerenergie kommt beim Sonnenbaden an unserer Vitamin-D-Bar ins Spiel deines Lebens, jenes Hormonvitamin, das so wichtig für unsere Selbstheilung ist. Da schwingst du auf speziellen Schwingwiegen, deren Effekt schwer zu beschreiben, aber wundervoll zu genießen ist.

In TamanGa kannst du auch – frei von jedem Strahlensalat mangels WLAN und mittels Netzfreischaltern – an drei Abenden vor 22 Uhr zu Bett gehen und erleben, wie der Schlaf vor Mitternacht wirklich doppelt zählt und dich am vierten Tag auf ein Energiegeschenk freuen.

Eine hochtechnische, aber wundervolle Möglichkeit, zu sich zu finden, ist auch die Kombination des Brainlight-Sessels, der eine Mindmachine mit Shiatsu-Massage und „geführten Meditationen" kombiniert, was Synergien geradezu herbeizaubert. Wer seine Energie etwa in Gestalt des inneren Lächelns in seinen Rücken lenkt und damit den Blutfluss und folglich die Heilungsenergie erhöht, genau dort auch zugleich sanft massiert wird, während Lichtblitze über die geschlossenen Augen und Tonfolgen über die immer offenen Ohren seine Gehirnhälften synchronisieren, taucht rasch in andere, tiefere Ebenen seiner Seelen-Bilder-Welten ein. All das lässt sich natürlich auch bei dir zu Hause organisieren.

Energiemedizin

Das Phänomen der Energie und später der Lebensenergie gilt es noch genauer zu betrachten, und dabei haben wir heute die Erkenntnisse der modernen Physik auf unserer Seite. Lange wissen wir schon so viel über Energie seitens der Physik, nur verbreitet sich dieses Wissen sehr langsam, obwohl es uns sehr viel weiterbringen könnte. Max Planck sah es richtig voraus, als er sagte: „Wir können nicht *erwarten*, dass die Physiklehrer die neue Physik übernehmen, sondern müssen auf eine neue Generation von Physikern warten, die mit diesem Wissen und Weltbild aufwächst." Genauso ist es gekommen, diese Generation von Physikern ist jetzt da. Leider hat sich das Wissen bisher aber kaum über die Physik hinaus – etwa in die Medizin – ausgebreitet.

Die alte Physik beruhte und beharrte auf der Trennung von Subjekt und Objekt, die René Descartes einführte. Dieses cartesianische Weltbild ist von der neuen Physik längst widerlegt. Der Beobachter ist nie ganz trennbar vom Beobachteten und beeinflusst das Ergebnis mit. Ein weiteres Bein der alten Physik ist die in letzter Konsequenz ebenso widerlegte Newton'sche Mechanik. Sie verstand unsere Welt als eine mechanischen Gesetzen gehorchende Maschine, und die alte Medizin schloss sich dem bezüglich des Menschen(bildes) an.

Die Einstein'sche allgemeine Relativitätstheorie: $E = mc^2$ oder: Energie = Masse x Lichtgeschwindigkeit (300 000 km/Sek.) im Quadrat, wird oft erwähnt, doch selten folgen Konsequenzen daraus. Obwohl längst auf breiter Basis anerkannt, ignoriert die Schulmedizin sie weiter konsequent. Wenn Energie gleich der Masse multipliziert mit der Lichtgeschwindigkeit im Quadrat ist, steht einer riesigen Energie eine minimale Masse gegenüber. Die Lichtgeschwindigkeit im Quadrat ergibt folgende Zahl: 90 000 000 000, das heißt, die Energie ist um den Faktor 90 Milliarden größer als die Masse.

Oder anders herum: Masse = Energie geteilt durch Lichtgeschwindigkeit im Quadrat. Auch hier selbstverständlich dasselbe Ergebnis: Die Masse ist gegenüber der Energie praktisch vernachlässigbar klein. Die völlig auf den Körper und damit die Materie fixierte Schulmedizin tut aber weiter so, als ginge es nur um die materielle Ebene des Menschen und Energie spiele keine Rolle. Das Thema überlässt sie den östlichen, traditionellen Medizinsystemen, die um die Lebensenergie Prana wissen, die Energiekanäle als Meridiane oder Nadis kennen und die Energiezentren als Chakren. Das heißt, die Schulmedizin arbeitet im wahrsten Sinne des Wortes vollkommen in der Leere, im leeren Raum. Die Quantenphysik untermauert das oben Skizzierte noch. Nobelpreisträger Niels Bohr belegt, dass 99,99 Prozent des Atoms schwingende Energie in leerem Raum ist. Wer sich also auf die Ebene der wirkenden Wirklichkeit begeben will, muss sich mit Energie beschäftigen. Alles andere ist Arbeit in und an einer Scheinwelt.

In der so überwiegend aus Energie bestehenden Wirklichkeit gelten nach der Quantenmechanik die Regeln der alten Physik mit der Newton'schen Mechanik gar nicht. Danach ist die Wirklichkeit keineswegs etwas Festgefügtes, Berechenbares, objektiv Beobachtbares. Die Heisenberg'sche Unschärferelation räumte bereits mit dieser zwar plausibel erscheinenden, aber aus der letzten Wirklichkeit der subatomaren Ebene falschen Sicht auf. Was wir noch so scharf beobachten, bleibt doch immer unscharf. Die Wirklichkeit ist nicht verlässlich festgefügt, sondern eine Ansammlung von Wahrscheinlichkeiten, das heißt, vorübergehenden, schwingenden, ständig wechselnden Phänomenen und entscheidend von unseren Erwartungen mitbestimmt. Wir finden immer nur das Erwartete und bestimmen mit diesen Erwartungen, was wir finden. Der Doppelcharakter des Lichts kann das demonstrieren: Suchten Forscher wie Einstein nach Lichtteilchen, fand er sie durchaus in Gestalt der Photonen, die sich im Versuch aus einer Cäsium-Platte heraussprengen ließen. Wer dagegen von der Wellenstruktur des Lichts ausgeht, findet die genauso, wie der gute alte Doppelspaltversuch aus unseren Schulzeiten belegt. Dabei wird das Licht gebeugt und verhält sich wie eine Welle, eindrucksvoll belegt durch die Young'schen Wellenversuche.

Wir finden also, was wir suchen, beziehungsweise unser Bewusstsein bestimmt unsere Sicht. Oder wie es der Weisheitslehrer Mooji für die spirituelle Tradition sagt: „Wir sehen die Welt nicht wie sie ist, sondern wie wir sind."

Das aber können wir viel mehr selbst entscheiden und bewusster bestimmen, als wir bisher glaubten. Es schenkt uns ungeheure Möglichkeiten. Was wir als Materie wahr und wichtig nehmen, existiert, weil wir es beobachten. Physiker belegen uns heute: Wir beeinflussen mit der Richtung, in die wir unsere Bewusstheit richten, die Wirklichkeit. Das zeigen konkret Placebo- und Nocebo-Wirkungen schon lange. Placebos (übersetzt: „Ich will gefallen“) nützen über eingebildete Wirkung, so wie Nocebos darüber schaden. ***Die Energie folgt also tatsächlich – nun auch naturwissenschaftlich bewiesen – unserer Aufmerksamkeit, wie es spirituelle Traditionen schon immer beschrieben.***

Angst hat – im Sinne des Nocebos – nicht nur die Tendenz, sondern die energetische Macht, sich zu verwirklichen. Aber auch umgekehrt können wir uns positive Entwicklungen – im Sinne des Placebos – vorstellen und sie, wenn das lebendig genug geschieht, auch verwirklichen, wie etwa (Selbst)Heilungen. Der Spruch „Fake it until you make it – spiel es, bis es spielerisch gelingt“ erscheint plötzlich in faszinierend neuem Licht.

Das Geheimnis solch wirksamer Vorstellungen gilt es zu lüften und die ungeheuren Chancen für (Selbst)Heilungen zu nutzen. Beim Nocebo und der Angst ist klar, dass sie je nach Intensität, mit der sie verbreitet wird, mehr emotionale Ladung und damit Macht bekommt. Ihre Wirkung reicht desto tiefer, je mehr sie Richtung Todesangst geht, wie ihre Verbreitung in der Pandemie bewies.

Medizinwissenschaftlich ist das leicht zu erklären, ist doch im Rahmen der Psychoneuroimmunologie längst bewiesen, wie sehr Angst das Immunsystem schwächt. Wer also Milliarden Menschen mit Angst vor welchem Virus auch immer infiziert, leistet Infektionen – ob durch Bakterien oder Viren und egal welchen – massiv Vorschub.

Die positive Wirkung beim Placebo ist entsprechend mit emotionaler Ladung zu verstärken. Je tiefer die Überzeugung, je größer die Begeisterung, desto mehr Wirksamkeit bekommen Glaube und Hoffnung im Hinblick auf (Selbst)Heilung.

Im Quantenfeld existieren also fürs alte Weltbild unglaubliche, ja unvorstellbare Möglichkeiten. So wie behindernde Vorstellungen uns – auf

Gehirnebene und im täglichen Leben – blockieren können, lässt sich auch für uns positiv Vorstellbares verwirklichen, besonders, wenn es schon in unseren Träumen und Visionen existiert. Die entscheidende Frage wird sein: Wie können wir Träume und Visionen so mit Energie und Emotion laden, dass sie sich verwirklichen?

Auch die Zahl derjenigen, die an etwas glauben, ist wesentlich. Je mehr Menschen und je engagierter und begeisterter sie einen Traum oder eine Vision teilen, desto größer ist die Wirkung, weiter und tiefer die Reichweite und Eindringmacht. Ein afrikanisches Sprichwort weiß: „Wenn einer träumt, ist es ein Traum, wenn viele träumen, eine neue Wirklichkeit." Sobald also die ganze Familie ihren Lebensstil umstellt, geht es erstens leichter, zweitens tiefer und verbreitet sich drittens rascher auf andere Familien in Verwandtschaft und Nachbarschaft. Wo eine Nachbarschaft die nächste mit ansteckender Gesundheit infiziert, kann es zu einem Flächenbrand von Gesundheit kommen. Geschwindigkeit und diesbezügliche Möglichkeiten sind im Zeitalter von Social Media unübersehbar. Bei all ihren Schattenseiten, wenn sie sich in alle Lebensbereiche fressen, ist dieser Vorteil gigantisch. Die Weltfamilie der Menschheit könnte sich im Handumdrehen eines Besseren (Lebens) besinnen.

Je tiefer die Überzeugung, je größer die Begeisterung, desto mehr Wirksamkeit bekommen Glaube und Hoffnung im Hinblick auf (Selbst)Heilung.

Aller Wahrscheinlichkeit nach war die Gemeinschaft, die erlaubte und durch Austausch dafür sorgte, wirklich alle Mitglieder auf dem letzten und besten Stand zu halten, das entscheidende Moment unseres Erfolges und Aufstiegs zur weltbeherrschenden Menschenart. Selbst viel stärkere und brutalere Arten, die aber eigenbrötlerisch unterwegs waren, wie wohl die Neandertaler, hatten dagegen keine Chance und blieben auf der Strecke der Evolution (zurück). Offenbar hat sich unsere Art des homo sapiens oder Cromagnon-Menschen, auch wenn wir nicht alle aus dieser französischen Höhle stammen, unter Ausnutzung dieses Feld-Effektes an die Spitze der Evolution gesetzt. Den Mythos dieser beiden Arten beschreibt Jean Auel in „Ayla und der Clan des Bären". In *Corona als Weckruf* sind beide Arten einander gegenübergestellt und miteinander verglichen. Jetzt, wo wir uns so in Bedrängnis manövriert haben, wäre es diese Feld-Idee der Zusammenarbeit, die uns noch retten, gesunden lassen und einen Quantensprung Richtung kollektiver Selbstheilung ermöglichen kann. Die Rückkehr zu dieser Lehre des Anfangs könnte sich zu unser aller (Er)-Lösung entwickeln, sofern wir Offenheit, Energie und Begeisterung dafür aufbringen. Und das Wundervolle: Jede(r) Einzelne kann schon jetzt und jederzeit für sich allein damit beginnen und andere anstecken und so das Feld ansteckender Gesundheit verbreiten.

Auf immer und ewig verbunden?

Der schon erwähnte Doppelspaltversuch belegt obendrein, wie aus einer Quelle stammende Teilchen immer auf Gedeih und Verderb verbunden bleiben. Mit seinen Physikerkollegen Rosen und Podolsky ersann Einstein dazu einen Versuch, der erst in unserer Zeit im Teilchenbeschleuniger von Cern durchführbar war. Er bestätigte, dass aus einer einzigen Quelle stammende Teilchen tatsächlich auch – selbst über 10 Kilometer voneinander entfernt – im selben Moment, also ohne Zeitverzug, miteinander, das heißt, synchron reagieren. Sobald eines von ihnen in seinen Eigenschaften verändert wird, wandelt sich das andere automatisch mit, ohne jede wie auch immer geartete Beeinflussung. Die Teilchen müssen also – und das ist die einzige Erklärung, die Physiker finden – miteinander verbunden sein und bleiben, oder in deren Sprache phasenverriegelt, und aus einer einzigen Quelle stammen.

Der Engländer John Bell bestätigte im nach ihm benannten Theorem, das gelte nicht nur für die subatomare Welt kleinster Teilchen, sondern grundsätzlich und generell – also auch für Mikrokosmos Mensch und Makrokosmos Erde. Das bedeutet, wenn alle Materie aus dem Urknall entstanden ist, hängt alles mit allem auf Gedeih und Verderb oder auf ewig zusammen – wie es spirituelle Lehren schon immer sagten. Das heißt, wir alle sind mit allen und allem ständig verbunden und nur durch irreale Programmierungen von dieser Erfahrung und Einsicht getrennt. Auch das wird von den spirituellen Traditionen der Welt schon immer so gesehen. Christus sagt: „Was du dem geringsten deiner Brüder tust, hast du mir getan." Buddha betont, wir alle hätten wie überhaupt alles andere auch und schon immer Buddha-Bewusstsein. Hindus sagen: „Tat twam asi – ich bin dies und das und alles." Demnach sind wir alle nicht nur verbunden, sondern bereits verwirklicht und eins mit der Einheit. Nur können die allermeisten von uns das (noch) nicht wahr und wichtig nehmen, weil irritiert, beziehungsweise in die Irre geleitet von den beiden großen Täuschern Raum und Zeit.

Was wir aber alle spüren, ist die Sehnsucht nach Gemeinschaft, nach spür- und erfahrbarem Eingebundensein ins Feld des Lebens. Die allermeisten von uns freuen sich, wenn sie mit anderen Menschen zusammen sein und miteinander schwingen dürfen. Um das schunkelnd beim Oktoberfest mit Wildfremden zu erleben, fliegen sie zu Tausenden selbst aus Amerika und Asien ein. Wie viele freuen sich auf eine Fußball-WM, wenn weltweit Milliarden in einem Feld und einem Thema verbunden schwingen. Wir mögen fast alle auch spontan Tiere und freuen uns an der Gemeinschaft mit ihnen, wie Abermillionen Haustiere belegen. Wo wir etwas pflanzen, begeistern wir uns an seinem Wachstum und Gedeihen und lieben es. Gut 40 Arzt- und 70 Lebensjahre zeigen mir, die beglückendsten Erfahrungen sind solche der Einheit, ob beim Meditieren, bei Liebesfesten, in Sternstunden, beim Sterben und Zurückkommen, sogenannten peak experiences oder Gipfelerlebnissen.

Je mehr wir uns des riesigen Energiefeldes bewusst sind, in dem wir alle miteinander verbunden existieren, desto eher und mehr können wir darauf auch Einfluss nehmen. Jeder von uns ist, aus leerem Raum von Atomen bestehend, mit der Fülle der darin enthaltenen Energie gesegnet, seinem eigenen Energiefeld. Und alle zusammen bilden wir ein großes gemeinsames Feld, das mehr ist als die Summe seiner Teile. Jede(r) von uns hat insofern wie auf sein eigenes auch Einfluss auf das große, weltumspannende kollektive Feld. Das ähnelt verblüffend den Beschreibungen, die uns der amerikanische Anthropologe Carlos Castañeda aus dem Weltbild mexikanischer Schamanen nahebrachte, wonach Menschen und andere Wesen letztlich Energiewirbel sind. Der Künstler Alex Grey hat das in seinen Bildern verschiedener Entwicklungsebenen von Menschen beeindruckend gemalt.

Wird die Schwingung vieler Individuen auf eine grobe, niedrige Frequenz der Angst (um)gepolt, ergibt sich daraus ein großes Angstfeld, das die ganze Welt überziehen kann – wie wir es in der Pandemie erleb(t)en. Genauso gut ist es aber möglich, ein großes Feld für Wachstum und Entwicklung zu schaffen und die Schwingungsfrequenz kollektiv zu heben.

Heilung ist immer Selbstheilung, kann doch jeder sein Feld über das Niveau seiner Schwingung selbst bestimmen. Wir haben in TamanGa einerseits erlebt, wie viele sich aus dem Angstfeld heraushalten konnten. Aber andererseits, je mächtiger das kollektive Feld, desto schwieriger wurde es für viele in einer durch und durch verängstigten, mit ständigen Panikmeldungen überfütterten Welt.

Das gilt generell für Heilung und erinnert mich an Walther Lechlers Satz: „Nur du allein kannst es schaffen, aber du kannst es nicht allein schaffen." Er baute und begleitete therapeutische Gemeinschaften nach dem Bad Herrenalber Modell. Heute würde ich, gewiss weiter im Einklang mit ihm, waren wir doch lange befreundet, sagen: „Nur du allein kannst es schaffen, aber du musst es nicht allein schaffen, sondern kannst dir eine dafür förderliche Umgebung, ein Heilungsfeld oder -biotop finden."

Insofern sprechen wir von TamanGa, unserem Zentrum in Südösterreich, als einem Heilungsbiotop oder Lebensgarten und sind froh, dass dort niemals Pesti-, Herbi- oder Fungizide oder auch nur Kunstdünger den Boden verwüsteten, kein WLAN und kaum Handyempfang und so das Luftelement wenig beschädigt ist. Da es 11 Hektar umfasst, können wir wohl auch ein 5G-Netz verhindern. Die Häuser bauten wir auf störfeldfreie Kraftplätze, um sie mit allen möglichen Schwingungsmaßnahmen noch weiter zu Orten der Kraft zu formen und das ganze Areal in einen solchen zu verwandeln.

Und es ist leicht, solche Felder zu bauen und zu beleben, denn wir kommen aus solch einem großen Feld in der langen, frühen Zeit der Entstehung menschlichen Lebens. Die kooperative Gemeinschaft hat uns zu dem werden lassen, was wir sind, die einzig überlebende Menschenart, die die Welt erobert hat, aber sich selbst dabei nun zu verlieren droht. Doch wir haben die Möglichkeit und die Kraft zur Selbstheilung.

Informations- und Energiemedizin

Als überzeugte Materialisten haben Mediziner ein riesiges Thema um die Chirurgie und alle operativen Fächer gewoben und die Informations- und Energiemedizin vernachlässigt und sogar ignoriert. Das liegt am eingangs dargestellten Irrtum, in einer vor allem materiellen Welt zu leben, wobei uns die moderne Physik schon längst das Gegenteil beweist: Wir leben in einer Energie- und Informationswelt und haben diesbezüglich nur wenig Medizin und Mittel entwickelt.

Von Spritzen über Radionik zu Worten und Schwingungen

In Italien wird von Ärzten vieles gespritzt, was genauso gut zu schlucken wäre, aber ItalienerInnen glauben mehr an Spritzen und lieben deshalb auch geradezu Impfungen. Dabei wissen wir es dank Wissenschaft schon lange besser.

Wer mit der Faust und großer Muskelkraft einen Gegner niederschlägt, kann ziemlichen Schaden anrichten auf dieser grobmechanischen Ebene. Die alte Physik kann das problemlos erklären. Wer dagegen auf durchaus feinere chemische Art aktiv würde und etwas Schierlingssaft in die Limonade oder einige Tollkirschen in den Kirschkuchen mischte, könnte auf dieser von der Chemie gut verstandenen Ebene ziemliches Staunen auslösen, das beim Schierling Kälte von unten aufsteigen ließe bis zum kompletten und endgültigen Erkalten und bei Belladonna, der Tollkirsche, von großen Augen über erhebliche Beschwerden ebenfalls zum Tode führte. Ginge er noch weiter in die subtile Welt der Atome und mischte Arsen ins Essen eines Gegners, könnte er ihn mit dieser sanften Methode durchaus umbringen. Ginge er aber auf die noch viel subtilere Ebene ins Innere der Atome, könnte er mit der Kettenreaktion einer Atombombe mit dem Feind noch dessen ganze Heimat auslöschen. Das alles können Chemie und (Atom)Physik heute erklären und beweisen.

Auf der Ebene der Materie wissen wir also durchaus, wie die Wirkungen zunehmen, je weiter wir uns in feinstoffliche Bereiche vorwagen. Warum nur wollen das viele Mediziner in ihrem Feld nicht zur Kenntnis nehmen? Das Arndt-Schulz'sche Gesetz der Naturheilkunde besagt, übermäßig starke Reize lösen im Körper Blockaden aus, starke Reize schwächen, mittlere regen an, schwache Reize aber können heilen. Leider wird das noch immer nicht anerkannt, obwohl es völlig in Analogie ist zu Physik, Chemie und Quantenphysik.

Auch in der Homöopathie ist klar, mit niedrigen Potenzen, also Mitteln, die noch viel Stoffliches enthalten, sind körperliche Probleme anzugehen. Aber je tiefer das Problem im Wesen des Patienten verankert ist, desto höher potenzierte Mittel verordnet sie. Oberhalb der D 23 enthalten die Mittel – der Loschmidt'schen Zahl zu Folge – mit Sicherheit kein einziges Molekül der Ursprungssubstanz mehr, hier aber beginnt erst die eigentliche Kunst der klassischen Homöopathie.

Auch auf psychologischer Ebene ist dasselbe klar und sogar selbstverständlich bis hin zu banalen Erfahrungen des alltäglichen Lebens, wo wir wissen, wie „wenig" wie viel ausrichten kann. Das falsche Wort an der falschen Stelle kann, obwohl zweifelsfrei sehr weitgehend immateriell und nur Schwingung im Raum, doch die Stimmung in selbigem dramatisch kippen. Wer daran zweifelt, nenne nur einmal seine/n Partner/in kurz vor dem Höhepunkt bei einem anderen Vornamen. Auch wenn wir Stimmungen noch nicht objektiv im naturwissenschaftlichen Sinn messen können, hat jeder doch schon darunter gelitten oder davon profitiert.

Wir haben eigentlich gar kein Problem mit dem feinstofflichen, noch nicht im Sinne der Universitätsmedizin messbaren Bereich, wir leben damit und nutzen diese Erfahrungen soweit wir können auch in der Medizin. Hier allerdings ist der Haken. Die meisten können es kaum. Es gibt Geistheiler, die mit Schwingungen und Feldern umgehen können. Psychotherapeuten, die diesen Namen verdienen, tun es routinemäßig, aber auch allen anderen und sogar Schulmedizinern passiert es immer wieder, in Grenzbereiche vorzustoßen, wo herkömmliche Erklärungsmodelle nicht mehr ausreichen. Prof. Walter Gallmeier von der Uni Nürnberg-Erlangen, der sich als erster in Deutschland systematisch mit den sogenannten Spontanremissionen bei Krebs beschäftigte, formulierte nach einiger Zeit folgenden bedenkenswerten Satz: ***„Ein Arzt, der nicht an Wunder glaubt, ist kein Realist."*** Tatsächlich ist es – auch in meinen Augen – fast unmöglich, in zehn Jahren ärztlicher Praxis nicht einiges Wunder-volles und auch einige Wunder zu erleben. Diese von der Schulmedizin schamhaft Spontanremissionen genannten Wunder stehen fast immer mit der Kraft des Bewusstseins in engem Zusammenhang.

> „Ein Arzt, der nicht an Wunder glaubt, ist kein Realist."
>
> PROF. WALTER GALLMEIER

Wer sich bewusst mit Wundern befasst, wie ich beim einschlägigen Kapitel in *Krebs – Wachstum auf Abwegen*, bekommt geradezu Lust, Wundern im eigenen Leben nachzuhelfen. Allein das Für-möglich-Halten von ihnen und die Hoffnung darauf hat bei mir wohl dazu geführt, dass ich deutlich mehr Heilungswunder erleben durfte, als mir statistisch gesehen zustehen würden.

In der sogenannten Radionic gibt es eine Möglichkeit, das Bewusstsein des Therapeuten mit dem des Hilfesuchenden über gute Zusammenarbeit in Einklang zu bringen. Das ist längst mehr als eine Idee, gibt es doch Geräte, die dabei unterstützen. Viktor Hugo sagte: „Nichts ist so stark, wie eine Idee, deren Zeit gekommen ist." Die Zeit für Energie- und Informationsmedizin ist gekommen, und dieses Buch möchte beitragen, uns auch diesbezüglich voranzubringen.

Tatsächlich gibt es eine ganze Reihe auf den ersten Blick sehr technisch anmutende Geräte, die diesen Spagat angehen. Die Radionic nutzt zumeist auch teure Geräte, ist aber vorwiegend ein Bewusstseinsweg, der sich moderner Technologie nur bedient. Solche, das alte Weltbild sprengenden Möglichkeiten verursachen in der Schulmedizin noch immer vor allem Angst und Ablehnung. Aber wenn die Zeit reif ist, wird auch keine Angst den Durchbruch dieser Methoden aufhalten.

Mich fasziniert seit zwei Jahren ein Gerät namens Tesla Oszillator, das sich der fortschrittlichen Hochfrequenz-Energie-Technik von Nicola Tesla bedient. Im Bereich der Komplementärmedizinszene herrscht dafür schon, verglichen mit der Schulmedizin, große Offenheit. Diese kommt nicht nur von den PatientInnen, sondern auch zunehmend von WissenschaftlerInnen, auch wenn diese manchmal noch gar nicht so dazu stehen mögen.

Bevor ich mich weiter in diesen faszinierenden, aber wegen mangelnder Forschung noch recht okkulten Bereich vorwage, hier noch eine wissenschaftliche Studie, die uns für diese neuen, wenn auch oft noch unerklärlichen Fakten öffnen kann.

US-Forscher kopierten Konrad Lorenz' Versuch, der letztlich zur Entdeckung der Prägung führte und ihm und Nico Tinbergen den Nobelpreis einbrachte. Er zeigte frisch geschlüpften Graugänseküken statt deren Mutter als erstes eine Art Rasenmähroboter. Nun stellten sie ein kleines Gehege für die Gänsejungen neben ein großes rechteckiges Areal, wo der Roboter seine Touren fuhr, die bei absolut ebenem Gelände dazu führen, dass überall gleichmäßig gemäht wird, weil die Roboterbewegungen statistischen Gesetzen folgen. Nun zeigte sich aber zur Verblüffung der Forscher, dass sich der Roboter immer wieder, unerklärlicher-, aber ebenso unbestreitbarerweise viel öfter in der Nähe der Jungen aufhielt als zu erwarten. Irgendwie schienen ihn die Junggänse zu sich heranlocken zu können. Nur durch welche Kraft, welche Energie, welches Feld oder welche Schwingung? Das wissen die Wissenschaftler, die das Experiment durchführten, bis heute nicht. Aber sie liefern die Basis für Erstaunliches und (noch) Unerklärliches. Bewusstsein ist ganz offenbar in der Lage, anderes Bewusstsein zu beeinflussen. Daran zu zweifeln ist absurd, die Belege sind Legion. Aber dass Bewusstsein nun auch eine Maschine nachweislich beeinflussen kann, ist doch schon ziemlich starker Tobak für diejenigen, die bisher, wenn nicht gerade das Bewusstsein an sich, so doch die Kräfte und Energien leugneten, die von ihm ausgehen.

Wer sich tiefer in diesen Bereich des Feinstofflichen begibt, der Gedankenmuster und morphogenetischen Felder, wie der englische Biologe Rupert Sheldrake sagt, stößt über die verschiedenen vertrauten Formen menschlichen Bewusstseins auf den berühmt-berüchtigten sechsten Sinn, die innere Stimme oder den Archeus, wie bereits Paracelsus den inneren Arzt nannte. Er ging schon davon aus, dass seine Heilkraft die des Bewusstseins sei. Der innere Arzt ist wohl jene Seeleninstanz, die jedem äußeren Arzt im wahrsten Sinne des Wortes himmelweit überlegen ist.

Mit Radionic lassen sich heute vor allem Störfelder und Belastungen durch Elektrosmog, aber auch Toxine und alle möglichen Erreger wie auch Allergene an ihren Wirkungen feststellen und – noch schwerer vorstellbar für reine Materialisten – auch behandeln. Wer hier Schwierigkeiten im Bereich der Vorstellungskraft hat, sei an die Gänseküken erinnert, die den Roboter auf unerklärliche, aber für Realisten auch nicht bestreitbare Weise beeinflussten.

Energie- und Informationsmedizin heute

Als Arzt interessiert mich natürlich vorrangig der Einsatz solcher Informations- und Energievermittlungstechnologien in der Medizin. Energiemedizin ist heute kaum noch und Informationsmedizin noch kaum Thema in der Öffentlichkeit. Goethe berichtete, in jungen Jahren auf den Tod krank gewesen zu sein und ein Arkanum habe ihn gerettet. Damit war zu Goethes Zeit ein alchemistisches Heilmittel gemeint. Diese Mittel sollen in der Lage gewesen sein, Energie zu vermitteln. Ansonsten geht in unserer Zeit im Wesentlichen die TCM (Traditionelle Chinesische Medizin) mit Energie um. Zwar kann sie sie nicht übermitteln, aber doch wenigstens lenken. Wo man Akupunkturpunkte oder ganze Meridiane tonisiert oder sediert, werden sie im ersten Fall angeregt, im zweiten Fall beruhigt.

Vor allem aber wird sich in der Informationsmedizin über kurz oder lang – und wahrscheinlich viel rascher als von vielen erwartet – eine Revolution anbahnen, die Yuval Harari in „Homo Deus" schon ankündigt. Möglicherweise werden sich Chips im Körperinnern als kleine Minilabore verbreiten wie es US-Schulmedizin-Star David Agus schon vorschlägt und plant. Dann bekommt jeder heute noch aufs Handy, aber morgen schon auf die Uhr seine gesunde Einkaufsliste durch Algorithmen koordiniert mit seinem persönlichen Geschmack. Und gegebenenfalls lenkt ihn die Uhr ins Krankenhaus, wo ihn vielleicht schon ein Roboter empfängt.

Aber auch Schnittstellen zwischen Computern und menschlichen Hirnen sind nicht nur im Gespräch, Cyborgs und unglaublich optimierte Menschen oder menschliche Maschinen werden immer denkbarer mit verblüffend expandierender Lebenszeit. Wo die Schnittstelle zwischen menschenähnlichen Robotern und entmenschlichten Maschinenwesen liegen wird, ist dabei noch völlig offen.

Die Roboter sind jedenfalls auf dem Vormarsch. Während einerseits in deutschen Kliniken durch die seit 2004 laufenden Privatisierungen das Pflegepersonal immer mehr ausgedünnt wird – über 50 000 Stellen und damit Menschen wurden schon eingespart und die noch übrigen sind auf dem Zahnfleisch unterwegs – ziehen in US-Kliniken stattdessen Roboter ein. Und was wir alten Europäer kaum für möglich halten, US-PatientInnen geben ihnen Namen, machen begeistert Selfies mit ihnen und scheinen sie schon zu lieben. Liegt das an den Amis, sind die völlig daneben oder wir nur hinterher? Oder gibt es auch da eine Wende? Und wohin? Jedenfalls ist die Entmenschlichung der Kliniken allein schon durch die Privatisierung seit 2004 in vollem Gang. Der letzte Rockefeller soll angeblich mit Hilfe von sechs oder sieben Herzverpflanzungen, der letzten mit 99 Jahren, 101 geworden sein. Wenn das, wie vielfach berichtet, stimmen sollte – was ich mir kaum vorstellen kann – bleibt die Frage, wo kommen all die Herzen her und der Platz auf Erden, wenn in Zukunft viele Reichen weit über ihre Zeit bleiben? Oder ist es gerade ihre Zeit? Wenn wir uns weiter optimieren, wie es junge Biohacker schon begonnen haben, und viel länger auf Erden bleiben, wird der Platz reichen, oder nur für die Reichen? Was dann mit den anderen?

Zu aller bisherigen Betonung des immateriellen Bewusstseins an der Spitze der Pyramide und Kritik an der modernen Schulmedizin, die sich nur auf die Materie-Ebene spezialisiert, gibt es natürlich auch hier im Rahmen des Polaritätsgesetzes einen Gegenpol. Seit Jahrzehnten lasse ich mir vom Neoos genannten Hightech-Gerät Sprachen unter die Haut spielen. Trotz Mangel an Zeit für herkömmliches Lernen, brauchte ich mein College-Englisch-Niveau zurück, was auch gut geklappt hat. Inzwischen trage ich das Gerät inklusive seiner zwei Mini-MP3-Player als Uhr an der Hand und genieße obendrein seine ausgleichende Wirkung aufs Vegetativum. Zusätzlich lasse ich mir damit ständig meinen persönlichen Ton unter die Haut spielen, der mich in Einklang mit mir selbst bringt, ohne mit Bluetooth oder anderem Elektrosmog zu traktieren. Und ich staune, wie viele Menschen trotzdem auf altbackenem Weg Sprachen pauken, obwohl die Wirkung wissenschaftlich belegt ist.

Auch wenn wir in TamanGa nach neuesten ökologischen und energetischen Erkenntnissen gebaut haben, die Häuser außerhalb von Störzonen errichtet sind aus Lärchenholz und mit Lehmputz, wir auf WLAN verzichten und jede Klause mit Lan-Kabeln ausgerüstet ist, am Abend Netzfreischalter den Stromfluss unterbinden, haben wir obendrein Geonado-Wellen in jedem Giebel positioniert, um generell Elektrosmog zu minimieren und die Atmosphäre zu verbessern. Inzwischen lässt sich das messen und insofern wissenschaftlich belegen. Entsprechende Chips lassen sich mit Schwingungen aufladen und entfalten verblüffende Wirkungen auf Körper und Seele, wie Studien erweisen. Obendrein lassen sie sich individuell programmieren und ermöglichen eine bisher undenkbare personalisierte Energiemedizin. Auf unseren Brainlight-Sesseln wirken Mindmachines über farbige Licht- und Tonsignale zur Harmonisierung der Hirnwellen zusammen mit Elektromotoren, die dich so ziemlich überall im Shiatsu-Sinne massieren synchronisiert zu meinen „geführten Meditationen“.

Ist das noch Selbstheilung oder schon Selbstoptimierung? Und wohin und wie weit soll und darf das gehen?

Bei meinen optischen Aufnahmen für Seminare und Ausbildungen träume ich schon von Virtual Reality, seit ich davon weiß, weil die geistig-seelische Aufnahme dabei so viel besser ist.

Die Mischung aus altem Wissen, moderner Technik und Digitalisierung hat mir vor zwei Jahren den Tesla Oszillator als gelungenen Hybrid zwischen Vergangenheit und Zukunft in die Hände gespielt, den ich inzwischen sehr schätze und nicht mehr missen möchte. Es beruht auf dem alten Wissen und den Visionen Nicola Teslas und den neuen Möglichkeiten von Elektronik und Digitalisierung.

An den Grenzen unseres heutigen Medizinverständnisses ist noch so viel zu holen für eine offene Medizin. Was große Geister wie Tesla, das

Erfindergenie vom Balkan, schon wussten, dringt nun langsam aber sicher ins Bewusstsein. Für mich ist es auch kein Zufall, dass der Visionär Elon Musk den Namen dieses zu Lebzeiten bis zur Aberkennung seiner Patente schikanierten Genies mittels seiner Elektroauto-Revolution wiederbelebt. Wobei Musk gerade den aus dem Weltraum gelenkten Verkehr plant, während die übrige Autoindustrie noch an den Strecken auf Erden festklebt. Bei der sicher kommenden Automatisierung werden sie mit größter Wahrscheinlichkeit auf der Strecke bleiben, während Musk letztes Jahr schon die nötigen Satelliten startete. Seine ersten Weltraumtouristen hat er längst an so alten Behörden wie der NASA vorbei in den Orbit gebracht, um Schwerelosigkeit zu genießen, ganz ohne Astronauten und Rücksicht auf den ökologischen Fußabdruck auf Erden. All diesen Entwicklungen gegenüber, die man nicht mögen muss, um sie kommen zu sehen, ist viel Achtsamkeit geboten. Nach der Polarität hat alles immer zwei Seiten und unsereiner ständig die Wahl. ***Die katholische Kirche, die in der Vergangenheit außergewöhnliche Genies bevorzugt verbrannte, fällt heute aus***, aber die FDA (United States Food and Drug Administration), die Wilhelm Reich, einen frühen Vorkämpfer der Energiemedizin, gegen dessen Willen in die Psychiatrie und dort wohl auch umbrachte, hat heute mehr Macht denn je.

In der Medizin werden wir – wie beim Schachspiel – demnächst erleben, wie Robotersysteme wie etwa der Da-Vinci-Operations-Roboter (wieder der Name eines alten, noch menschlichen Erfinder-Genies) die besten menschlichen Operateure in den Schatten stellen. Ist das schlecht oder nicht vielmehr wundervoll? Es bietet beide Möglichkeiten, könnte es doch sowohl zu einer superteuren Elitemedizin führen wie auch allen Menschen bis in die letzten Kreiskrankenhäuser beste Operationschancen eröffnen.

Seit fast zwei Jahren arbeite ich nun mit dem Tesla-Oszillator, zuerst nur an mir, aber inzwischen auch bei anderen und bin persönlich wie auch über Erfolge bei PatientInnen – etwa bei Fastenseminaren – beeindruckt. Offenbar lassen sich auch Zellen und nicht nur Autos tunen, das heißt, regenerieren und optimieren. Die Erfinder Nicola Tesla und Thomas Alva Edison waren Zeitgenossen. Beide verzichteten schon damals auf Fleisch und schliefen nur wenig, wobei Edison wohl an Narkolepsie litt und immer wieder zwanghaft kurz einschlief. Tesla war ihm und uns in seinen Erkenntnissen weit voraus, setzte er doch schon damals und von Anfang an auf Wechselstrom, während Edison Gleichstrom favorisierte. Heute verwenden wir praktisch nur noch Wechselstrom.

Tesla entdeckte nicht nur die Skalarwellen, sondern interessierte sich auch für gesundheitliche Belange und erdachte Behandlungsgeräte mit Hochfrequenzstrom. Das für mich beeindruckendste, weil technisch ausgereifteste, ist der nach ihm benannte Oszillator, der zum einen Trinkwasser in hexagonale Struktur bringt, andererseits aber auch unsere Körperflüssigkeiten in diesem Sinne beeinflussen kann.

Einiges, was mich schon lange faszinierte, fiel hier plötzlich zusammen. Mein Interesse für die Zirbeldrüse und das große Potenzial, das ihr im Bereich spiritueller Traditionen immer zuerkannt wurde und das minimale Wissen der Schulmedizin über sie. Zum anderen ist da meine Faszination für Wasser, bestehen wir doch rein numerisch zu 99 Prozent daraus. Tatsächlich stellt Wasser 99 Prozent unserer Moleküle, nur sind sie im Vergleich etwa zu denen des Proteins so klein, dass auch die Aussage stimmt: Zu Beginn bestehen wir zu über 80 Prozent aus Wasser und selbst am Ende und schon ziemlich vertrocknet immer noch zu über zwei Drittel.

Physikalisch sind wir – wie beschrieben – überwiegend Energiewesen. Chemisch aber bestehen wir vor allem aus Wasser(-Molekülen) und sollten diesbezüglich für beste Qualität sorgen. Der Tesla-Oszillator brachte diese Punkte für mich, der ich eigentlich stolz bin, mit meiner Medizin ohne Geräte auszukommen, unerwartet und in faszinierender Weise zusammen.

Von einem guten Freund darauf hingewiesen, war mir ein Heilpraktiker aufgefallen, der ihn zu Therapiezwecken nutzte und wirklich außerordentlich jung für sein Alter wirkte. Er selbst führte das, darauf angesprochen, auf die Eigenbehandlung seiner Zirbeldrüse mit dem Gerät zurück. Die Zirbeldrüse ist schon für sich solch ein wenig erforschtes, höchstens mit den zirkadianen Rhythmen in Zusammenhang gebrachtes Organ mitten im Zentrum unserer *Haupt*sache, dem Kopf. Viele spirituelle Traditionen sehen in ihr ein zentrales Organ für unsere geistig-seelische Entwicklung und offenbar hat sie auch Einfluss auf den Alterungsprozess.

Von dem Biochemiker Prof. Dr. Peter C. Dartsch, der bekannt ist für seine Zellkulturforschungen unter Verzicht auf Tierversuche, gibt es eine beeindruckende Studie zur Behandlung mit dem Tesla-Hochfrequenz-Oszillator. Nach nur einer einmaligen Bewellung registrierte er eine um 25 Prozent beschleunigte Zellregenerationsrate und eine deutliche Reduktion freier Radikale (der Link zur QS24-Fernsehsendung, in der er darüber berichtet: https://www.youtube.com/watch?v=mxoEwhiV7P8&t=1411s).

Die Schweizer Chefärztin Dr. Petra Wiechel, die schon länger mit dem Tesla-Oszillator in der Klinik arbeitet, sieht die Wirkung vor allem in der Umwandlung der Wasserstruktur in hexagonale Muster und in der Wärmeentwicklung an belasteten Körperstellen. Beides sind für die Komplementärmedizin entscheidend wichtige Punkte. „Gib mir ein Mittel, Fieber zu erzeugen, und ich heile jede Krankheit“, wusste schon der griechische Philosoph Parmenides vor über 2500 Jahren.

Auch um die hexagonale Struktur von Wasserclustern, die Muster, die Wassermoleküle einnehmen, ranken sich viele wundervoll anmutende Legenden. So soll zum Beispiel das besondere Gletscherwasser, das die Hunzas im Himalaya trinken und damit sehr alt wurden, von solcher Struktur sein. Hexagonales Wasser hat eine H3O2-Struktur und bildet relativ stabile Ringe. Der Physiker Dr. Pollack hat das Thema beforscht, und seit 1969 ist dieses Muster auch messbar. Solches Wasser hat ein starkes Minuspotential, einen Elektronenüberschuss und somit die Fähigkeit, freie Radikale zu neutralisieren. Diese schädigen die Mitochondrien, unsere Zellkraftwerke, die entscheidend wichtig für unsere energetische Gesamtsituation sind. Von der Lebensenergie hängt so ziemlich alles andere ab bis hin zu unserer Lebensfreude und -stimmung.

Medizinisch hat mich persönlich vor allem die Wirkung überzeugt, wie rasch sich damit Schmerzzustände – etwa bei Zahnproblemen – auflösen oder erheblich lindern lassen. Auch wie gut ich mich nach morgendlichen Behandlungen an vielen gut durchbluteten Körperstellen damit fühlte, beeindruckte mich. Sein Wasser und seinen Tee damit zu behandeln, kostet praktisch weder Zeit noch Mühe, läuft nebenbei und verbessert noch das Wasser aus meiner Lieblingsquelle.

Wasser ist mir schon immer ein besonderes Steckenpferd, ist es doch nach Luft unser entscheidendes Lebensmittel, noch deutlich vor Nahrung. Bringen wir unser Körperwasser in optimale Verfassung, das nicht nur unsere Zellen im Wesentlichen ausfüllt, sondern auch den Zwischenzellraum, aber auch den größten Teil des Blutvolumens stellt, sind die Weichen Richtung (Selbst)Heilung gestellt. Wasser von hexagonaler Struktur scheint hier optimal. Die Doppelstrategie, das dem Körper zugeführte Wasser und das Körperwasser an gut durchbluteten Stellen zu bewellen, schätze ich inzwischen sehr.

Die Zirbeldrüse

In alten Zeiten als Auge des Horos oder drittes Auge und zusammen mit Hypothalamus und Hypophyse als Kristallpalast bezeichnet, spielt die Zirbeldrüse in der hinduistischen Tradition bis heute als 6. Chakra Ajna und Punkt der Einsicht eine entscheidende Rolle für die spirituelle Entwicklung. Von der Schulmedizin fast komplett ignoriert, scheint sie gleichsam ihre besseren Zeiten hinter sich zu haben, aber, wie ich hoffe, ihre besten noch vor sich. In Form eines Pinienzapfens, deshalb auch „glandula pinealis" genannt und nach der Fibonacci-Regel strukturiert, liegt sie am oberen Ende der Wirbelsäule im sogenannten 3. Ventrikel in Hirnwasser gebettet. Knapp außerhalb des Gehirns gelegen, verfügt sie über Magnetite, sogenannte Calzit-Antennen, die sie hochsensibel reagieren lassen. Wahrscheinlich ist sie der Grund für unsere verblüffende Orientierungsfähigkeit im Erdmagnetfeld. Tatsächlich können wir uns fast alle – wie ich in einem großen Kurs selbst erproben konnte – in stockdunklem Raum wie eine Kompassnadel in Nord-Süd-Richtung ausrichten.

Die Magnetite in der Zirbeldrüse können alle möglichen Schwingungen aufnehmen und lassen sie sehr empfindlich im doppelten Sinn werden. Möglicherweise war sie in alten Zeiten zentraler Teil eines intuitiven Kommunikationssystems, eine Art sechster Sinn auf eher spiritueller Ebene und dient noch heute naturverbunden lebenden indigenen Völkern zu ihrer erstaunlichen Orientierung. Genies wie Leonardo da Vinci und Tesla erwähnten ihr geöffnetes drittes Auge. Bis in die Antike kam der Zirbeldrüse besondere Bedeutung als Punkt der Einsicht und drittes Auge zu. Sie wurde vielfach als Sitz der Seele angesehen, als Anbindung und Kontaktpunkt zum höheren Selbst, Heimat der Intuition, Ursprungsort der inneren Stimme, der Ahnungen und des alten Wissens, das wahrer Weisheit zugrunde liegt.

Kleine Kinder leben sehr wahrscheinlich noch in einem von der Zirbeldrüse bestimmten und geförderten Zustand, wo sie auch noch oft alte Erinnerungen haben. Tatsächlich ist mir aufgefallen, dass nicht nur in Indien, einer Kultur, wo praktisch alle den Reinkarnationsgedanken teilen, sondern auch bei uns viele kleine Kinder ziemlich selbstverständlich von früheren Erfahrungen in anderen Leben wissen und – entsprechend befragt – auch spontan davon berichten. Was sie mit großer Sicherheit erzählen ist oft nur auf dem Boden des Wiedergeburtsgedankens verständlich.

Da knapp unterhalb des Gehirns gelegen, entbehrt die Zirbeldrüse den Schutz durch die Blut-Hirn-Schranke und wird rasch geschädigt durch moderne Gifte wie Fluoride, aber auch Glyphosat und andere Herbi-, Fungi- und Pestizide und obendrein irritiert durch Elektroschwingungen wie 4G und wohl in Zukunft auch 5G.

Früher war die Zirbeldrüse jedenfalls deutlich größer und sorgte möglicherweise für mittlerweile als paranormal angesehene Fähigkeiten. In der Frühzeit der Menschheit gab es jedenfalls ungleich mehr mit dem alten Wissen Verbundene. Heute ist die Zirbeldrüse sehr wahrscheinlich aufgrund der erwähnten Belastungen nach vielfachen Entzündungen bei den meisten weitgehend verkalkt und geschrumpft.

Wie auch Schulmediziner wissen, produziert sie entscheidend Melatonin und sorgt – nach der Biologin Dr. Heidi Wichmann – federführend für den Schlaf-Wach-Rhythmus, der unser Leben so weitgehend bestimmt. Mit Glyphosat, Aluminium und Trägerstoffen aus Impfungen dringt offenbar in modernen Zeiten sehr viel Gift zu ihr durch – Glyphosat findet sich inzwischen sogar in der Muttermilch und in weiblichen Follikeln. Nach Dr. Wichmann blockiert mittlerweile ein intensiver Giftcocktail die Drüse. Da das Gehirn zu 80 Prozent aus Fett besteht und Fett besonders viel Gift speichere, bekäme die Drüse auch davon noch ihren Teil ab, und so reduziere sich bei modernen Menschen ihre Funktion deutlich. Das wiederum störe die Synthese von Antioxidanzien, weil einerseits Gifte hindern und andererseits Grundstoffe und Spurenelemente fehlen. Die Menschen seien deshalb zunehmend vernebelt beziehungsweise leiden an dem, was Amerikaner „brain fog" nennen, kommen nicht mehr zur Ruhe und sind in ihrem Schlafrhythmus gestört. Obendrein seien Intuition, Empathie und die Entwicklung der inneren Stimme behindert. Betroffene würden taub für ihre Ahnungen, gerieten rascher in Angst und würden so leichter lenk- und beeinflussbar.

Über gut 40 Arztjahre konnte ich jedenfalls beobachten, dass immer mehr Menschen auf ihr Gewissen pfeifen, sich an Jobs verkaufen und von Obrigkeiten für dumm verkaufen lassen – wie die Pandemie in ebenso erstaunlicher wie erschreckender Weise offenbart(e). Möglicherweise liegt es auch am Verlust des alten Wissens und der nachlassenden familiären Bindungen, werden doch die Alten immer mehr ausgegrenzt und an den Rand gedrängt und verlassen sich die Jungen immer weniger auf innere Stimme, inneres Wissen und Ge*wissen*. „Geld regiert die Welt" ist schon ein alter Spruch, aber er wird immer wahrer und krasser deutlich. Eine Art Geld-Welt-Religion hat die Macht übernommen, deren religiöse Praxis sich in wachsendem Konsum erschöpft.

Nach Dr. Wichmann können Heilige Pflanzen, im Amazonas unter dem Sammelbegriff Ayahuasca zusammengefasst, die Zirbeldrüse reaktivieren und unser Bewusstsein beeinflussen und stärken und so Hilfestellung geben, um auf gesunde Wege zurückzufinden. Aus eigener Erfahrung solcher Reisen bei verschiedenen Curanderos und heil(ig)en(den) Pflanzen weiß ich, wie beeindruckend sie außerkörperliche Erfahrungen ermöglichen und wohl durch diesen großen Abstand das Wesentliche des Lebens klarer hervortreten und erkennen lassen. Auch vermittelten sie mir überwältigende Eindrücke von der Weite des Universums und den Mustern in der Tiefe unserer Zellen wie den Doppelspiralen des Erbgutes. Vor allem aber pflanzten sie mir eine tiefe Liebe zur Pflanzenwelt ins Herz und die Erkenntnis, von ihr zu leben und zu lernen.

Ersteres tun wir alle, auch Fleischesser, die nur den extrem ungesunden Umweg über Tiere in Kauf nehmen. Nur haben es heute die meisten von uns völlig vergessen und gehen inzwischen bedenken- und rücksichtslos mit ihnen und Mutter Erde um, statt ihnen und ihr zu danken, wo wir doch alle auf ihr und aus ihr wachsen und leben.

Die Zirbeldrüse und das sogenannte dritte Auge könnten durchaus die Brücke zwischen Innen- und Außenwelt sein. Mir persönlich konnten die Reisen mit den heiligen Pflanzen jedenfalls diesbezüglich viele Ahnungen bestärken und neue vermitteln.

Tatsächlich haben auch Wissenschaftler bei Tieren schon die erstaunlichsten Entdeckungen auf Zellebene in der Region des dritten Auges gemacht, während die menschliche Zirbeldrüse aus wissenschaftlicher Sicht weiter eine Art Niemandsland ist und im Dornröschenschlaf verharrt.

Dieses zentrale Organ mit dem Tesla-Oszillator anzuregen und zu (re)-aktivieren, ist mir jedenfalls ein vertrautes und liebes Morgenritual, auf das ich einige Hoffnung setze.

Vielleicht wird der Tesla-Oszillator zum Weg, auf altem Wissen aufbauend, der Welt eine neue Energiemedizin zu schenken.

ZUM GUTEN SCHLUSS

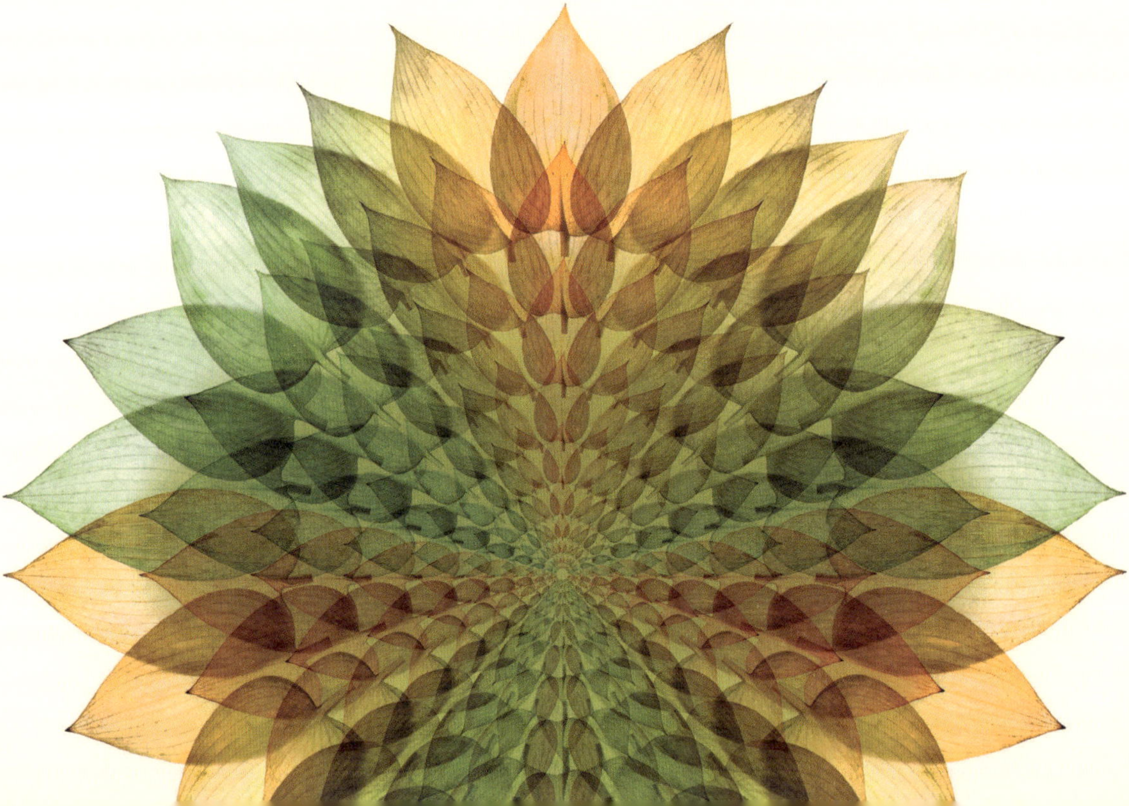

Zeit für Versöhnung mit uns, allen und allem

Ist es nicht höchste Zeit, als Menschen wieder zusammenzufinden und -zuarbeiten, statt gegeneinander zu kämpfen und uns in Konkurrenz das Leben zu erschweren? Selbstheilung beginnt in uns, in jedem einzelnen, kann und muss aber darüber hinauswachsen und unsere eigene mit der Heilung der Erde verbinden. „Integrale Medizin" integriert letztlich alles, was zur Heilung beiträgt. „Wahrheit ist alles, was zu glauben uns hilft im Hinblick auf Gesundheit", sagte William James.

Im Mikrokosmos des Milliarden-Heeres unserer Zellen und noch in deren innerster Tiefe des Zellkernes finden wir das Modell: Über die Hälfte des Erbgutes haben wir von Viren übernommen und leben gut damit, ja, unser Leben beruht darauf. Im Zytoplasma jeder Zelle finden sich Millionen Mitochondrien in Gestalt unserer Zellkraftwerke, ehemalige Bakterien, die wir gleichsam als Gastarbeiter eingestellt haben. Auch sie leiden inzwischen beträchtlich unter den Lebensbedingungen, die wir im Makrokosmos, auf unserer Erde, haben einreißen lassen, wie uns die neue Mitochondrien-Medizin vermittelt. Im Innersten unseres Körpers, unserem etwa 10 Meter langen Darm, haben wir zehnmal mehr Bakterien integriert als Zellen im Körper und leben im Idealfall mit ihnen in Harmonie. Nur mit ihrer Hilfe können wir unser Leben und unsere Nahrung verdauen. Auch hier haben wir mit den bezüglich der Seele unbewusster werdenden Zeiten immer mehr Probleme entwickelt. Ein großer Teil der modernen Menschheit leidet an Verstopfung, Reizdarm oder der relativ neuen Diagnose Leaky-Gut-Syndrom, dem löchrigen Darm. Gerade wir Modernen können das Leben, wie wir es an- und zugerichtet haben, nicht mehr gut verdauen.

Selbstheilung beginnt in uns, in jedem einzelnen.

Es ist höchste Zeit zurückzukehren zu dem, was gut war und uns zur sogenannten Krone der Schöpfung gebracht hat, das Miteinander, die Zusammenarbeit oder Kooperation. Konkurrenz wird auf Dauer der sichere Untergang, Koexistenz das Minimum, Kooperation die Lösung.

Wir haben es eigentlich auch im Makrokosmos schon erlebt. Das Deutschland der Fürstentümer und Kleinstaaterei mit seinen Kämpfen, Kriegen und blockierenden Grenzstationen war ein Elend und behinderte Entwicklung und Leben. Das vereinte Deutschland ohne Grenzen war ein großer Fortschritt. Auch wenn Ostfriesen und Bayern geographisch weit auseinanderlagen, haben sie doch gelernt, zusammenzuleben und zu kooperieren. Aber trotz guter Ideen und Ansätze wie dem Völkerbund, fingen wir an, den Prozess des Miteinanders zu sabotieren und sind in schrecklichster Weise wieder ins Gegeneinander zurückgefallen – zum Schaden aller. Die EU und die UNO waren wiederum Schritte in Richtung Miteinander, nur haben wir diesmal den Egomanen der Geld-Welt-Religion erlaubt, alles in ihrem Sinne mittels Lobbyismus zu unterwandern, zu behindern und zu (zer)stören.

Es ist höchste Zeit zurückzukehren zu dem, was gut war und uns zur sogenannten Krone der Schöpfung gebracht hat, das Miteinander, die Zusammenarbeit oder Kooperation.

Aber es nützt nichts, auf die Boykottierer zu projizieren, Konzerne können nur produzieren, was wir ihnen abkaufen im konkreten wie übertragenen Sinn.

Die einzige wirklich sinnvolle Konsequenz ist, bei uns selbst zu beginnen und für grundlegende, nachhaltige Ordnung zu sorgen. Wir erleben es gleichnishaft an und in unseren Körpern und besonders im Darm.

Friedliche Kooperation ist die einzig sinnvolle Alternative. Gesunde Menschen leben auf ihrer äußeren Haut wie auf ihren inneren Schleimhäuten in friedlicher Zusammenarbeit mit riesigen Heeren von Keimen zu beiderlei Vorteil. Durch Antibiotikagaben haben wir seit dem Zweiten Weltkrieg viele Siege gegen die Mitarbeiterinnen und ihre gefährlichen Abarten gewonnen, aber durch unsere gnadenlose Übertreibung werden daraus zunehmend Pyrrhussiege.

Nach Paracelsus' Gleichung Mikrokosmos Mensch = Makrokosmos Erde werden viele Einzelne von uns, die in ihrem Körperland für Ordnung und Ausgleich sorgen, diese auch am ehesten im Makrokosmos der Erde bewirken. Um Mut für diesen Schritt zu fassen, empfehle ich nochmals den kurzen Film „10 hoch 10", um sich von faszinierenden Bildern mitnehmen zu lassen auf eine Reise durch die Dimensionen von Mikrokosmos Mensch bis in des Pudels Kern, das Reich der Quarks und auf der anderen Seite des Makrokosmos Erde bis an die Grenzen unseres Universums.

Für die Erhaltung und Wiederherstellung unserer Gesundheit, für unsere Selbstheilung, genügt es, so zu leben, wie es unserer Natur entspricht, und die hat sich in unserer Anfangszeit entwickelt.

Begleitend zu diesem Buch haben wir zahlreiche Videos mit Meditationen und Übungen zum tieferen Eindringen in die Praxis der Selbstheilung produziert, die über unsere Homepage www.dahlke.at zu finden sind.

Veröffentlichungen von Ruediger Dahlke

Mein Weg-Weiser: Herzlich lade ich zum gratis E-Book *Mein Weg-Weiser* ein (www.dahlke.at) mit der Erklärung, wie es zu viel-und-siebzig Büchern kam, den Schattenseiten der Fülle – und warum ich noch gern weiterschreibe. Es enthält Tipps und Bilder von meinem Weg.

Neuerscheinungen:

2022: Spielfilm-Therapie (Edition Einblick, www.heilkundeinstitut.at • Gesund und glücklich älter werden - meine ganzheitliche Lebensstil-Medizin (Goldmann-Arkana) • Mindfood (Scorpio)

2021: Heilsame Tugenden – In zwölf Schritten zur Heilung des Körpers und zur Entwicklung der Seele • Corona als Weckruf – wie wir doch noch zu retten sind • Peace Food – das Gesundheitskochbuch für die ganze Familie (alle GU) • Glücklich mit mir selbst (Terzium)

2020: Mein Individualgewicht (Goldmann-Arkana) • Schutz vor Infektionen – Immunkraft steigern – natürlich und nachhaltig • Gesundheits-Tipps 2.0 (beide Terzium) • Immunbooster vegan (Knaur) • Menschliche Medizin (Crotona)

2019: Das große Peace Food-Buch (GU) • Krebs – Wachstum auf Abwegen • Körper – Geist – Seelen – Detox (beide Goldmann) • Jetzt einfach atmen (ZS)

2018: Die Hollywood-Therapie – was Filme über uns verraten (mit Margit Dahlke, www.heilkundeinstitut.at) • Die Peace Food-Keto-Kur (GU) • Das Alter als Geschenk (Goldmann Arkana) • Jetzt einfach meditieren (ZS) • Kurzzeit-Fasten (Südwest)

Grundlagenwerke Die Schicksalsgesetze – Spielregeln fürs Leben, 2009 • Das Schattenprinzip: Die Aussöhnung mit unserer verborgenen Seite, 2010 • Die Lebensprinzipien: Wege zu Selbsterkenntnis, Vorbeugung und Heilung (mit M. Dahlke), 2011 (alle Goldmann Arkana)

Krankheitsdeutung und Heilung Krankheit als Symbol (Bertelsmann) 2014 • Krankheit als Sprache der Seele, 2008 • Krankheit als Weg (mit T. Dethlefsen), 2000 • Frauen-Heil-Kunde (mit M. Dahlke und V. Zahn) • Wenn wir gegen uns selbst kämpfen, 2015 • Schattenreise ins Licht: Depressionen überwinden, 2014 • Krankheit als Sprache der Kinderseele, 2010 • Herz(ens)probleme, 2011 • Das Raucherbuch, 2011 (alle Goldmann Arkana) • Verdauungsprobleme, Knaur 2001 • Seeleninfarkt. Zwischen Burn-out und Bore-out, 2013 (Scorpio)

Gesundheit und Ernährung Peace Food, 2011 • Peace Food-Keto-Kur, 2018 • Peace Food – das vegane Kochbuch, 2011 • Vegan für Einsteiger, 2014 • Peace Food –

vegan einfach schnell, 2015 (alle GU) • Geheimnis der Lebensenergie, 2015 • Das Lebensenergie-Kochbuch: Vegan und glutenfrei (beide Goldmann Arkana) • Vegan schlank (www.heilkundeinstitut.at) 2015 • Notfallapotheke für die Seele Goldmann) 2020 • Störfelder und Kraftplätze (Crotona) 2013

Fasten Das große Buch vom Fasten (Goldmann-Arkana) 2019• Jetzt einfach Fasten (ZS) 2017 • Fasten-Wandern (Knaur) 2017 • Bewusst Fasten (Urania) 2016 • Ganzheitliche Wege zu ansteckender Gesundheit, 2011 • Das kleine Buch vom Fasten, 2011 (beide www.heilkundeinstitut.at)

Weitere Deutungsbücher Der Körper als Spiegel der Seele (www.heilkundeinstitut.at) 2009 • Hör auf gegen die Wand zu laufen (Goldmann) 2017 • Spuren der Seele (GU) 2010 • Die Psychologie des Geldes, 2011 • Tiere als Spiegel der menschlichen Seele (mit I. Baumgartner) (alle Goldmann) •

Krisenbewältigung Die Liste vor der Kiste (Terzium) 2014 • Von der großen Verwandlung (Crotona) 2011 • Lebenskrisen als Entwicklungschancen • Wenn Sex und Liebe sich wieder finden, 2017 (beide Goldmann-Arkana) •

Mandala und Aphorismen Mandalas der Welt (Goldmann) 2012 • Worte der Weisheit (www.heilkundeinstitut.at) • Weisheitsworte der Seele, 2012 • Die Kraft der vier Elemente (mit Bruno Blums Bildern), 2011 (beide Crotona)

Roman: Habakuck und Hibbelig – das Märchen von der Welt (Allegria) 2004

Audios von Ruediger Dahlke

Geführte Meditationen (CDs: www.heilkundeinstitut.at – Downloads: Arkana Audio)

Grundlagen: Das Gesetz der Polarität • Das Gesetz der Anziehung • Das Bewusstseinsfeld • Die Lebensprinzipien – 12 CD-Set • Die 4 Elemente • Elemente-Rituale • Schattenarbeit

Krankheitsbilder: Allergien • Angstfrei leben • Ärger und Wut • Depression • Die Wege des Weiblichen • Hautprobleme • Herzensprobleme • Kopfschmerzen • Krebs • Leberprobleme • Mein Idealgewicht • Niedriger Blutdruck • Rauchen • Rückenprobleme • Schlafprobleme • Sucht und Suche • Tinnitus und Gehörschäden • Verdauungsprobleme • Vom Stress zur Lebensfreude

Allgemeine Themen: Der innere Arzt • Heilungsrituale • Ganz entspannt • Tiefenentspannung • Energie-Arbeit • Entgiften – Entschlacken – Loslassen • Bewusst fasten • Den Tag beginnen • Lebenskrisen als Entwicklungschancen • Partnerbeziehungen • Schwangerschaft und Geburt • Selbstliebe • Selbstheilung • Traumreisen •

Mandalas • Naturmeditation • Die Lebensaufgabe finden • 7 Morgenmeditationen • Die Leichtigkeit des Schwebens • Die Psychologie des Geldes (Übungen) • Die Notfallapotheke für die Seele (Übungen) • Die Heilkraft des Verzeihens • Eine Reise nach innen • Erquickendes Abschalten mittags und abends • Schutzengel-Meditationen
Hörbücher Krankheit als Weg • Fasten-Wandern • Körper als Spiegel der Seele • Von der großen Verwandlung • Die Spuren der Seele (alle: www.heilkundeinstitut.at)
Filme über Ruediger Dahlke: Die Schicksalsgesetze, 2014 • Unser Biogarten • Ruediger Dahlke – ein Leben für die Gesundheit (2 DVDs) • Fasten
(alle bei www.heilkundeinstitut.at)
Adressen: Informationen zu Seminaren, Ausbildungen, Trainings, Vorträgen: www.dahlke.at
Seminar- und Gesundheits-Zentrum TamanGa: www.tamanga.at, Labitschberg 4, A-8462 Gamlitz, www.taman-ga.at (25 Minuten vom Airport Graz): Seminar-Wochen mit Ruediger Dahlke und anderen, TamanGa-Natur-Kur: Regenerations-Ferien für Gruppen und Einzelgäste; Internet: www.dahlke.at; E-Mail: info@dahlke.at
Für Psychotherapien: Heil-Kunde-Zentrum Johanniskirchen, Schornbach 22, D-84381 Johanniskirchen, Tel.: 0049 85 64-819, Fax: 0049 85 64-1429
Internet-Community: foryou.dahlke.at
Webshop: www.heilkundeinstitut.at (von Ruediger Dahlke empfohlene Bücher, Filme, CDs und erwähnte Gesundheits-Produkte)

Anmerkungen

[1] Vertiefend dazu unter anderem: Caldwell B. Esselstyn: „Essen gegen Herzinfarkt“, Stuttgart, 2. Aufl. 2018, und der Film „Forks Over Knives“ („Gabel statt Skalpell“) von 2011, in dem Prof. Colin Campbell und andere Wissenschaftler zu Wort kommen.

[2] Neil Z. Miller: „Der große Impfreport. 400 kritische Studien für Eltern und Forscher“, Kandern 2020

[3] Moseley, J. B., et al.: “A controlled trial of arthroscopic surgery for osteoarthritis of the knee”, N. Engl. J. Med. 347 (2002) 81-88, doi: 10.1056/NEJMoa013259

[4] Ahmadizar, F., et al.: “Early-life antibiotic exposure increases the risk of developing allergic symptoms later in life: A meta-analysis”, in: Allergy, 2017;1–16, doi: 10.1111/all.13332

Der Autor

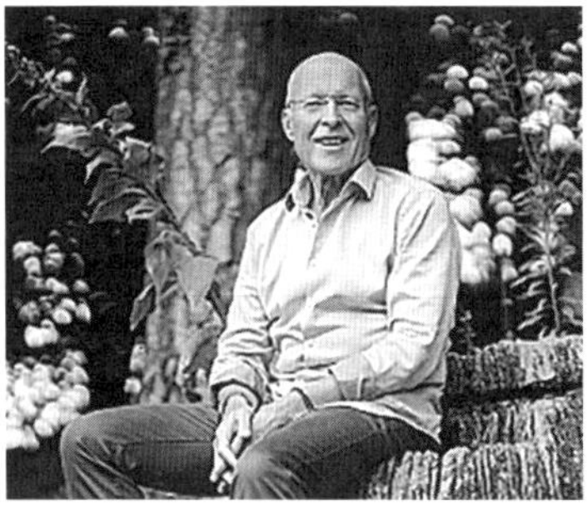

Dr. med. Ruediger Dahlke ist seit gut 40 Jahren als Arzt, Autor und Seminarleiter tätig. Er leitet Fasten- und Meditations-Seminare, Ausbildungen in „Integraler Medizin", „Verbundenem Atem" und „Bilder- und Wassertherapie". Über die Lebenswandelschule gab er als erster Online-Fasten-Kurse und arbeitet inzwischen zunehmend online.

Bücher – in 28 Sprachen übersetzt – von „Krankheit als Weg" bis „Krankheit als Symbol" begründeten die bis in spirituelle Dimensionen reichende Psychosomatik. Sein Engagement für das „Feld ansteckender Gesundheit" spiegelt sich u.a. in der „Peace Food"-Reihe, die vollwertig pflanzliche Kost populär machte. Grundlagen sind „Die Schicksalsgesetze" und „Das Schattenprinzip".

Seine Seminare gibt er im Zentrum TamanGa in Südösterreich, Bücher schreibt er in Paphos auf Zypern, wo er auch lebt. Das Gratis-E-Book „Mein Weg-Weiser" erklärt seinen Anspruch und ist über www.dahlke.at erhältlich.

Mein Dank gilt

meinen Privat-Lektorinnen Christina und Natascha, meiner Partnerin für ihre Ideen und Anmerkungen, als ich ihr alles als Schlusstest vorlas, sowie dem ganzen GU-Team.

Impressum

GRÄFE
UND
UNZER

EDITION

Gräfe und Unzer ist eine eingetragene Marke der GRÄFE UND UNZER VERLAG GmbH, www.gu.de

ISBN 978-3-8338-8331-6
1. Auflage 2022

Projektleitung: Claudia Bruckmann
Lektorat: Dorothea Steinbacher
Korrektorat: Cornelia Klaeger
Covergestaltung und Layout: ki36 Editorial Design, Sabine Skrobek, München
Herstellung: Markus Plötz
Satz: KONTRASTE, Björn Fremgen
Reproduktion: Repro Ludwig, Zell am See
Druck und Bindung: aprinta GmbH, Wemding

Umwelthinweis:

Dieses Buch ist auf PEFC-zertifiziertem Papier gedruckt. PEFC garantiert, dass Holz- und Papierprodukte aus nachhaltig bewirtschafteten Wäldern stammen.

Wichtiger Hinweis:

Die Informationen in diesem Buch stellen die Erfahrungen und die Meinung des Autors dar. Sie wurden von ihm nach bestem Wissen erstellt und mit größtmöglicher Sorgfalt geprüft. Sie bieten jedoch keinen Ersatz für persönlichen kompetenten medizinischen Rat. Weder der Autor noch der Verlag können für eventuelle Nachteile oder Schäden, die aus den im Buch gegebenen praktischen Hinweisen resultieren, eine Haftung übernehmen.

Die GU-Homepage finden Sie unter www.gu.de

GRÄFE
UND
UNZER

Ein Unternehmen der
GANSKE VERLAGSGRUPPE